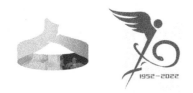

Advances in
One Health 2021

全健康科技进展
2021

主 编 周晓农 郭晓奎 谢 青

科学出版社

北京

内 容 简 介

本书围绕全健康领域的科学问题和全健康治理体系建设,就全健康构架与作用、全健康治理、动物健康与食品安全、环境健康与生态安全等多个方面,探讨如何应用全健康理念,通过多层面、全方位的实践与合作,以助力全球卫生健康共同体、全球生态文明共同体的建设。本书旨在加强全健康理念的传播和普及,在医学教育体系中全面融入全健康理念,助力全球视野医学人才成长。

本书适合全健康、公共卫生领域及相关交叉学科的研究生、教师及研究人员阅读、参考。

审图号:GS(2022)1516 号

图书在版编目(CIP)数据

全健康科技进展.2021 / 周晓农,郭晓奎,谢青主编. —北京:科学出版社,2023.1
ISBN 978-7-03-073927-8

Ⅰ.①全… Ⅱ.①周… ②郭… ③谢… Ⅲ.①健康—科学进展—研究—中国 Ⅳ.①R161-12

中国版本图书馆 CIP 数据核字(2022)第 221130 号

责任编辑:朱 灵 丁星星 / 责任校对:谭宏宇
责任印制:黄晓鸣 / 封面设计:殷 靓

科学出版社 出版
北京东黄城根北街 16 号
邮政编码:100717
http://www.sciencep.com

南京展望文化发展有限公司排版
广东虎彩云印刷有限公司印刷
科学出版社发行 各地新华书店经销

*

2023 年 1 月第 一 版 开本:787×1092 1/16
2023 年 1 月第一次印刷 印张:16 1/4
字数:385 000
定价:100.00 元
(如有印装质量问题,我社负责调换)

编委会名单

主 编

周晓农 郭晓奎 谢 青

副主编

李石柱 殷 堃 朱泳璋 曹建平

编委会

（按姓氏汉语拼音排序）

艾 琳　曹建平　晁安琪　陈福民　陈 瑾　程子乐

方 圆　费思伟　冯家鑫　谷思雨　郭超一　郭晓奎

郭照宇　韩乐飞　何 健　何君逸　洪 中　胡沁沁

黄良瑜　贾铁武　蒋天哥　卡森·科库维[多哥]

李慧敏　李 敏　李 琴　李石柱　李欣辰　李 韵

刘 畅　刘浩东　刘婧姝　吕 超　吕 山　钱 璟

钱门宝　万尔雅　王晨曦　王瑞珂　王舒珣　王希涵

王向澄　王昭颖　吴哲元　夏 尚　谢 青　解 艺

熊彦红　修乐山　许 静　薛靖波　杨雪辰　叶 谦

殷 堃　尹静娴　张 乐　张洪福　张晓溪　张 仪

赵翰卿　周 楠　周晓农　朱泳璋

序

在全球化背景下,人类生态文明出现了一个快速发展的过程,生命科学革命不断推动医学和公共卫生领域研究的发展。然而,不可否认的是,人类的发展在带来医学等领域进步的同时,对人类、动物与生态环境的健康也带来了挑战,气候变化、荒漠化、物种灭绝、新发传染病传播等问题频发,促使人们反思,人类、动物、生态环境紧密联系,在发展的过程中,不仅要考虑人类健康,还要关注动物和环境健康。

2003年后,随着严重急性呼吸综合征和H5N1型禽流感疫情的发生,"全健康"(One Health,也译作壹健康、同一健康或协同健康)概念因此而诞生了。最初的全健康强调将人类、家禽和野生动物健康联合讨论,目的是通过卫生部门与动物保护部门间的合作来改善人类和动物的健康,以节省资金、增加环境服务的价值。然后,在过去近二十年中,越来越多的国际组织和非政府组织在制定准则和开展公共卫生实践中运用了全健康理念与对策,越来越多的国际知名大学、学院相继开设了全健康的相关课程,使全健康理论逐渐进入普通人的视野中,引发国际社会、普通社区的广泛关注。

2021年12月,世界卫生组织、世界动物卫生组织、联合国粮食及农业组织和联合国环境发展署等国际组织共同将全健康方法应用于改善人类-动物-植物-生态环境的整体健康,提出了全健康的新定义,并逐渐出台了相关的指南和工作计划。未来,全健康的科技发展将基于更有效的跨部门合作机制,推进跨学科网络和科技大平台的建立,促进全健康的学科群建设,提升医、理、工、文的交叉发展,必将产生更大的带动效应。

2020年5月,上海交通大学与英国爱丁堡大学共同成立了上海交通大学-爱丁堡大学全健康研究中心(以下简称"全健康中心")。该中心与6个国际组织和基金会合作,参与全健康的全球治理工作。全健康中心还在上海市崇明区、海南省等地开展全健康领域的应用性研究,并于近期构建了全球全健康指数(Global One Health index，GoHi)框架与绩效评价体系，该体系通过 GoHi 的模拟，率先评价了世界各国在全健康方面的能力与差距，为今后进一步推进各国全健康能力与发展水平提供了一套评价指标体系。这一成果的相关内容已收录在本书中。

全健康中心的专家们于 2021 年首次出版了《全健康科技进展》，以理论至政策为开篇，旨在汇总 2020 年度全球的全健康科技进展，提升全健康研究的水平。而《全健康科技进展 2021》则围绕共建全球卫生健康共同体、生态文明共同体这一命题，以全健康评价体系构建为主要技术支撑点，继续汇总近期全球的全健康科技发展趋势，特别是系统综述和归纳了 2021 年度全健康领域的科技进展，本次共收集相关论文 21 篇，其中包括全健康构架与作用、全健康治理、传染病与生物安全、动物健康与食品安全、环境健康与生态安全等篇。新冠肺炎疫情当前，希望该专著能正确而全面地反映我国全健康科技发展趋势与成果，提出今后全健康领域的发展方向，为推进我国乃至全球的全健康研究与实践提供良好的基础。

习近平总书记指出："人因自然而生，人与自然是一种共生关系""自然界是人类社会产生、存在、发展的基础和前提"。全健康理论强调的人类、动物、植物、生态环境间的和谐共生，将助力于全球卫生健康共同体、全球生态文明共同体的建设。相信《全健康科技进展 2021》的出版，能使每一位读者成为生态环境健康的保护者、建设者、受益者，成为生态文明的践行者。为此，谨向付出了艰辛劳动的全体编写人员致以崇高的敬意。

高福

2022 年 5 月

前　言

　　21 世纪以来，人畜共患病的暴发已导致数次全球性突发公共卫生事件的发生，包括新型冠状病毒肺炎在内，人类所遭遇的数次重大突发公共卫生事件，严重阻碍了当地社会经济的发展。已证实感染人类的病原体超过 1 000 种，其中人畜共患病原体约占 61%，多数病原体源自野生动物。这些新发突发传染病的出现与暴发，愈发凸显出以全健康理念体现的"人类-动物-生态环境"整体思维重构全健康(One Health)治理体系的必要性和迫切性。全健康理念旨在通过多机构、跨学科、跨地域的协同合作，可持续性地促进人类、动物和生态环境的共同健康与和谐发展。尽管全健康方法已获得了一定的国际共识，但其决定性因素和实际推动因素尚未明确。真实世界数据和经验的缺失，为各地区识别全健康工作的重点方向及资源投入的优先领域带来了困难。在实践中，由于缺乏全健康绩效评价体系等管理手段，决策者无法明确各地区与最佳实践间的差距，难以确定决策的目标并制定对应的决策路线，从而难以调动实践者的积极性或对其行为加以引导。为此，上海交通大学医学院-国家热带病研究中心全球健康学院、上海交通大学-爱丁堡大学全健康研究中心共同组织了全健康专题研究组，在全健康治理体系、新发突发传染病防控、抗菌药物耐药防控、粮食安全与食品安全、全球气候变化对环境健康的影响等方面开展了系列研究，近期还提出了全球全健康指数(GoHi)，为全球发展全健康研究明确了重点任务和主要研究方向。

　　本书汇集了近期全球全健康最新研究成果，结合国际国内的全健康发展态势和经验，分 5 篇 21 章、2 个附录进行了综述。其中，第一篇明确了落实"共同体"理论的重要性，并提出了全健康的构架与作用理论。第二篇着重阐述了全健康治理内涵与策略、全健康治理体系与框架、全健康治理的实践等方面，发展了全健康治理概念。第三篇综述了全健康与热带病防控、全健康视角下的生物多样性与新发传染病、全健康理念下的禽流感防控、全健康与国家生物安全治理，从而阐述了全健康技术应用于传染病防控与生物安全的进展。第四篇聚焦全健康视角下的人类与动物整体健康、全健康与食用养殖动物健康、全健康与水产养殖动物健康、全健康与家养宠物健康、全健康与野生动物健康、全健康与噬菌体的应用等方面,论述了全健康视角下的动物健康与食品安全的重要性。第五篇针对全健康理念下的环境健康与生态安全、全健康与环境风险、环境风险监测预警与风险评估、全健康与环境微生物、全健康理念下的气候变化与生态安全、全健康理念下的环境健康与粮食安全等问题,提出了基于全健康理念与技术解决环境健康与生态安全问题的方法论。最后在附录中,就国内外临床医学专业本科生的核心素养培养的挑战与机遇,提出了我国在全球健康与全健康核心素养建设方面的重点任务。通过以上 6 个部分对全健康最新研究进展分别综述,旨在进一步推进我国在全健康领域的领导协调机制建设、全健康示范试点建设、全健康研究技术构建、决策支持工具研发等方面的工作,为落实习近平总书记提出的生态文明建设,助力于人类卫生健康共同体、地球生命共同体和人与自然生命共同体建设。

本书是继 2021 年上海交通大学出版社出版的《全健康科技进展》之后的又一本研究综述类著作,不但继承了上一年的分篇分章综述的风格,而且在全健康知识结构、技术应用、工具研发、经验推广、人才培养等方面综述了最新进展与研究成果,可作为相关研究人员、研究生学习与研究的参考书。由于全球全健康研究论文处于指数发展期,有许多新的研究内容还没有概括进去,为此,我们将每年出版一本"全健康科技研究进展"综述汇集,以飨广大的读者之需,也有利于推进全健康学科群的构建,为我国及"一带一路"国家的健康入万策提供技术支撑。

主编

2022 年 6 月于沪

目　　录

第五篇　环境健康与生态安全

附　　录

第一篇

全健康构架与作用

第一章
促进全健康实践，落实"共同体"理念

郭晓奎[1,2]　　周晓农[1,2,3]*

一、引　言

　　天人合一、道法自然等中华优秀传统生态理念，开了生态文明之先河、可持续发展之先驱[1]。在今天，这些绵延数千年的生态理念依然是我国生态文明建设的思想指引。习近平指出，生态文明建设"秉承了天人合一、顺应自然的中华优秀传统文化理念。""我们应该遵循天人合一、道法自然的理念，寻求永续发展之路。"为在全球治理落实这一思想，习近平提出了践行人类卫生健康共同体、地球生命共同体和人与自然生命共同体建设。这就要求我们系统、全面地通过跨机构、跨学科、跨地域的协同合作，促进人类与动物和生态环境的和谐健康，即全健康实践[2]。2021 年 12 月 1 日，联合国粮食及农业组织(Food and Agriculture Organization，FAO)、世界动物卫生组织(World Organization for Animal Health，WOAH)、联合国环境规划署(United Nations Environment Program，UNEP)和世界卫生组织(World Health Organization，WHO)全健康高级别委员会，进一步完善了全健康的定义："全健康是一种综合的、增进联合的方法，目的是可持续地平衡和优化人类、动物和生态系统的健康；其认为人类、家养和野生动物、植物，以及更广的环境(包括生态系统)的健康是紧密联系和相互依赖的；该方法动员社会不同层面的多个部门、学科和社区共同努力，促进福祉，并应对健康和生态系统的威胁，同时满足对清洁水、能源和空气、安全和营养食品的共同需求，采取应对气候

1. 上海交通大学医学院-国家热带病研究中心全球健康学院，上海(200025)
2. 上海交通大学-爱丁堡大学全健康研究中心，上海(200025)
3. 中国疾病预防控制中心寄生虫病预防控制所，国家热带病研究中心，国家卫生健康委员会寄生虫病原与媒介生物学重点实验室，世界卫生组织热带病合作中心，上海(200025)
* 通讯作者

变化的行动,促进可持续发展"[3]。

二、挑　战

与国际全健康研究及实践水平相比,我国全健康科学发展仍存在着以下三方面的挑战:

一是学科研究能力不足。随着全健康理念的不断发展,近年来,全球全健康相关主题的研究数量迅速增加,近 4 年的出版物数量约占总量的一半,且每年约以 50% 的速度增加。目前,美国、英国、澳大利亚该学科出版物的数量分列全球前三位,而我国排第 12 位,发表研究的数量仅为美国的 11.7%,相较于我国对世界整体学术贡献占比严重不符[4]。此外,我国的全健康研究机构数量较少,仅有部分高校如上海交通大学、山东大学和中山大学等学校成立了专门的全健康研究中心,而相关研究仍处于起步阶段,主要为传染病和兽医学等领域的理论性研究,相较于全球发达国家仍有一定的差距[5,6]。

二是理念转化速度偏慢。人们普遍认为,将全健康方针纳入公共卫生政策,可减少公共卫生、动物卫生和生态系统卫生部门之间的重叠,从而提高效率和成本效益[7,8]。基于这些优点,WHO、FAO、WOAH、UNEP 和世界银行等多个国际组织以及西方国家的有关机构发起了全健康倡议,并随后陆续受到了新的组织、期刊和其他私营部门对于该倡议的支持[9,10]。目前,多个发达国家不仅成立了全健康相关协调机制,并已将全健康理念应用于本国健康治理和对外国际援助中。通过开发全健康技术手段和培训,促进全健康的发展;利用疾病控制中心的专业知识,与人畜共患病防治和教育、全球卫生安全、国家兽医协会和农业等部门开展合作,协调全健康相关活动开展[11]。欧盟疾病预防控制中心自 2018 年开始明确将全健康写入其年度人畜共患病报告标题中,并发布了基于全健康理念的抗生素耐药性评价指南,将全健康理念带入多个公共卫生领域[12,13]。相较于此,我国仍处在理论的传播上,未在行政层面上建立全健康部门,相关规划仍在进一步制定和完善中。

三是人才培养模式单一。目前,全球高校通过广泛的合作,开展一些跨学科、跨区域的全健康合作研究项目,以提升学生对于相关专业的理解程度和团队合作技能,有利于参与实践活动,同时教师也可拓宽其原本专业视野[14]。在国外,多所学校已经开展了全健康专业本科生、研究生教育,基于全健康跨学科的特点,学生将除了学习生物学和全健康的必修课程外,还会接触到生物科学、通信、伦理、政策、文化和社会公平等跨学科课程,该专业的毕业生可以进入医学、兽医学、环境学等多个领域[15,16]。但我国更多的高校目前尚未建立全健康学位教育体系,成立的全健康研究中心主要是通过与国外高校或机构进行合作,并通过项目交流等方式对学生进行培养,在全健康教学的广度与深度上有待不断提升[17]。

三、建　议

为落实"共同体"理念,我国应高度重视和大力开展"全健康"工作,助力人类卫生健康命运共同体、地球生命共同体和人与自然共同体建设,为此特提出以下建议。

一是将"全健康"融入所有政策，政府各相关部门要树立"全健康"理念，深化跨部门合作机制，在政策及规划制定中将"全健康"作为健康的目标。我国对于人畜共患病（如结核病、血吸虫病、布鲁氏菌病）防治已经建立了跨部门联防联控机制，具有较好的跨部门合作的基础。然而，相较于以往的以卫生和农业部门为主的模式，环境部门的参与力度应进一步加强，实现全健康三元结构的和谐发展。同时，建立适当的参与机制，保证社区、非政府组织、国际组织和其他公共或私营实体都参与进来，从而实现自下而上的健康监测和管理体系与系统性。

二是在有条件的地区或"全健康"事件频发区域设立"全健康"示范项目，开展"全健康"相关实践。从而使全健康理念在"真实世界"得以实践，对于我国乃至世界全健康的发展具有重大意义。建议通过顶层设计，分别在省级、区县级设立"全健康"示范点，建立"全健康"的政府治理体系、技术体系、保障体系等，使试点区域健康风险降至最低，确保社区人群、动植物、生态环境的健康，为全球治理输送"中国案例"。

三是探索"全健康"人才培养模式，增设"全健康"人才培养基地，普及"全健康"基础课程。通过开展全健康专业人才培养计划，可加强国内全健康的教育、培训和科研的发展，而专业人员通过相关全健康培训后，在弥补人手不足的情况的同时，也可借助原本知识，进一步加强和改善我国全健康的发展[18]。同时，将全健康的概念纳入综合性大专院校的课程，使学生可以将其视为公共健康和生态健康的一个重要组成部分，自觉成为促进全健康理念的传播者，提升全人群的生态文明和健康生活素养[19]。

四是加强"全健康"科学研究，由科技部、国家自然科学基金委员会设立"全健康基金"，同时动员社会力量支持"全健康"科学研究。通过政府参与，制定相关政策和提供资金支持，可以整合并协调国内各方力量，可迅速补齐全健康的短板。通过推动全健康系统思维策略以及相关产业体系的建设，针对"卡脖子"的重大科学问题，提出相应解决方案，可以形成具有原创性、引领性、可转化的全健康治理范式[20]。进一步明确全健康系统思维策略的内涵和外延，加速其理念向政策方面的转变，为政府治理服务。

五是加强国际交流与合作，不断提升我国在"全健康"领域的话语权和影响力。通过成立高级别全健康协调机构，帮助我国全健康研究者、专家更好地参与国际全健康治理中去，可为世界贡献全健康的"中国智慧"。

参 考 文 献

[1] 李志旭. 中医典籍的"天人合一"审美观念建构——以《黄帝内经》为例[J]. 美与时代：美学（下），2021（9）：5.

[2] 周晓农. 全健康科技进展[M]. 上海：上海交通大学出版社，2021：1-26.

[3] FAO. Tripartite partnership of FAO, WHO, and OIE highlights the importance for strengthened work at the human-animal-ecosystem interface 2010 [EB/OL]. [2022-05-20]. https://www.fao.org/ag/againfo/home/en/news_archive/AGA_in_action/2013_Tripartite_partnership_at_the_human-animal-ecosystem_interface.html.

[4] 颜维琦. 上海交通大学携手爱丁堡大学共建全健康研究中心[N]. 光明日报，2020-05-09.

［5］ Zhou X N. Infectious Diseases of Poverty：10 years' commitment to One Health［J］. Infectious Diseases of Poverty，2021；10(1)：129.

［6］ Tan J, Wang R, Ji S, et al. One Health strategies for rabies control in rural areas of China［J］. Lancet Infectious Diseases，2017；17(4)：365 - 367.

［7］ Baum S E, Machalaba C, Daszak P, et al. Evaluating one health：Are we demonstrating effectiveness? ［J］. One Health，2017，3：5 - 10.

［8］ Bank W. People, pathogens and our planet：the economics of one health［J］. World Bank，2012，2：1 - 65.

［9］ Wilcox B A, Daszak P. Launching the international ecohealth association［M］. Berlin L：Springer，2006，125 - 126.

［10］ Osterhaus A, MacKenzie J. The 'One Health' journal：filling a niche［J］. One Health，2016，2：18.

［11］ CDC. One Health［EB/OL］. (2021)［2022 - 05 - 20］. https://www.cdc.gov/onehealth/.

［12］ EFSA. The European Union One Health 2019 Zoonoses Report［J］. EFSA Journal，2021，9(2)：6406.

［13］ European Centre for Disease Prevention and Control. Assessment tool for joint 'One-Health' country visits in relation to antimicrobial resistance［EB/OL］. (2021 - 03 - 30)［2022 - 05 - 20］. https://www.ecdc.europa. eu/en/publications-data/assessment-tool-joint-one-health-country-visits-relation-antimicrobial-resistance.

［14］ Wilkes M S, Conrad P A, Winer J N. One Health-One Education：Medical and Veterinary Inter-Professional Training. Journal of veterinary medical education，2019；46(1)：14 - 20.

［15］ University of Guelph. Bachelor of One Health 2021［EB/OL］. (2022 - 5 - 20)［2022 - 05 - 26］. https:// admission.uoguelph.ca/bachelor-one-health.

［16］ University of Alaska Fairbanks. One Health Master's Degree 2021［EB/OL］. ［2022 - 05 - 20］. https:// www.uaf.edu/onehealth/education/master.php］.

［17］ Nanjing Agricultural University. NAU - UC Davis Graduate Education Conference on One Health 2017［EB/OL］. ［2022 - 05 - 20］. https://wifss.ucdavis.edu/wp-content/uploads/documents/PROGRAM-2017StudentConf.pdf.

［18］ Mackenzie J S, Jeggo M. The One Health approach — Why is it so important? Multidisciplinary Digital Publishing Institute，2019：88.

［19］ 陈国强. 中国开展"全健康"理论与实践研究势在必行［J］. 科技导报，2020，38(5)：1.

［20］ 李磊，刘操. 以人民健康为中心推行"全健康"理念［N］. 海南日报，2021 - 03 - 10.

第二章
全健康的要素与构架

张晓溪[1,2#]　刘婧姝[1,2#]　韩乐飞[1,2]　夏　尚[3]　李石柱[1,2,3]　李　韵[3,4]

卡森·科库维[1,2]　李　敏[1,2]　殷　堃[1,2]　胡沁沁[1,2]　修乐山[1,2]

朱泳璋[1,2]　黄良瑜[3]　王向澄[1,2]　张　仪[1,2,3]　赵翰卿[1,2]　尹静娴[1,2]

蒋天哥[1,2]　李　琴[3]　费思伟[1,2]　谷思雨[1,2]　陈福民[1,2]　周　楠[1,2]

程子乐[1,2]　解　艺[1,2]　李慧敏[1,2]　陈　瑾[3]　郭照宇[3]　冯家鑫[3]

艾　琳[3]　薛靖波[3]　叶　谦[5]　郭晓奎[1,2,3*]　周晓农[1,2,3*]

一、引　言

　　进入新千年,世界已经遭遇了多次由人畜共患病引发的重大突发公共卫生事件,包括严重急性呼吸综合征(severe acute respiratory syndrome,SARS;2002~2004年)、西非埃博拉病毒病(2013~2016年)、美洲寨卡病毒病(2015~2016年),以及当前仍在持续的新型冠状病毒肺炎(corona virus disease 2019,COVID-19,以下简称新冠肺炎)全球大流行。自1970年以来,人畜共患病占新发和再发传染病的75%以上,每年导致25亿人感染和270万人死亡[1]。截至2022年2月,已确诊COVID-19的病例约4.4亿例,其中598万例死亡[2]。虽然人类

1. 上海交通大学医学院-国家热带病研究中心全球健康学院,上海(200025)
2. 上海交通大学-爱丁堡大学全健康研究中心,上海(200025)
3. 中国疾病预防控制中心寄生虫病预防控制所,国家热带病研究中心,国家卫生健康委员会寄生虫病原与媒介生物学重点实验室,世界卫生组织热带病合作中心,上海(200025)
4. 上海市立法研究所,上海(200025)
5. 北京师范大学珠海校区,珠海(519087)
第一作者
* 通讯作者

从来没有像今天这样拥有如此复杂的疾病监测、预防、治疗和管理技术,但新发和再发人畜共患病对人类健康仍存在不容忽视的威胁。COVID-19 的大流行再一次体现出[3],在疾病预防和市场监管方面,人类、动物和生态环境的跨部门合作严重不足,给疫情的早期发现和控制带来了很大阻碍[4]。

因此,全健康理念应运而生,旨在结合跨学科参与、跨国合作,解决人类-动物-生态环境界面上复杂的全球健康问题。2021 年 12 月 1 日,FAO、WOAH、WHO 和 UNEP 的全健康高级别专家委员会(One Health High Level Expert Panel,OHHLEP)正式将全健康定义为"旨在可持续平衡和优化人类、动物和生态健康的一种综合、统一的方法"[5]。该定义中的"优化"一词,是指人类-动物-生态环境整个系统的帕累托优化[6],即在不牺牲人类健康、动物健康、生态环境健康中任何一方的情况下,至少使其中一方面或人类-动物-生态环境整体的健康水平提升[7-9];抑或是,在获得相同效果的情况下,降低干预成本,实现更高的成本效益[10]。

2004 年,SARS 和 H5N1 型禽流感的暴发引起了全球的关注。随后,世界野生动物保护协会(World Wildlife Conservation Association)正式提出了全健康的概念,并以其核心思想发布了曼哈顿十二原则(The Manhattan Principles)[11]。"全健康"这一概念首次在主流学术期刊中的出现可追溯至 2005 年《柳叶刀》(The Lancet)的一篇文章中,该文章阐述了通过结合人与动物的健康促进措施以加强卫生系统的观点[12]。2008 年,FAO、WOAH、WHO、联合国儿童基金会(United Nations International Children's Fund,UNICEF)、世界银行和联合国系统流感协调组织(United Nations System Influenza Coordinator,UNSIC)提出"同一健康,同一世界"的理念,提出"降低人类-动物-生态环境界面传染病风险的战略框架"[13]。2009 年,在洛克菲勒基金会的资助下,全健康委员会(One Health Commission)成立,致力于在更广泛的领域传播全健康方法[14]。2020 年,FAO、WOAH、WHO 和 UNEP 联合成立了 OHHLEP,就全健康的关键科学问题提供专家级技术指导[15]。在国际社会的呼吁下,英国、美国等国家已经成立了专门的政府机构[16,17],负责参与促进全健康相关的行政协调、筹资和政策制定等。

总结以往的全健康相关文献,本文认为,全健康方法是一个多层面的综合统一方法,它将人类健康、动物健康和生态环境健康统一起来,旨在实现人类、动物与生态环境之间的帕累托优化[18,19]。同时,它通过打破治理壁垒,调动跨部门、跨学科的合作[20],并呼吁各个国家/地区共同应对全球性威胁,如大流行传染病、气候变化等[21]。此外,它还致力于促进更广泛的社会参与、社会共识的凝聚,从而推动人类-动物-生态环境的可持续发展[22]。

尽管全健康方法已获得了一定的国际共识[23],但其决定性因素和实际推动因素尚未明确。真实世界数据的缺乏对识别各国家/地区在人类-动物-生态环境健康水平上的差距提出了挑战。因此,全健康绩效评价体系亟须建立,以准确衡量各个国家/地区与最佳实践间的差距,为制定适应特定社会生态环境的全健康战略目标和实施路径提供参考。

认识到上述诸多挑战,本文首先研究了全健康的各类要素,在此基础上开发了全球全健康指数(global one health index,GoHi),应用于系统评价 200 多个国家/地区的全健康实施能力。通过采用定性与定量评价相结合的综合方法,研究建立了全健康框架以及 GoHi 数据库,并通过对全球全健康绩效的试分析来测试这一工具的可靠性。以期将 GoHi 的研究结果用于帮助填补各个国家/地区在全健康实践中的空白,并推动全健康理念在现实世界的政策制定中的广泛应用。

二、全健康要素及构架的构建

1. 要素及框架的构建

全健康要素及框架、GoHi 构建的技术路线如图 2-1 所示,主要按框架制定、指标选择、数据库构建、权重确定和指数得分计算等步骤。

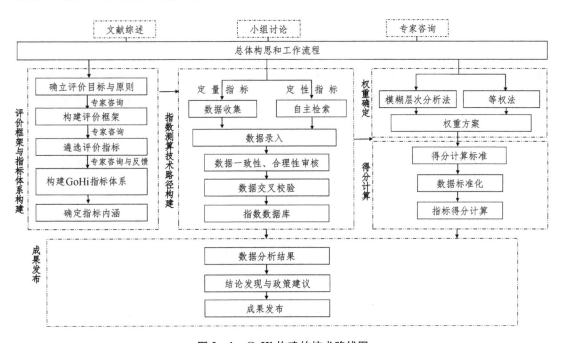

图 2-1　GoHi 构建的技术路线图

研究设计了全健康要素的细胞式评价框架(图 2-2),它由外部动因指数(external drivers index, EDI)、内禀动因指数(intrinsic drivers index, IDI)和核心动因指数(core drivers index, CDI)组成。EDI 用于评价维持全健康发展的社会、经济、文化和其他外部条件,包括地球系统、经济系统、制度系统、社会系统和技术系统[24]。IDI 用于评价全健康实践在人类、动物和环境三个界面中的优劣。CDI 用于评价每个国家/地区在解决全健康核心科学问题上的能力,包括人畜共患病(zoonosis)、粮食安全(food security)、微生物抗药性(antimicrobial resistance, AMR)、气候变化(climate change)和全健康治理(one health governance)。

CDI 核心科学领域的选择主要基于文献综述的结果。2008 年,由 FAO、WOAH、WHO、UNICEF、世界银行和 UNSIC 联合发布的战略框架报告[25]中提出了动物-人类-生态环境界面的核心问题,其中涉及了人畜共患病、粮食安全、抗菌药物耐药和气候变化的内容。2017

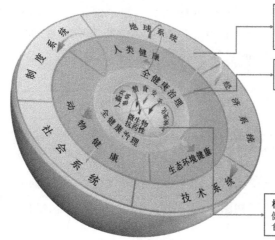

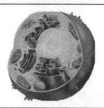

外部动因指数：用于评价维持全健康发展的社会、经济、文化和其他外部条件，包括地球系统、经济系统、制度系统、社会系统和技术系统。

内禀动因指数：用于评价全健康实践在人类、动物和生态环境三个界面中的优劣。

核心动因指数：用于评价每个国家/地区在解决全健康核心科学问题上的能力，包括人畜共患病、粮食安全、微生物抗药性、气候变化和全健康治理。

图 2-2　全健康要素的细胞式评价框架图

年，在《自然》(*Nature*)上发表的 Laura H. Kahn[18] 的评论中将环境危害、传染病和抗菌药物耐药作为全健康的典型应用场景。2020 年，《柳叶刀》[26] 发表的另一则评论文章中总结了全健康的几个关键维度，如共同生存的环境(shared environment)、安全的食品和食品系统(safe food and food system)以及人和动物共同使用的药物和干预措施(shared medicines and intervention)等，并提到这些维度可能会受到气候变化的进一步影响。此外，全健康治理对于建立跨学科、跨部门机制以促进人类-动物-生态环境协调发展的作用，也在诸多文献中提及[27]。

2. 意义与作用

试分析中发现的全球全健康发展水平不高、地域差异显著、全健康治理能力薄弱等问题与文献回顾一致，初步证明 GoHi 能够反映全健康绩效水平。

过去 20 年来，全世界在新发和再发人畜共患病、气候变化、微生物抗药性、粮食安全等领域面临一系列挑战。对于各国来说，进一步推动全健康方法在决策制定和实践中的应用势在必行。同时，为了更好地应对全球健康威胁以及促进可持续发展，FAO、WOAH、UNEP 和 WHO 正在共同努力向全世界宣介全健康理念并推动其发展[15]。

然而全健康实践在国家层面的进展并不一致，全健康的组织和倡议较早在美国和欧洲各国产生并推广。2014 年欧洲科技合作组织(European Cooperation in Science and Technology)资助了全健康评价网络(Network for Evaluation of One Health)，为全健康相关研究和实践提供了定量评估工具和数据基础[16]。2019 年，美国食品药品监督管理局(Food and Drug Administration, FDA)成立了全健康指导委员会，正式负责协调和组织全健康的研究和实践[28]。从 2021 年起，德国政府每年拨款 1.5 亿欧元，用于促进全健康的跨部门与国际合作[29]。在上海交通大学-爱丁堡大学全健康研究中心等机构的牵头下[30]，中国也在积极参与推进健康治理中的全健康理念。然而，在撒哈拉以南非洲地区的许多国家，全健康方法尚未进入决策者的视野。

并且，试分析所提出的抗菌药物耐药性和全健康治理的弱点也被学者们在其研究中提出。根据 FAO、WHO 和 WOAH 于 2021 年联合开展的三方 AMR 国家自我评估调查(tripartite

AMR country self-assessment survey, TrACSS)结果[31],全球已有153个国家发布了微生物抗药性国家行动指南,但只有95个国家按照指南采取了实际行动,多达70个国家仍然缺少关于微生物抗药性的正式跨部门治理或协调机制。

三、全球全健康指标体系及其独特性

1. 指标体系构建

GoHi所用指标是根据相关性、权威来源、可获取性、完整性、及时性、可比性和国家级这7个准则来选取的(表2-1)。基于全健康要素的细胞式框架,研究对来自联合国多个机构的专家进行了四轮专家咨询和多次关键信息访谈,其中包括来自WHO的4名专家、来自FAO的1名专家、来自世界银行的2名专家和来自世界气象组织(World Meteorological Organization, WMO)的1名专家。第一轮专家咨询中,根据指标选择的7个原则确定了核心数据源,并开始大规模收集数据;第二轮专家咨询中,研究根据收集到的数据重新组织指标方案,构建了一级、二级、三级指标的框架;第三轮专家咨询中,研究进行了指标整合,减少了指标的数量;第四轮专家咨询中,研究确定了指标体系的最终方案及指标内涵。

表2-1　GoHi数据选择标准

标　准	描　述
相关性	数据应代表相应指标的内容
权威来源	数据来自全球/国家的权威机构
可获取性	数据来自公共开放源,收集和统计方法透明
完整性	指标数据应涵盖足够数量的国家/地区
及时性	数据应涵盖最近的时间段,并可每年更新
可比性	对于单一指标,应以既定的统一方法衡量数据
国家级	数据应描述国家级的指标状况

GoHi指标结构由3个一级指标、13个二级指标、57个三级指标组成(图2-3)。

一级和二级指标确定依据为全健康要素的细胞式框架;三级指标通过专家咨询委员会成员的文献回顾和小组讨论确定。对于指标A1~A5、B1~B3、C3.1~C3.5、C4.1~C4.5,专家咨询委员会认为同级指标间重要性等同,因此被赋予等权重;对于其他指标,研究使用模糊层次分析法(fuzzy analytic hierarchy process, FAHP)结果确定权重。GoHi的指标体系和赋权方案如表2-2所示。

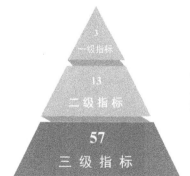

图2-3　GoHi指标结构

表 2-2 GoHi 指标体系和赋权方案

一级指标	权重(%)	二级指标	权重(%)	三级指标	权重(%)
A 外部动因指数（EDI）	15.23	A1 地球系统	20.00	A1.1 土地	19.00
				A1.2 森林	18.00
				A1.3 水	24.00
				A1.4 空气	23.00
				A1.5 自然灾害	17.00
		A2 制度系统	20.00	A2.1 司法	46.00
				A2.2 治理	54.00
		A3 经济系统	20.00	A3.1 经济	38.00
				A3.2 工作	30.00
				A3.3 住房	32.00
		A4 社会系统	20.00	A4.1 人口统计	33.00
				A4.2 教育	38.00
				A4.3 不平等	29.00
		A5 技术系统	20.00	A5.1 交通	31.00
				A5.2 技术应用	35.00
				A5.3 消费与生产	34.00
B 内禀动因指数（IDI）	16.26	B1 人类健康	33.33	B1.1 妇幼生殖健康	20.63
				B1.2 传染性疾病	19.53
				B1.3 非传染性疾病和精神卫生	15.88
				B1.4 暴力与意外伤害	13.49
				B1.5 全民健康覆盖与卫生系统	17.47
				B1.6 其他健康风险	13.01
		B2 动物健康与生态系统健康	33.33	B2.1 动物疫病	31.87
				B2.2 动物福利和相关政策法规	24.66
				B2.3 牲畜营养状况	17.36
				B2.4 生物多样性	26.11
		B3 环境健康	33.33	B3.1 空气质量和气候变化	23.82
				B3.2 土地资源	19.55
				B3.3 环境卫生和水资源	20.68
				B3.4 有害物质	17.52
				B3.5 环境相关生物多样性	18.42

续 表

一级指标	权重(%)	二级指标	权重(%)	三级指标	权重(%)
C 核心动因指数(CDI)	68.52	C1 全健康治理	21.73	C1.1 公众参与	10.97
				C1.2 顶层设计	15.75
				C1.3 信息透明	9.98
				C1.4 体系响应	12.56
				C1.5 共识导向	10.84
				C1.6 公平包容	13.79
				C1.7 资源配置	13.18
				C1.8 政治支持	12.93
		C2 人畜共患病	20.34	C2.1 感染来源	23.70
				C2.2 传播路线	25.31
				C2.3 目标人群	19.09
				C2.4 能力建设	16.77
				C2.5 结果(案例学习)	15.13
		C3 粮食安全	21.35	C3.1 粮食供需	20.00
				C3.2 食品安全	20.00
				C3.3 食品营养	20.00
				C3.4 自然与社会环境	20.00
				C3.5 政府支持与响应	20.00
		C4 微生物抗药性	18.10	C4.1 微生物抗药性监测系统	20.00
				C4.2 微生物抗药性实验室网络与部门协调能力	20.00
				C4.3 抗菌药物控制与优化	20.00
				C4.4 公众意识与理解的提升	20.00
				C4.5 重要抗菌药物的耐药率	20.00
		C5 气候变化	18.48	C5.1 政府响应	37.91
				C5.2 气候变化风险	29.59
				C5.3 健康结果	32.50

2. 独特性

面对近年来日益增长的决策需求,全球范围内陆续出现了全健康相关主题的定量评估研究。例如,核威胁倡议(Nuclear Threat Initiative,NTI)和约翰斯·霍普金斯大学彭博公共卫生学院的卫生安全中心联合制定了全球卫生安全指数(global health security index),该指数从预防、检测和报告、快速反应能力、卫生系统建设、国际准则的遵守情况、风险环境等方面评价了全球 195 个国家/

地区的卫生安全现状[32]；耶鲁大学环境法律与政策中心(Yale Center for Environmental Law and Policy，YCELP)和国际地球科学信息网络中心地球研究所(Center for International Earth Science Information Network Earth Institute)联合开发了环境绩效指数(environmental performance index，EPI)，对180个国家在环境健康和生态系统方面的32项绩效指标进行得分计算和排名[33]。然而，这些研究都集中在全健康的某项核心科学领域，而不是对全健康体系的整体评价。

同时，一些学者也对全健康评估的概念框架进行了讨论。Simon等[34]采用系统动力学方法分析了全健康各要素之间的逻辑关系，提出了量化全健康绩效的计算公式；基于全健康的理念，Wang等[35]建立了人畜共患病的优先级排序标准，包括疾病危害/严重程度、流行规模和强度、经济影响、预防控制和社会影响等。但这些研究侧重于对全健康评估框架和方法的理论探索，而非运用全球层面的真实数据进行分析。

GoHi是全球首个从全健康整体角度构建评价框架，并使用来自200多个国家/地区的数据进行实证分析的研究工具。不同于当前全球现有的数据库仅使用结构化问卷进行评分(如全球卫生安全指数)或仅使用定量数据(如EPI)的做法，GoHi综合了定性和定量的数据，极大地丰富了数据的形式，也使得GoHi对不同国家的不同数据情况更具有灵活性和包容性。

四、全球全健康指数的潜在作用

1. 不同区域的得分情况

研究计算了不同国家/地区的GoHi得分，并用不同颜色绘制分数区间地图(图2-4)。

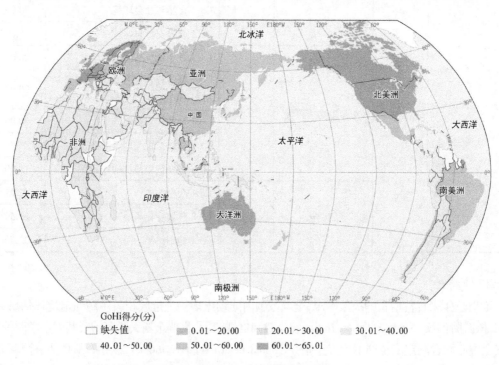

图2-4 GoHi全球得分图

结果表明,全球国家/地区的总体GoHi得分不理想(100分代表全健康绩效的最高分),最高得分低于70分(65.01分)。最高得分区间为60~70分,主要集中于北美、欧洲和大洋洲地区,而非洲国家的得分区间仅为30~50分。

图2-5A显示,GoHi得分因地区而异。GoHi得分中位数从高到低依次为(中位数、下限~上限):北美地区(61.59、60.77~62.41)、欧洲和中亚地区(53.48、40.78~65.01)、东亚和太平洋地区(48.64、36.77~63.78)、拉丁美洲和加勒比地区(47.16、39.69~53.89)、中东和北非地区(46.35、37.64~50.83)、南亚地区(43.76、35.86~48.06)、撒哈拉以南非洲地区(38.72、31.77~48.42)。北美地区的中位数最高,而撒哈拉以南非洲地区的中位数最低。

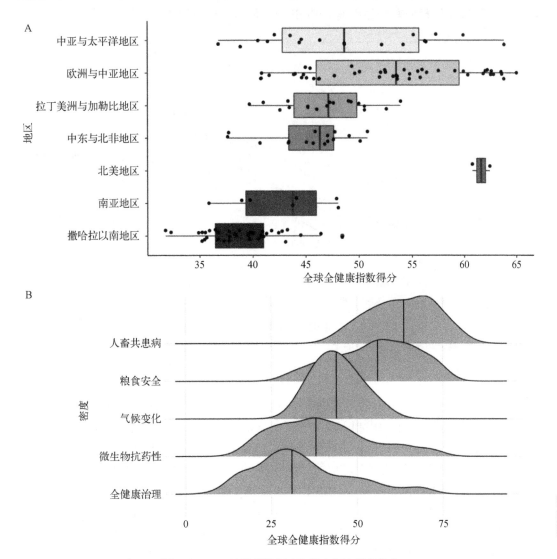

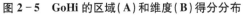

图2-5　GoHi的区域(A)和维度(B)得分分布
A. 各国GoHi得分箱型图(按地区划分);B. 各国GoHi核心科学领域得分密度图(按CDI的5个维度划分)

2. 不同维度的得分情况

根据全健康细胞式框架,CDI 分为 5 个维度:人畜共患病、粮食安全、气候变化、微生物抗药性和全健康治理。图 2-5B 显示,在这五个维度中,GoHi 得分中位数从高到低分别为:人畜共患病(63.71)、粮食安全(56.32)、气候变化(43.60)、微生物抗药性(37.76)和全健康治理(31.49)。此外,微生物抗药性和全健康治理的得分分布最为分散,表明其国家/地区之间的得分存在较大差异。

3. 指数相关性分析

我们还对每个国家/地区的 GoHi 得分和平均预期寿命进行了相关性分析。图 2-6 显示,GoHi 得分与平均预期寿命的二次回归模型拟合良好($r = 0.757$,$P < 0.001$)。这意味着当预期寿命足够高时,预期寿命的增加与 GoHi 得分的增加呈正相关。

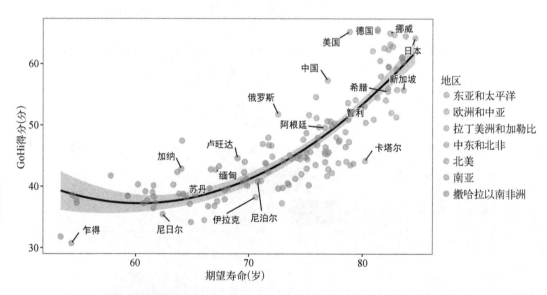

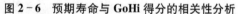

图 2-6　预期寿命与 GoHi 得分的相关性分析

GoHi 得分与平均预期寿命的关系符合二次回归模型,调整后的 $r = 0.757$($P < 0.001$)

4. 指数的潜在作用

全健康要素的细胞式框架为全健康方法提供了清晰的定义,加强了大众对其决定性因素和功能的认识,并成为全健康相关政策制定的理论基础。同时,GoHi 数据库的建立,将有助于巩固全健康体系的一致性,促进数据透明度和信息共享方面的协作。

GoHi 可作为全健康方法在全球层面、地区层面和国家层面进行绩效评价的工具。对于那些最需要全健康方法来提高整体健康水平的国家/地区,它可用于帮助这些国家/地区了解自身全健康发展的不足和差距,并提高实施全健康方法的效率,同时有助于全健康相关国际援助优先项的确定,促进联合国可持续发展目标(sustainable development goal,SDG)[36]的实现,推进构建人类命运共同体。

此外,如何运用全健康理念、结合全健康治理手段解决新发和再发人畜共患病、抗微生物耐药、粮食安全和气候变化所带来的健康问题,是 GoHi 的核心动因指数的关注重点。这四个问题的解决都需要进一步开发和推广新技术,如预警响应系统、监测管理系统、预测模型和数据共享平台等。GoHi 旨在支持早期发现全健康实践的技术发展差距,尤其是在传染病控制和预防、应急响应及 AMR 监测等领域,以此推动全健康核心科学问题的突破。

此外,GoHi 与平均期望寿命的相关性分析提示了 GoHi 的潜在应用场景。GoHi 也可以作为评价工具应用于干预效果和健康结果的预测,有助于资源投入优先级的确定和相关策略的制定。

五、小　结

1. 研究局限性

为了保证数据的权威性,研究使用了全球官方数据作为 GoHi 的主要数据来源,这可能会导致指标纳入的局限性。而且,由于没有可靠数据来源,一些敏感指标(如动物疾病发病率、动物疾病负担、动物疫苗使用等)无法纳入分析。另外,在搜索不同国家自有指标的数据时,我们只使用了英语和法语作为主要搜索语言,这可能会导致其他语言来源的信息缺口。

此外,GoHi 分析是初步的探索性检验,用以说明 GoHi 的潜力和应用场景。在未来的工作中,研究小组将采用更稳健的方法进行验证,例如,通过构建数学模型形成一致性参数,用于检验 GoHi 分数与文献回顾结果的一致性。

2. 应用范围

随着人们对人类、动物、生态环境三者密切关系的认识加深,全健康方法越来越多地应用于健康相关问题的决策制定。综合评价工具的形成对于有效评估全健康方法的实践和发展水平愈发重要。研究开发了全健康要素的细胞式框架和三级加权指标体系,并通过试分析验证了 GoHi 的可行性。

随着科研、实践和政策应用场景的拓展,GoHi 及其技术原理将不断更新迭代,目前的研究进展将成为其进一步改进和检验的基石。与此同时,GoHi 的构建凸显了在全球范围内采集和共享高质量全健康数据的重要性。

此外,全健康方法的应用依赖于强有力的政治支持。然而,到目前为止,很少有国家设立了专门负责协调全健康方法实施的政府部门或机构。缺乏治理机制仍然是全健康不同层面能力建设的最大瓶颈,全健康治理的碎片化问题依然十分突出。建议营造更适宜的政治环境,推动全球、地区和国家层面的跨部门、跨学科合作,以促进全健康方法的广泛应用。

参 考 文 献

[1] Centers for Disease Control and Prevention. Zoonotic Diseases[EB/OL]. (2021 − 07 − 01) [2022 − 01 − 24]. https://www.cdc.gov/onehealth/basics/zoonotic-diseases.html.

[2] WHO. WHO COVID − 19 Dashboard[EB/OL]. (2022 − 02 − 25) [2022 − 02 − 28]. https://covid19.who.int.

[3] Bulletin of the World Health Organization. William Karesh:championing "One Health"[J]. Bulletin of the World Health Organization, 2020, 98(10): 652 − 653.

[4] Sharun K, Tiwari R, Natesan S, et al. SARS - CoV - 2 infection in farmed minks, associated zoonotic concerns, and importance of the One Health approach during the ongoing COVID - 19 pandemic [J]. Veterinary Quarterly, 2021, 41(1): 50 - 60.

[5] WHO. Tripartite and UNEP support OHHLEP's definition of "One Health" [EB/OL]. (2021 - 12 - 01) [2022 - 01 - 27]. https://www.who.int/news/item/01-12-2021-tripartite-and-unep-support-ohhlep-s-definition-of-one-health.

[6] Mankiw N G. Principles of Economics 6th Edition[M]. Cincinnati: South-Western College Pub, 2011.

[7] Zinsstag J, Waltner-Toews D, Whittaker M, et al. One Health: the theory and practice of integrated health approaches[M/OL]. (2015). https://www.cabi.org/cabebooks/ebook/20153067399.

[8] Karesh W B, Osofsky S A, Rocke T E, et al. Joining Forces to Improve Our World [J]. Conservation Biology, 2002, 16(5): 1432 - 1434.

[9] Morrison B L. Conservation and Development Interventions at the Wildlife/Livestock Interface: Implications for Wildlife, Livestock, and Human Health[J]. Journal of Wildlife Diseases, 2007, 43(2): 319 - 320.

[10] Roth F, Zinsstag J, Orkhon D, et al. Human health benefits from livestock vaccination for brucellosis: case study[J]. Bulletin of the World Health Organization, 2003, 81(12): 867 - 876.

[11] Wildlife Conservation Society. One World, One Health: Building Interdisciplinary Bridges to Health in a Globalized World[EB/OL]. (2004 - 09 - 29) [2022 - 01 - 27]. http://www. oneworldonehealth. org/sept2004/owoh_sept04.html.

[12] Zinsstag J, Schelling E, Wyss K, et al. Potential of cooperation between human and animal health to strengthen health systems[J]. The Lancet, 2005, 366(9503): 2142 - 2145.

[13] Centers for Disease Control and Prevention. History[EB/OL]. (2016 - 10 - 25) [2022 - 01 - 27]. https://www.cdc.gov/onehealth/basics/history/index.html.

[14] One Health Commission. About the Commission [EB/OL]. (2022) [2022 - 01 - 27]. https://www.onehealthcommission.org/en/why_one_health/about_the_commission/.

[15] UNEP. UNEP Joins Three International Organizations in Expert Panel to Improve One Health [EB/OL]. (2021 - 11 - 12) [2022 - 02 - 20]. https://unep.org/news-and-stories/story/unep-joins-three-international-organizations-expert-panel-improve-one-health.

[16] Network for Evaluation of One Health. What is NEOH: An overview of the structure, activities and future plans[EB/OL]. (2014) [2022 - 02 - 20]. http://neoh.onehealthglobal.net.

[17] Centers for Disease Control and Prevention. One Health: What we do[EB/OL]. (2020 - 02 - 03) [2022 - 02 - 20]. https://www.cdc.gov/onehealth/what-we-do/index.html.

[18] Kahn L H. Perspective: The one-health way[J]. Nature, 2017, 543(7647): S47.

[19] Destoumieux-Garzon D, Mavingui P, Boetsch G, et al. The One Health Concept: 10 Years Old and a Long Road Ahead[J]. Frontiers In Veterinary Science, 2018, 5: 14.

[20] Mackenzie J S, McKinnon M, Jeggo M. One Health: From Concept to Practice[M]//Yamada A, Kahn L H, Kaplan B, et al. Confronting Emerging Zoonoses: The One Health Paradigm. Tokyo: Springer Japan, 2014: 163 - 189.

[21] Sinclair J R. Importance of a One Health approach in advancing global health security and the Sustainable Development Goals[J]. Revue Scientifique et Technique, 2019, 38(1): 145 - 154.

[22] Munyua P M, Njenga M K, Osoro E M, et al. Successes and challenges of the One Health approach in Kenya over the last decade[J]. BMC Public Health, 2019, 19(3): 465.

[23] Mackenzie J S, Jeggo M. The One Health Approach—Why Is It So Important? [J]. Tropical Medicine and Infectious Disease, 2019, 4(2): 88.

[24] 叶谦. 人类世时代背景下城市适应气候变化的若干思考[J]. 可持续发展, 2021, 11(1): 142 - 148.

[25] FAO, WHO, OIE, et al. Contributing to one world, one health: a strategic framework for reducing risks of

infectious diseases at the animal-human-ecosystems interface［EB/OL］.（2008 - 10 - 14）［2022 - 03 - 08］. https://www.fao.org/3/aj137e/aj137e00.htm.

［26］Amuasi J H, Lucas T, Horton R, et al. Reconnecting for our future: *The Lancet* One Health Commission［J］. The Lancet, 2020, 395(10235): 1469 - 1471.

［27］Garcia K K, Gostin L O. One Health, One World — The Intersecting Legal Regimes of Trade, Climate Change, Food Security, Humanitarian Crises, and Migration［J］. Laws, 2012, 1(1): 4 - 38.

［28］Dunham B. One health pandemic prevention and mitigation: The role of FDA［EB/OL］.（2020）［2022 - 02 - 20］. https://www.fdli.org/wp-content/uploads/2020/11/11.13-145-230-Skinner.pdf.

［29］Federal Ministry of Economic Cooperation and Development. Initiative area One Health in development cooperation - BMZ［EB/OL］.（2021 - 01）［2022 - 02 - 20］. https://health.bmz.de/wp-content/uploads/Strategiepapier550_one_health_en.pdf.

［30］何璐. 2020 全球"全健康"海南示范项目专家圆桌(上海)会议在沪举行［EB/OL］.（2020 - 12 - 19）［2020 - 02 - 20］. https://www.shsmu.edu.cn/sgh/info/1225/1746.htm.

［31］WHO. Global database for the tripartite antimicrobial resistance（AMR）country self-assessment survey（TrACSS）［EB/OL］.（2020）［2022 - 02 - 20］. https://amrcountryprogress.org/#/response-overview.

［32］Johns Hopkins Center for Health Security. Global Health Security Index［EB/OL］.（2019）［2022 - 02 - 20］. https://www.ghsindex.org/.

［33］Zachary A. Wendling J W E, Alex de Sherbinin, et al. 2020 Environmental Performance Index［R］. 2020.

［34］Rüegg S R, Nielsen L R, Buttigieg S C, et al. A Systems Approach to Evaluate One Health Initiatives［J］. Frontiers in Veterinary Science, 2018, 5: 23.

［35］Wang X, Rainey J J, Goryoka G W, et al. Using a One Health approach to prioritize zoonotic diseases in China, 2019［J］. PloS one, 2021, 16(11): e0259706.

［36］Jeffrey S, Christian K, Guillame L, et al. Sustainable Development Report 2021［M/OL］. Cambridge: Cambridge University Press.（2021）［2022 - 2 - 20］. https://www.un.org/en/desa/sustainable-development-goals-sdgs.

第二篇

全健康治理

第三章
全健康治理内涵与策略

刘婧姝[1,2]　何君逸[3]　陈　瑾[3]　张晓溪[1,2]
郭晓奎[1,2,3]　周晓农[1,2,3]　李石柱[1,2,3]*

一、引　言

　　自工业文明开始,人类对自然环境的入侵增加了人与动物的接触机会,人类科技文明的进步导致环境污染、地球生态的破坏,而人类也因此为越来越棘手的健康问题所困扰。随着全球化进程加快,21世纪的人类社会经历了以2003年SARS为首的多种人畜共患病对健康的威胁,如今更是面临着新冠肺炎疫情暴发与反复的风险。人们意识到人类健康、动物健康以及生态环境健康三者之间的紧密联系,全健康理念应运而生。全健康内涵体系包括全健康理论、全健康技术、全健康治理、全健康实践和全健康产业[1],其中全健康治理通常是整合理论、技术以及实践方法的重要手段。作为运转全健康理论框架的关键性齿轮,全健康治理联系了国际、国家和地区层面的人力、物力资源,联合了技术专家、决策制定者、利益相关者,同时也融合了不同部门和行业之间的协作,从顶层设计上对不同领域、不同层级以及不同地区的资源进行整合与分配。习近平总书记亦强调了"将健康融入所有政策"的重要性,并树立"大卫生、大健康"观念。因此,将"全健康"理念融入社会治理中,构建全健康治理体系,具有突出的现实意义。本章将从全健康治理的内涵、内容和主要方式角度进行详述,旨在明确全健康治理的理论框架,为全健康治理的应用和发展提供新路径。

1. 上海交通大学医学院-国家热带病研究中心全球健康学院,上海(200025)
2. 上海交通大学-爱丁堡大学全健康研究中心,上海(200025)
3. 中国疾病预防控制中心寄生虫病预防控制所,国家热带病研究中心,国家卫生健康委员会寄生虫病原与媒介生物学重点实验室,世界卫生组织热带病合作中心,国家级热带病国际联合研究中心,上海(200025)
*通讯作者

二、全健康治理的内涵

1. 全健康治理概念

2021 年 12 月 1 日,OHHLEP 正式提出了对全健康的定义[2],明确将"人类、家养和野生动物、植物以及更广的环境(包括生态系统)的健康是紧密联系和相互依赖的"这一理论描述为全健康的科学依据,并呼吁"社会不同层面的多个部门、学科和社区共同努力,以应对健康和生态系统的威胁,促进可持续发展"。

作为全健康内涵框架的要素之一,全健康治理致力于围绕人类、动物和生态环境等健康领域的关键科学问题,对不同部门、领域之间的政策、条例和规范等进行融汇整合,打通政府间各部门的合作路径,强化各领域、各组织以及国际的协作,共同应对全健康实践问题。在综合治理层面,关注卫生战略与政策、全球健康安全、全健康传播与大众行为研究、全健康模式等话题。

2. 全健康治理发展情况

近年来,随着人畜共患病的频繁出现,注重人类-动物-生态环境和谐共生的全健康理念得到越来越多的认同。多国政府部门设置了全健康相关机构,应用全健康理念指导政策实践。欧美等发达国家纷纷运用这一理念进行体系的更新,成立以"全健康"命名的政府机构或将该理念运用于政府实践项目,加强各部门的协作(表 3-1)。德国的联邦经济合作与发展部(German Federal Ministry for Economic Cooperation,BMZ)专门负责全健康相关项目的实施[3];美国疾病预防控制中心(Center for Disease Control and Prevention,CDC)设立了全健康办公室(one health office)负责相关事宜;加拿大、荷兰等国都设立了相关责任单位[4]。国际上还成立了以"全健康"命名或支持其发展的基金,出资主体涵盖政府部门、高校和非政府组织(non-government organization,NGO)(表 3-2),如 2006 年成立的全健康倡议组织[5](One Health Initiative)、2009 年正式成立的全健康委员会(One Health Commission,OHC)[6]、瑞典全健康组织(One Health Sweden)与全健康倡议组织自主公益团队(One Health Initiative Autonomous Pro bono Team)。政府机构和国际组织构成了全球全健康治理网络的重要环节,加强了人类、动物和生态环境等领域的跨学科合作和交流,为治理全球性健康问题奠定了基础。

表 3-1　以"全健康"命名或以全健康指导实践的政府机构名单(部分)

国　家	成立时间	成立以全健康命名的机构	以"全健康"理念指导实践
美国	—	疾病预防控制中心下成立全健康办公室	运用全健康理念指导美国的实践活动
	2019 年	FDA 成立全健康促进委员会(one health steering committee,OHSC)	是美国政府部门不同机构在全健康领域研究和实践的协调组织
	—	—	美国国际开发署(U. S. Agency for International Development,USAID)设立全球健康项目(global health),给予全健康项目支持

续 表

国 家	成立时间	成立以全健康命名的机构	以"全健康"理念指导实践
美国	—	—	美国农业部、美国 CDC、美国 NIH 等机构合作,运用"全健康"理念指导全美的农业活动
	—	—	美国国家公园管理局用"全健康"理念指导实践活动
	2016 年	明尼苏达州全健康抗生素管理合作组织	该组织运用全健康理念增进对抗生素管理的了解,改善人类和动物滥用抗生素现象
加拿大	—	—	加拿大公共卫生局运用全健康理念负责监测食源性疾病流行趋势、食品安全法规等内容
英国	—	英国环境、食品和农村事务部联合皇家兽医学院等机构成立全健康网络评价平台	英国卫生部,农业部,环境、食品和农村事务部,食品标准局发布《"One Health"报告:关于抗生素使用和抗生素耐药性研究》
阿富汗	—	阿富汗公共卫生部国家公共卫生研究所(Afghanistan National Public Health Institute,ANPHI)和农业灌溉部动物卫生生局联合建立阿富汗全健康中心(The Afghan One Health Hub),是南亚全健康网络中心(One Health Network South Asia)的构成单位	ANPHI 与其他非营利性组织合作,共同开展动物和人类流行病区域培训项目
巴基斯坦	—	巴基斯坦国立卫生研究院和巴基斯坦农业研究委员会联合成立全健康中心(The One Health Hub Pakistan,OHHP),是南亚全健康网络中心的构成单位	该组织参与对人类和动物均具有影响的流行病的监控
尼泊尔	—	尼泊尔流行病和疾病控制中心(Epidemiology and Disease Control Division,EDCD)、卫生和人口部、农业部联合成立尼泊尔全健康中心(Nepal One Health Hub),是南亚全健康网络中心的构成单位	该组织主要负责监控和研究影响人类和动物健康的新发和再发传染病,及相关政策建议
孟加拉国	—	孟加拉国流行病与疾病研究控制所(Institute of Epidemiology and Disease Control and Research,IEDCR)和畜牧业、渔业部联合建立孟加拉国全健康中心(One Health Hub Bangladesh),是南亚全健康网络中心的构成单位	该组织主要开展医学和兽医学流行病及其他人畜共患病的研究
印度	—	—	印度全健康中心(One Health Hub India)主要负责监控和研究影响人类和动物健康的新发和再发传染病
斯里兰卡	—	斯里兰卡卫生部、畜牧业部和农业部联合成立斯里兰卡全健康中心(Sri Lanka One Health Hub),是南亚全健康网络中心的构成单位	该组织主要开展医学和兽医学流行病及其他人畜共患病的研究

* —: 信息不详

表 3-2　以"全健康"命名的国际组织名单(部分)

类型	名称	成立时间	内容
以全健康命名的组织	全健康倡议(One Health Initiative,OHI)	2006 年	由全健康理念推崇者自发建立的组织,其主要目的是在全球范围内宣传和推广全健康理念,并于 2008 年推出 OHI 网站
	Artemis 全健康研究基金会(Artemis One Health Research Foundation)	—	非营利性组织,致力于通过研究发病机制和物种之间传播机制,来制定有效的干预策略,以增进对影响人类和动物健康的传染病的认识
	Connecticut 全球健康联盟(Connecticut Global One Health Coalition)	—	私人、非营利性组织,提供全健康相关课程、实践活动和宣传教育活动
	全健康委员会(One Health Commission)	2009 年	非营利性组织,由洛克菲勒基金会赞助成立,与美国科学院建立起合作伙伴关系
	全健康倡议工作组(One Health Initiative Task Force)	2016 年	由美国医学会、美国兽医学会和一些其他专业协会建立,后发展为全健康委员会(One Health Commission)
以全健康指导实践的组织	环保生态健康联盟(EcoHealth Alliance)	成立超过 45 年	是一个全球性关注全健康的非营利性组织,旨在保护野生动物和人类健康免受疾病侵袭
	英国皇家国际战略研究所全球卫生中心(Chatham House Centre Global Health Security,CGHS)	2000 年	非营利非政府的智库组织,该智库就全球卫生安全向包括 WHO、FAO、WOAH、联合国和非洲 CDC 在内的国际组织提供咨询服务
	关键生态系统合作基金(Critical Ecosystem Partnership Fund,CEPF)	2000 年	旨在通过增强发展中国家民间社会力量来加强全球生物多样性物种保护,已经向全球 2 400 个民间社会组织和个人提供合计超过 2.32 亿美元的赠款和技术援助
	世界生态健康(EcoHealth International)	—	非营利性组织
	加拿大动物辅助支持服务基金会(The Canadian Foundation for Animal Assisted Support Service,CFAS)	2014 年开始推广全健康理念	非营利性慈善机构。主要提供全健康相关知识的培训、信息交流等服务,资金来自于公共捐赠、赞助、筹款活动
	Connecticut 全球健康联盟(Connecticut Global One Health Coalition)	—	非营利性组织,组织和宣传全健康理念和活动,提供全健康政策建议等
	坦桑尼亚精英社区组织(Comparatively for Tanzania Elites Community Organizer,CTECO)	—	坦桑尼亚一家非政府性全健康研究组织,资金主要来自会员会费及全球减灾民间社会组织网络(Global Network of Civil Society Organisations for Disaster Reduction, GNDR)组织的捐赠,主要面向坦桑尼亚国内社区人群传播和推广全健康理念

类 型	名 称	成立时间	内 容
以全健康指导实践的组织	杜克-新加坡国立大学全球健康研究所（SingHealth Duke – NUS Global Health Institute, SDGHI）	2018 年	由新加坡新保集团和杜克-新加坡国立大学医学院共同成立,利用 SingHealth 杜克-新加坡国立大学学术医学院（SingHealth Duke-NUS Academic Medical Centre, AMC）的优势和专业知识,与其合作伙伴网络合作推进该地区的全球健康活动

* 一: 信息不详。

3. 全健康治理的意义

在过去的 30 年中,全世界将近 75% 的人类新发传染病（emerging infections disease, EID）源于动物[7]。随着人类对动物自然栖息地的不断侵占和改造[8]、生态平衡的恶化和气候的频繁变化,新的传染源不断出现,人类、动物、生态环境之间的联系愈发明显,全健康方法已经在全球开始实践[9]。当前碎片化的治理体系已不能适应全健康对人类、动物、生态环境间的关联性和整体性[10]的要求,提示治理体系亟须创新重构,以应对决策制定时利益相关者之间产生的复杂利益冲突,从而协调分配资源以妥善解决全球性健康问题。如何建立跨学科、跨领域合作的治理决策机制,弥补“人类-动物-生态环境”链条中的机制空白点,促进良性互动,成为现阶段全健康治理研究和实践的关键点。与国际相比,我国全健康治理理论与研究实践尚处于起步阶段,与应用全健康理念解决重要健康问题的治理需求、将健康融入所有政策的时代要求尚有差距,迫切需要各级政府及社会各界的广泛重视与大力投入全健康治理。

三、全健康治理内容和主要方式

全健康治理是指各参与主体阐发各自利益,发现问题,确定治理重点和实施对象,制定并执行政策,监测结果的过程[11]。

1. 确定治理方案和实施对象

全健康治理实施对象不仅包括人类、动物、生态环境,还包含清洁水/能源、气候变化、生物多样性、新发人畜共患病、粮食安全、微生物抗药性等宏观主题和健康挑战[1]。全健康治理工具包括但不限于全健康相关立法、政策文件、技术指南、全健康科研报告、能力与技术培训、全健康宣教等。它主要通过相关法律准绳组建治理组织机构和网络合作平台,起草政策并促进实施,协调资源和行动,保障全健康实践的顺利开展。一个健全、合理的全健康治理方案应包括:组建专业工作团队、收集并分析流行病学信息、出台战略性纲领、发布技术性指导、明确各部门分工与责任、整合部门资源并协调分配、向国际组织报告并取得技术协助、构建监测与报告系统、搭建数据共享平台。目前已有许多国家或地区通过全健康治理手段在健康问题的处理上取得了不同程度的成效[12,13]。

2. 全健康立法,保障跨部门合作

全健康相关法律是国家和区域组织将全健康目标转化为可持续和可执行的权利、义务和责任的有力手段。在全球层面,世界贸易组织的协议,例如《实施卫生与植物卫生措施协定》(Agreement of Sanitary and Phytosanitary Measure,SPS),为植物、动物健康和食品安全提供了明确的规则,《生物多样性公约》(Convention on Biological Diversity,CBD)等国际公约有助于建立更有弹性的生态系统,并减少与野生动物相关的流行病发生的可能性[14];在国家或区域层面,相关法律规定、各级政府领导和部门协调机制共同维持健康促进工作的展开。例如,中国 1989 年颁布了《中华人民共和国传染病防治法》(2013 年修正),规定各级人民政府农业、水利、林业、交通行政部门按照职责分工负责开展传染病防治和病媒的消杀工作。作为预防与控制人畜共患病的"优等生",新西兰早在 20 世纪中期就开始构建其生物安全立法体系[15],其中 1993 年制定的《生物安全法》成为新西兰长期以来实施全健康治理的法律依据。

3. 建立治理机制,开展联动治理

国际机构发挥全球领导作用,确保政治承诺,帮助各国制定可持续的治理和融资机制,力争将全健康融入所有卫生政策和倡议,强化全健康治理结构和治理能力[16];同时,各国也应建立符合自身国情的治理机制,明确定义不同利益相关者的角色和责任,为决策制定、资源分配、信息共享和解决冲突建立清晰的途径。

新西兰在禽流感的应对上充分体现了全健康联防联控机制的优越性。在疫情期间,新西兰政府设立了技术顾问小组和利益相关者顾问小组,前者负责提供理论知识、评估风险并撰写方案的工作,后者负责审查方案初稿的工作。两个小组共同起草一份完整详尽的技术应对政策,以指导所有部门的工作,在疫情防控中起到了关键性作用。新西兰的农业和林业部(The Ministry of Agriculture and Forestry,MAF)与多个政府部门及其他利益相关者合作开展了野生鸟类和家禽监测计划;MAF 与新西兰家禽产业合作,严格把控进口产品的卫生标准;MAF 还同卫生部制定了大流行计划,根据暴发源的不同,承担不同的工作。在行动的开始,新西兰政府就制定了一套分工明细,明确了参与行动的机构、部门名单以及各自的角色和责任,为后续工作的顺利开展奠定了坚实基础。此外,新西兰政府还与 FAO 和 WOAH 区域动物卫生中心展开了合作,取得了国际组织的技术支持[17]。健全的联合治理机制促成了适宜的行政环境、明确的治理目标以及良好的部门合作,最终带来了禽流感防控的胜利,新西兰给世界提交了一份全健康治理的高分答卷,成为应用全健康理念解决健康问题的典范。

与新西兰类似,中国在血吸虫病防控过程中建立了较完善的血吸虫病防控治理体系。政府成立血吸虫病防治委员会,中央和地方各级政府建立血吸虫病防治领导小组并组建血吸虫病防治办公室,建立健全血吸虫病防治专业机构,成立中央防治血吸虫病研究委员会,整合卫生、农业、水利、文教等部门以及各方面的力量,为全面开展防治工作提供了强有力的组织保障。

全健康治理主要由专业机构、国际组织和全健康网络开展实施。2010 年,WHO、FAO、WOAH 成立三方组织,发布行动概念书,制定战略方向和工作规范,协调全球行动,以应对人类动物-生态环境界面的健康风险[18]。2021 年 FAO、WOAH、WHO、UNEP 联合多家国际组织成立 OHHLEP,开展"全健康全球行动计划"。西非国家联合开展增强区域疾病监测系统项目,通过有效联通人类和动物卫生系统,增强国家和区域跨部门疾病监测响应和防范能力。全健康合作网络也在协调全健康行动和能力建设中发挥重要作用,78%的全健康相关合作网络有政府主体参与,在促进沟通和协作、信息共享和加强全健康人力资源能力建设的过程中发挥重要作用[19]。

4. 发布指南文件,提供技术指导

全健康相关国际机构制定行业标准,发布政策简报和技术方案等,通过提供政策指导和技术支持,加强各国开展全健康行动的能力建设。传染病防治工作的开展,需要制定防控标准和规范。以血吸虫病防治为例,中国在初步建立血吸虫病防治组织体系、工作机制之后,便组织编写防治手册,发布血吸虫病防治工作条例,制定技术规范与标准,确保防治工作科学规范地推进。

全球全健康行动也需要相对统一的指南文件和技术方案的指导以协调资源和工作部署。2004 年,WOAH 与 FAO 发布了《跨境动物疫病逐步控制框架》(Global Framework for the progressive control of Transboundary Animal Disease,GF - TAD),旨在帮助各国解决地方病、新发传染病,尤其是人畜共患病引起的健康问题[20]。2008 年,WOAH、FAO、WHO 联合发布《同一个世界,同一个健康》技术文件,以期降低人类-动物-生态环境界面的传染病传播风险[21];2016 年,FAO 发布《微生物抗药性全球行动计划》,支持粮食和农业部门实施抗菌药物耐药全球行动计划,以尽量减少其对人类健康的影响[22]。2018 年,WHO 开展了"人类-动物-生态环境界面的全球健康"在线课程培训[23]。亚太地区和非洲已开展了大量全健康相关实践。自 2010 年以来,在区域三方协调机制的引导下,亚太地区已组织了 8 次跨部门合作预防和控制人畜共患病研讨会,促进了全健康在区域和国家两级的宣传和实施[24]。非洲疾控中心成立了全健康项目,以应对非洲大陆的微生物抗药性和人畜共患病。据国际家畜研究所(International Livestock Research Institute)相关统计结果,截至 2020 年,撒哈拉以南的非洲地区共有 315 个全健康倡议被提出,其中一些倡议甚至在多个区域投入了实践[25]。2004 年,肯尼亚卫生部在肯尼亚疾控中心和其他合作伙伴的支持下,启动了肯尼亚的现场流行病学和实验室培训计划(Field Epidemiology and Laboratory Training Program,FELTP)[26],给在政府部门工作的医生和实验室科学家提供提高能力的机会。

尽管全健康近几年呈迅猛发展的态势,在全球和国家层面,全健康治理仍处于全球倡议和单个领域或区域合作的初步阶段,亟须加强各层级的组织领导力度,提高跨部门合作的预算,优化合作机制促进协同行动,巩固全健康和全健康治理的政治高度以及优先级[27],强化全健康治理的各个环节,以推动可持续发展道路、构建人类命运共同体、促进全人类乃至地球的健康。

四、小 结

全健康治理体系围绕人类、动物和生态环境三大层面,致力于解决其中的各类复杂公共卫生问题,在整个公共政策体系中形成综合且全面的"全健康意识",最终达到全民健康的目标。全健康治理的内涵充分体现了具有综合性和复杂性的健康问题及其治理手段。全健康治理重点关注各领域、各组织以及国家间的强化协作,有序开展这些联合工作需要政府之间和社会各界的支持与重视,健全的治理机制必不可少。目前,国内外都逐步开展了全健康治理相关的规划和项目,在不断的实践过程中,全健康治理的内涵与内容将随着应用场景的增加得到更充分的展现。

参 考 文 献

［1］刘婧姝,张晓溪,郭晓奎. 全健康的起源、内涵及展望[J]. 中国寄生虫学与寄生虫病杂志,2022,40(1):1-11.

［2］WHO. Tripartite and UNEP support OHHLEP's definition of "One Health"[EB/OL]. (2021-12-01)[2022-01-20]. https://www.who.int/news/item/01-12-2021-tripartite-and-unep-support-ohhlep-s-definition-of-one-health.

［3］Federal Ministry of Economic Cooperation and Development. Initiative area One Health in development cooperation - BMZ[EB/OL]. (2021-01)[2022-02-20]. https://health.bmz.de/wp-content/uploads/Strategiepapier550_one_health_en.pdf.

［4］One Health Commission. List of Government/Intergovernmental Organizations and Agencies implementing One Health[EB/OL]. (2022-02-16)[2022-03-20]. https://www.onehealthcommission.org/en/resources_services/whos_who_in_one_health/government_organizations/.

［5］One Health Initiative. One Health Initiative will unite human and veterinary medicine In association with: Crozet[EB/OL]. (2008)[2022-01-20]. https://onehealthinitiative.com/.

［6］王安娜,黄琼,张永慧,等. "One Health"——解决食品安全问题的有效途径[J]. 中国食品卫生杂志,2015,27(2):155-158.

［7］Taylor L H, Latham S M, Woolhouse M E. Risk factors for human disease emergence[J]. Philosophical transactions of the Royal Society of London Series B, Biol Sci, 2001, 356(1411):983-989.

［8］Degeling C, Kerridge I. Hendra in the news: Public policy meets public morality in times of zoonotic uncertainty[J]. Social Science & Medicine, 2013, 82:156-163.

［9］WHO. Transforming our world: the 2030 Agenda for Sustainable Development[EB/OL]. (2015-09-25)[2022-01-20]. https://www.un.org/zh/documents/treaty/files/A-RES-70-1.shtml#4.

［10］晋继勇. 全球卫生治理的背景、特点与挑战[J]. 当代世界,2020(4):42-48.

［11］Hassan I, Mukaigawara M, King L, et al. Hindsight is 2020? Lessons in global health governance one year into the pandemic[J]. Nature Medicine, 2021, 27(3):396-400.

［12］Cunningham A A, Daszak P, Wood J L N. One Health, emerging infectious diseases and wildlife: two decades of progress? [J]. Philosophical transactions of the royal society of london series b-biological sciences, 2017, 372(1725):20160167.

［13］Zinsstag J, Crump L, Schelling E, et al. Climate change and One Health[J]. FEMS Microbiology Letters, 2018, 365(11):fny085.

［14］Cragg G M, Katz F, Newman D J, et al. The impact of the United Nations Convention on Biological Diversity on natural products research[J]. Natural Product Reports, 2012, 29(12):1407-1423.

［15］黄静,孙双艳,马菲. 新西兰《生物安全法》及相关法规和要求[J]. 植物检疫,2020,34(4):81-84.

［16］Ruger J P. Global health governance and the World Bank[J]. The Lancet, 2007, 370(9597):1471-1474.

［17］Cork S C, Geale, D W, Hall D C. One Health in policy development: an integrated approach to translating science into policy[M/OL]//Zinsstag J, Schelling E, Waltner-Toews D, et al. One Health: the theory and practice of integrated health approaches. Wallingford, Oxfordshire: CABI, 2015:304.

［18］FAO, OIE, WHO. The FAO-OIE-WHO Collaboration: Sharing responsibilities and coordinating global activities to address health risks at the animal-human-ecosystems interfaces［EB/OL］. (2010 - 08)［2022 - 03 -20］. https://www.oie.int/app/uploads/2021/03/final-concept-note-hanoi.pdf.

［19］Khan M S, Rothman-Ostrow P, Spencer J, et al. The growth and strategic functioning of One Health networks: a systematic analysis［J］. The Lancet Planetary Health, 2018, 2(6): e264 - e273.

［20］FAO, OIE. The Global Framework for the progressive control of Transboundary Animal Diseases［EB/OL］. (2004 - 05 - 24)［2022 - 03 - 20］. https://www. oie. int/fileadmin/Home/eng/Animal_Health_in_the_ World/docs/pdf/GF-TADs_approved_version24May2004.pdf.

［21］FAO, WHO, OIE, et al. Contributing to one world, one health: a strategic framework for reducing risks of infectious diseases at the animal-human-ecosystems interface［EB/OL］. (2008 - 10 - 14)［2022 - 03 - 08］. https://www.fao.org/3/aj137e/aj137e00.htm.

［22］FAO. The FAO action plan on antimicrobial resistance［EB/OL］. (2016)［2022 - 03 - 22］. https://www. fao.org/3/i5996e/i5996e.pdf.

［23］WHO. Online Course on Global Health at the Human-Animal-Ecosystem Interface［EB/OL］. (2018 - 05 - 24)［2022 - 03 - 22］. https://www.who.int/news/item/24-05-2018-online-course-on-global-health-at-the-human-animal-ecosystem-interface.

［24］Gongal G, Ofrin R, de Balogh K, et al. Operationalization of One Health and tripartite collaboration in the Asia-Pacific region［J］. WHO South-East Asia Journal of Public Health, 2020, 9(1): 21 - 25.

［25］Otu A, Effa E, Meseko C, et al. Africa needs to prioritize One Health approaches that focus on the environment, animal health and human health［J］. Nature Medicine, 2021, 27(6): 943 - 946.

［26］Munyua P M, Njenga M K, Osoro E M, et al. Successes and challenges of the One Health approach in Kenya over the last decade［J］. BMC Public Health, 2019, 19(3): 465.

［27］Sinclair J R. Importance of a One Health approach in advancing global health security and the Sustainable Development Goals［J］. Revue Scientifique ET Technique, 2019, 38(1): 145 - 154.

第四章
全健康治理体系与框架

何君逸[1]　李　韵[2,3]　王向澄[2,3]　张　乐[2,3]　贾铁武[1,2,3]
吕　山[1,2,3]　张晓溪[2,3]　郭晓奎[1,2,3]　周晓农[1,2,3]　李石柱[1,2,3]*

一、引　言

　　全健康理念强调从"人类、动物、生态环境"的整体视角出发分析和解决复杂健康问题，以提高公共卫生治理体系的整体效能[1]。而将全健康理念融入社会治理体系中，构建起全健康治理体系，需要以政府治理体系和治理能力建设为切入点，明确顶层设计，在体制机制创新、跨学科研究、人才培养、国际合作等方面建立综合治理的模式，逐步带动全民健康建设、生态文明建设、食品安全保障以及农业和畜牧业等相关产业发展。通过实现基于全健康理念的综合治理体系完善公共卫生和全民健康治理机制，需要建立健全各项与社会治理有关的组织、运行和保障内容，如法律体系、政府治理体系、技术体系和保障体系等。本章内容将重点对以上四大体系的内涵与要素进行分析，以具体展现与全健康治理体系构建相关的重点内容。

二、法　律　体　系

　　法律体系是社会治理体系中的基本治理工具之一。法律与公共卫生领域至今所取得的

1. 中国疾病预防控制中心寄生虫病预防控制所，国家热带病研究中心，国家卫生健康委员会寄生虫病原与媒介生物学重点实验室，世界卫生组织热带病合作中心，国家级热带病国际联合研究中心，上海(200025)
2. 上海交通大学医学院-国家热带病研究中心全球健康学院，上海(200025)
3. 上海交通大学-爱丁堡大学全健康研究中心，上海(200025)
* 通讯作者

成就密切相关,亦对应对目前及未来所面临的健康挑战至关重要,例如,建立合理的医疗保健制度、防控 EID、应对慢性非传染性疾病、环境保护、消除健康差距等。法律对于各类健康影响因素,可以通过直接规制与间接规制两种模式进行干预,前者如授权相关部门采取健康干预措施,赋予公民健康权益与义务;后者如通过税收来抑制烟草等有害健康的产业的发展或通过侵权诉讼来对造成环境污染等公害企业进行惩罚等。法律在公法、私法、社会法三个层面上,一方面形塑个体行为,使之更安全、更健康;另一方面形塑个体赖以生存的政治、经济、社会、物理、生态环境,使之更安全、更健康,从而维护并促进公众健康。法治是全球与各国治理的基本方式,形成全社会文明行为的刚性约束。因此,将全健康治理体系建设与法治建设结合,也能够从最高层面对其发展方向进行管理和约束,并提供法律保障。我国虽然已经建立起了很多的卫生法律制度,但对全健康诸多领域尚无完整的立法。

1. 宪法对健康权做出最高层级的立法

《宪法》第二十一条规定:"国家发展医疗卫生事业,发展现代医药和我国传统医药,鼓励和支持农村集体经济组织、国家企业事业组织和街道组织举办各种医疗卫生设施,开展群众性的卫生活动,保护人民健康。"第四十五条规定:"中华人民共和国公民在年老、疾病或者丧失劳动能力的情况下,有从国家和社会获得物质帮助的权利。国家发展为公民享受这些权利所需要的社会保险、社会救济和医疗卫生事业。"虽然《宪法》没有明文规定国民享有健康权,但为卫生法律制度建设指明了方向。

2. 刑法、民法、社会法保障健康权益

刑法作为惩罚法对保障公民健康权起到了重要作用,但仍然有很大的发展空间。在"妨害社会管理秩序罪"一章中设"危害公共卫生罪"一节,对非法造成传染病传播、非法引起重大动植物疫情、非法采供血液、医疗事故、非法行医等罪责做出了规定。我国的医疗刑法还有很长的路要走,刑法如何面对安乐死、器官移植、基因技术、变性手术、性别选择等高新医学技术带来的刑事犯罪问题,仍然有很多空白要去填补。

民事权利分为财产权和人身权两大类,健康权属人身权中的人格权。1987 年施行的《中华人民共和国民法通则》第九十八条规定"公民享有生命健康权",意指公民享有维护自己的生命和健康安全不受侵害的权利,以及该权利受侵害时有权实施正当防卫或紧急避险,对侵害有权要求救济。侵权法作为救济法,在健康权的保障方面发挥着尤为重要的作用,现代侵权法的保护对象不断扩展,生命健康权逐渐优于财产权受到保护,"生命健康权优位规则"得以确立。这一规则在现代侵权法的多个方面得到体现,是对健康权立法保护的丰富。

目前医疗卫生系统普遍存在的问题有医患关系紧张、看病难、看病贵等问题,疾病风险与个人经济能力之间的矛盾导致公民健康权利无法得到完全的保障。因此,立法在医疗保障体制的建设中,除了实现全面覆盖,还需起到建立风险分担和社会共济机制的重要作用。目前我国有《社会保险法》《妇女权益保障法》《安全生产法》《矿山安全法》等社会法从社会保险、用工环境、生态环境、性别视角等不同方面对健康权进行保障,保障范围仍在扩展。

3. 与全健康相关的卫生部门立法

自 1978 年改革开放以来,卫生立法作为改善民生的社会领域立法的重点之一,随着卫生事业的改革不断发展完善,法律法规也对卫生事业发展起到了推动和保障作用。我国卫生立法先后经历了探索建设、充实提高和完善发展三个阶段。自改革开放至 1990 年间,我国通过在公共卫生和药品安全等领域立法,包括《食品卫生法(试行)》《药品管理法》《传染病防治法》等,构建起了初步的卫生法框架。之后十年,立法部门以充实卫生法律的医疗领域内容为主,先后制定颁布了《红十字会法》《母婴保健法》《食品卫生法》《献血法》和《执业医师法》,以法律的形式强化维护医疗秩序、约束医疗行为、保护患者以及医务人员的权利。进入 21 世纪后,我国卫生立法更注重于综合均衡发展和创新法律制度,修订更新了《药品管理法》《传染病防治法》等,颁布了《职业病防治法》《人口与计划生育法》《精神卫生法》《基本医疗卫生与健康促进法》《中医药法》等,体现了预防为主和保障医疗安全的卫生立法基本取向。为发挥法律的执行和补充性的作用,国务院配合各部卫生法律先后出台了多项行政法规和部门规章,省、自治区、直辖市和较大城市制定了一系列医药卫生方面的地方性法规与规章,均为保障公民身体健康和生命安全,为医学科学和卫生事业的发展提供了全面且有效的保障。

我国卫生行政立法主要对五方面的法律制度进行了规范,包括公共卫生及预防保健,医疗机构、医疗人员以及医疗救治行为,与人体健康相关的食品、药品、化妆品和医疗器械管理,卫生公益事业,以及传统医学保护。其中包含的重点内容有传染病预防控制、突发公共卫生事件应急、公共场所和学校卫生、妇女儿童健康权益和公民生殖健康权益保障等。这些法律是全健康立法的重要组成部分。

4. 国际条约与全健康

针对全球大流行的新冠肺炎疫情,WHO 于 2021 年联合 20 多国领导人发布关于呼吁制定疫情大流行条约的联合声明,其中强调了各国合作制定新国际条约对全球健康的重要性。国际条约基于《世界卫生组织法》,为加强国家、区域和国际层面对于未来流行病疫情的应对和恢复能力建立全面的对策。还应推动《国际卫生条例》的落实,并为国际合作和团结提供框架,有助于建立强有力的国家和国际应对体系,加强针对流行病和其他全球健康紧急状况的应对能力,确保包括疫苗在内的应对工具能够让各方及时和公平地获取,为疫情的预防、发现和应对提供可持续的资金和能力支持,同时促进各国彼此互信,认可将人与动物、地球健康联系在一起的全健康治理体系[2]。我国加入了《国际卫生条例》《儿童生存、保护和发展世界宣言》《麻醉药品单一公约》《精神药物公约》《阿拉木图宣言》等诸多有关国际公约,这些国际公约转化为国内法,也是国民健康权的有力保障。

三、政府治理体系

全健康理念可以系统性提升卫生健康治理体系总体绩效,以协同治理、整体性视角和政府间关系为分析手段,对基于全健康理念的相关政府部门机构进行职责解析、绩效评估与方案优化,有利于卫生健康治理体系和治理能力现代化建设。

1. 横向治理体系

全健康横向治理体系按照全健康理念涉及的核心领域及支撑领域进行合理建构。全健康理念关注人类健康、动物健康和生态环境健康的关联性,相关政府部门亦需要从整体视角出发,从政府治理体系和治理能力的建设切入,加强体制机制创新和跨部门联合行动,针对复杂卫生问题开展综合治理工作,从而提高卫生治理体系的整体效能。构建全健康治理体系可以参考国际经验与成功案例,建立高级别全健康治理专门机构或部门联席会议制度,例如,以发改委为牵头统筹单位,与卫生健康、环境保护、农业、林业、畜牧业、交通、口岸检疫、市场监管、药品监管、医疗保障等相关部门协同合作,实行统一部署、联合行动,充分发挥协同效应。在实际运行中,全健康横向治理体系需要注意避免体制机制碎片化、职责事权不清和遇事互相推诿等问题。

2. 纵向治理体系

全健康纵向治理体系按照权、责、能对等的原则,清晰界定各级政府部门的法定责任和权力边界。其中,县级以上各级人民政府承担全健康治理主体责任,也应明确享有法律赋予的决策权限。高层级政府以法治为准绳,建立清晰透明的全健康协同治理机制,赋予地方人大等机构部门横向问责的基本权力,在地方政府需要支持时提供充分的资源与能力保障,搭建跨层级、跨区域资源支持的多级联动机制。在实际运行中,全健康纵向治理体系应注意理清各层级职责界限,避免出现基层部门承担绝大多数的职责以及超越各级别政府部门职能范围等不利于充分高效发挥政府效能的现象。在尊重自然分布规律和地理环境特点的基础上,全健康纵向治理体系可融合多中心与跨区域协同治理理念,形成全健康网络式治理体系。

四、技 术 体 系

1. 跨学科技术创新发展是全健康治理的基石

在《“健康中国 2030”规划纲要》中,改革创新发挥科技创新和信息化的引领支撑作用,形成促进全民健康的制度体系被列为需主要遵守的原则之一[3]。对于全健康治理体系的构建,科研技术的发展必不可少。全健康理念涉猎范围极广,其相关的学科包括但不限于临床医学、流行病学、检验检疫、畜牧兽医、食品营养和环境健康专业等。因此,促进推动这些相关学科的交流与融合,推动全健康相关科技创新,将对利用全健康理念攻克复杂健康问题有着重要意义。

技术体系的快速发展能够极大地支持全健康治理建设,并且促进其在社会范围内逐步扩大影响力和覆盖面。健康卫生相关技术主要可以从以下方面重点建设和提升,一是加强人畜共患病风险预警、微生物抗药性控制、食品安全等技术的实证研究,依托包括高校、研究所等在内的现有机构逐步推进研究基地和科研机构能力建设,完善科研基地布局。二是建立整合“人类-动物-生态环境”界面研究的大数据平台,结合协同创新网络建设,加强卫生资源整合和数据交汇,布局全健康大数据、生物样本资源、环境卫生资源等平台,为全健康相关科研提供资源和数据交流平台。三是加速全健康研究成果向政策成果转化,加速推动全健康体系的落地实施并推广,亦可与高新健康技术产业融合,促进医研企结合,推进医疗机构、科研院所、高校和企业等创新主体高效协同。四是推进技术、产业与应用研发的同时,开展全健康治理试点示范,广泛开展国际合作,形成全球化的合作平台,例如上海交通大学与英国爱丁堡大学共同建立的"全健康研究中心",以及海南自贸港和崇明岛建立的全健康实践基地等。

2. 国际合作推动全健康治理技术交流共享

由于公共卫生问题的全球化,全球健康的危机不仅包括能导致全球大流行的传染性疾病,还有一大部分威胁来自慢性非传染性疾病,精神疾患、暴力及伤害等风险亦不断增多。面对公共卫生问题的复杂性和全球性,全健康国际合作平台的搭建能够助力于共同解决公共卫生问题,以及达成健康可持续发展目标。全健康治理体系的建设也体现了对全球健康的未来和责任的重视,能够取得国际社会的广泛共识。

在联合国系统的组织框架下,WHO 是全球卫生与健康的唯一领导核心,在引领全球公共卫生运动方面发挥了不可或缺的作用,WHO 在 2021 年联合多家国际组织成立"全健康高级别专家组",并开展"全健康全球行动计划",明确鼓励全球各国参与投入到全健康治理体系建设中。搭建国际交流合作平台可以推动全健康治理体系快速发展,且与全球化的时代发展方向高度一致。全健康治理体系的构建,可通过建立全健康国际合作中心,动态监测全球疫情和健康信息,还可通过依托高校创办全健康学术期刊和网站,建立全球全健康联盟,设立全球全健康论坛,引领全健康理论和实践等。

五、保 障 体 系

保障体系是现代社会治理体系的重要组成部分之一,其存在本质上是为了确保社会治理中的各种体系能够科学建立和有效运行,以及深入推进各种体系的环境与条件。构建保障体系的主要内容围绕着统筹体系、人才体系、监督体系和支撑体系等四方面,对社会治理体系建立与运行起着统筹、整合、互动、控制和支撑的作用[4]。

1. 统筹体系

统筹体系即领导组织体系,强调了在社会治理体系中政府的战略统筹地位与作用[4]。在卫生问题的治理中,政府和政策往往能够带来具有一定强制性的力量[5]。健康问题不仅是关于个人的身体健康,其在宏观层面还具有一定的政治意义,即在大多数情况下,健康问题,尤其是全球性和全国性的群体健康问题,需要将其上升至政治化的高度来实现统筹管理,所以政府和政策的承诺性和强制性在全健康治理体系构建中必不可少。在与新冠肺炎疫情相关的治理措施中,不难看出统筹体系在健康问题治理中发挥的重要作用。2020 年,WHO 宣布新冠肺炎疫情为全球性流行病并强调所有国家都需要立即出台应对新冠肺炎疫情的战略[6],这推动了当时尚未全力应急的一些国家从政策和战略上进行疫情防控的规划管理,一定程度上体现了全球性的高级别领导组织机构对引导地方统筹方向的重要性。

政府统筹能力的重要性在一些全健康治理的范例中被认为远高于其他影响因素,其中,制定和实施健康计划和战略的政治意愿尤为关键[7]。领导层关于该项目的政治意愿及其做出的决策,是决定一个地区健康项目开展情况的首要因素,并能够通过政策规定等方法为此类健康计划确立基本标准。政治参与有利于各类健康计划和项目克服一些运作上的阻碍,相关领导人和决策者的参与表态能够为健康促进和可持续发展起到决定性的作用。

2. 人才体系

作为一个跨学科发展的研究领域,大量综合性人力资源的参与能够保证全健康治理体系具有足够的行动力。卫生人力资源短缺和分配不均问题是全球卫生系统中的共性问题之一[8]。解决卫生人才短缺问题除了扩充临床医疗人才外,还需扩大公共卫生专业技术人才队伍建设,从更加全面的角度对医疗健康资源进行规划和统筹。壮大公共卫生队伍也有益于将医疗重心逐渐从治疗疾病前移到预防疾病,特别是面对传染病大流行等应急情况,更需要健全的疾病预防控制体系、重大疫情防控救治体系、医疗保险和救助体系以及应急物资保障体系等的支撑。

动物科学和动物医学对构建全健康治理体系的人才队伍不可或缺,兽医服务部门能够确保动物健康、动物源食品安全、动物疾病防控以及动物用药控制等问题得到专业把控。通过人类公共卫生与兽医部门合力,可以实现野生动物源性疾病的监测和控制,对解决以人畜共患病为首的各类复杂健康问题都能提供巨大的帮助。在完善公共卫生保障体系和构建全健康治理体系过程中,还需要增加经济、政治、环境、社会科学等不同相关学科在内的专家、从业者们的投入,让来自不同视角的新理念、新体系和新想法融会贯通,切实地构建适合社会环境和发展趋势的全健康治理体系。

3. 监督体系

由于全健康研究与治理项目的研究范围和覆盖面非常广,各方面的监督和管理需要严格落实。对全健康治理体系的监督也是社会治理监督制度在健康卫生领域的应用,以社会治理为基础,全健康治理监督体系可以主要从司法、社会、自身等方面落实监督的职能[4]。司法在整个监督体系中作为最基础且重要的一部分,能够结合政策领导的力量在政府监管的层面充分体现其权威性。针对全健康中常见的跨部门、跨领域的综合治理,更有必要进行全行业、全流程的综合协同监管,明确全健康治理中不同分工需要达到的标准。

社会监督是对政府监管的补充和拔高,通过批评、建议、申诉、检举等多种方式,对健康治理工作中的不足、错误和不良现象进行监督。社会监督的主体包括但不限于社会组织、新闻媒体、专业机构和公民,主体组织和群众的社会意识以及社会参与度提升能够提高社会监督的有效性。群众作为全健康治理的受益方之一,要认识到自己的监督权,持续对全健康治理在社会中的实施情况进行监督反馈,使治理体系的发展更为高效且符合大众需求[3,4]。

由于从政府层级发布对治理体系及其下属机制建设和重构的权威性规划与监督条例需要较长的时间与流程,所以各工作体系在发展全健康治理的同时进行自我监督体系的建设与完善也至关重要。与开展综合性工作相似,建设全健康自我监督体系也需要不同体系和部门之间的相互监督和及时沟通反馈,对各方负责工作的内容与质量进行明确,更利于达到高效快捷、互利共赢、全民健康的成果。

4. 支撑体系

全健康治理在社会中持续发展需要强大的支撑体系,其中财政支撑作为最为重要的一部分为全健康治理提供资金保障。财政资金的合理分配在全健康治理项目中往往发挥着关键作用,在制定全健康治理的财政预算时,不仅要了解所涉及的技术和制药成本,还需要了解管理、组织和运营的成本[9]。由于全健康治理体系尚处于试验和发展阶段,政策实施过程不确定因素较多,更需要相关决策者有意愿且配合在全健康治理体系构建中投入资源[10]。

全健康治理作为更高效、综合的治理体系,对减少疾病负担和经济负担有着积极作用。可以预见,全健康治理的实施与促进经济发展之间的相关性,将随着全健康治理的不断深入发展变得越来越显著[11]。

同时,全健康治理通常有着全民健康、生态改善等长期目标,这些成果往往难以在短期收益和成效上进行体现。在一些全健康试点研究中发现,尽管其在最初阶段中的直接影响和直观收益不明显,但研究者推断其积极的社会影响会随着时间的推移不断增加[12,13]。因此,支持全健康治理可持续发展的社会成本也需要纳入财政考虑,在明确全健康治理体系的潜在有效性时,长期社会成本和影响可能比直接经济成本和影响更重要,而建立强大的财政支撑体系对全健康治理的长期发展尤为关键。

六、小　结

全健康治理体系并不以满足个体的、特殊的卫生需求为目的,而是以提高全球人口的健康水平和卫生公平性为目标,从"人类-动物-生态环境"健康的整体视角解决复杂健康问题,强调多机构跨学科跨地域的协作交流,是积极构建"人类卫生健康共同体"的重要途径。全健康治理是一项复杂的系统工程,特别需要建立职责清晰的治理结构,形成集中统一高效的领导指挥体系。全健康治理的上下联动、联防联控、合作共治的特点突出体现了"健康融入所有政策"的要求,而从法律、政府、技术、保障四大体系对全健康治理体系进行统筹规划和政策支持,则能够使全健康治理的益处得到更多的展现,实现全民健康和可持续发展。

参 考 文 献

[1] Zinsstag J, Schelling E, Waltner-Toews D, et al. From "one medicine" to "one health" and systemic approaches to health and well-being[J]. Preventive veterinary medicine, 2011, 101(3-4): 148-156.

[2] WHO. COVID-19 shows why united action is needed for more robust international health architecture[Z]. WHO, 2021.

[3] 中共中央,国务院."健康中国 2030"规划纲要[Z].中共中央、国务院,2016.

[4] 杨述明. 现代社会治理体系的五种基本构成[J].江汉论坛,2015,2:57-63.

[5] Degeling C, Johnson J, Kerridge I, et al. Implementing a One Health approach to emerging infectious disease: reflections on the socio-political, ethical and legal dimensions[J]. BMC public health, 2015, 15: 1307.

[6] WHO. COVID-19 Public Health Emergency of International Concern (PHEIC) Global research and innovation forum[Z]. WHO, 2020.

[7] Hermesh B, Rosenthal A, Davidovitch N. Rethinking "One Health" through Brucellosis: ethics, boundaries and politics[J]. Monash bioethics review, 2019, 37(1-2): 22-37.

[8] WHO. Fact sheet of Health Workforce and its Impact[Z]. WHO, 2022.

[9] Farag E A B, Nour M, El Idrissi A, et al. Survey on Implementation of One Health Approach for MERS-CoV Preparedness and Control in Gulf Cooperation Council and Middle East Countries[J]. Emerging infectious diseases, 2019, 25(3): e171702.

［10］ Häsler B, Gilbert W, Jones B A, et al. The economic value of One Health in relation to the mitigation of zoonotic disease risks［J］. Current topics in microbiology and immunology, 2013, 365: 127 – 151.

［11］ Welburn S C, Beange I, Ducrotoy M J, et al. The neglected zoonoses — the case for integrated control and advocacy［J］. Clinical microbiology and infection: the official publication of the European Society of Clinical Microbiology and Infectious Diseases, 2015, 21(5): 433 – 443.

［12］ Hasler B, Hiby E, Gilbert W, et al. A One Health Framework for the Evaluation of Rabies Control Programmes: A Case Study from Colombo City, Sri Lanka［J］. PLoS neglected tropical diseases, 2014, 8 (10): e3270.

［13］ Babo Martins S, Rushton J, Stärk K D. Economics of zoonoses surveillance in a 'One Health' context: an assessment of Campylobacter surveillance in Switzerland［J］. Epidemiology and infection, 2017, 145(6): 1148 – 1158.

第五章
全健康治理的实践

郭照宇[1]　何君逸[1]　洪　中[1]　刘婧姝[2,3]　陈　瑾[1]　夏　尚[1,3]
吕　山[1,2,3]　许　静[1]　张晓溪[2,3]　李石柱[1,2,3]　周晓农[1,2,3]*

一、引　言

　　全健康是全球公共卫生领域中的热点话题,随着全健康理念被越来越多的国家和地区所接受,世界各地开始有越来越多的项目以全健康为核心框架。多个国家、部门和学科都参与到全健康的探索中,收获了许多宝贵的经验,为全健康治理体系的发展打下基础。全健康治理目前已初具雏形,但更需进一步打磨。在公共卫生问题全球化的大背景下,围绕不同公共卫生问题,展开实例研究,能够帮助我们更深入地理解全健康治理这一概念,并进一步总结值得借鉴和推广的范式,以接近人类健康、动物健康和生态环境健康间的帕累托优化。本章以传染病、粮食安全和气候变化三个核心元素为基础,分析讨论了过往的经验和教训,并结合全球健康层面,从多角度多层次探讨全健康治理实践的研究现状。

二、全健康在传染病防控中的应用:
以江西省血吸虫病防治为例

　　血吸虫病是一种由血吸虫感染引起的人畜共患病和媒介传染病,造成了严重的社会、经

1. 中国疾病预防控制中心寄生虫病预防控制所,国家热带病研究中心,国家卫生健康委员会寄生虫病原与媒介生物学重点实验室,世界卫生组织热带病合作中心,国家级热带病国际联合研究中心,上海(200025)
2. 上海交通大学-爱丁堡大学全健康研究中心,上海(200025)
3. 上海交通大学医学院-国家热带病研究中心全球健康学院,上海(200025)
* 通讯作者

济和疾病负担。江西省曾是我国血吸虫病重度流行的省份之一，其地理、气候条件适宜钉螺滋生和血吸虫病流行，以农业为主的产业结构和相对不发达的经济条件，以及缺乏部门间综合统筹治理均是血吸虫病流行的重要因素[1,2]。因此，为消除血吸虫病，需要采取多途径、跨部门、跨学科的综合防治策略，平衡人类、动物及生态环境三者之间的关系，而这一理念与全健康方法的核心内涵高度契合。本文旨在回顾江西省"十三五血吸虫病防治规划"期间的防治历程，阐述防控经验，促进全健康理念更好融入今后血防工作中，同时为其他地区提供参考。

1. 跨学科、跨部门协作

2016~2020年，江西省卫生健康委员会（以下简称"卫健委"）与中国疾病预防控制中心寄生虫病预防控制所开展协作创新寄生虫（血吸虫）病防治工作，双方深入开展合作研究项目14项，江西先后有60余人参加专题培训，共同刊发协作成果论文21篇，技术力量和专业能力得到有效提高[2-5]。省血防所运用空间信息和互联网技术，建立了县级血防机构-乡镇卫生院-村卫生室三级血吸虫病防治网络，实时掌握了潜在传染源存在的传播区域、传播水平和传播能量等动态信息，并及时预警，实施有效防控[3]。与此同时，卫生健康、农业农村、水利、林业等部门密切配合，大力推进"政府主导、部门协作、社会参与"血防工作机制的落实，主动承担并积极完成血防任务，建立成员单位血防联系机制，血防工作驻点技术指导机制，落实河流流域的联防联控机制，在加强传染源控制的同时加强复杂环境灭螺，制订沿水系自上而下灭螺规划，同时结合国土资源、水利、农业、林业等工程改造钉螺滋生环境，不断压缩有螺面积，巩固防治成果[2]。此外，江西省相关部门建立了环鄱阳湖血吸虫病防治科研联合体，整合优势资源，综合提升血吸虫病治疗水平。这种跨部门多层次的协作在过去很长一段时间由领导小组制度负责，这些领导小组具有集中力量协调解决重大问题的独特功能，既承担着决策拍板前的决策评估和决策咨询功能，又担负着协调监督功能。在血防工作压力较大的阶段，领导小组主要成员能够凭借其在原单位的权力和掌握的其他资源，在短时期内使血防工作积聚起较大的能量，从而取得有效成果。这一策略在应对单类型非长期问题的时候，往往能够顺利推进，但全健康理念下面对的整体性问题，可能需要更可持续的组织架构，以平衡多个元素，达到帕累托优化。

2. 组织决策

"十三五"期间，江西省委、省政府将血防工作作为健康江西建设的重要内容，纳入经济社会发展总体规划和政府重大民生工程，省政府及有关部门出台《"健康江西2030"规划纲要》。各级地方政府根据实际情况，因地制宜，按照《血吸虫病防治条例》和《江西省血吸虫病防治条例》的规定，依法防治，积极推进各项措施落实。此外，近年来江西省委、省政府大力推进生态文明建设、实施乡村振兴战略、鄱余万都滨湖四县小康攻坚行动、城乡环境综合整治行动，启动并实施了"赣都血防之星"人才培养计划等，为消除血吸虫病提供了有利的政策机遇和组织保障。这些组织决策综合了健康中国、乡村振兴和全健康理念，建立了系统性的组织架构，并培养了很多跨学科人才。

3. 治疗救助

全健康治理是一个全周期的实践模式，治疗救助是其中的重要组成部分。江西省将晚期血吸虫病（晚血）医疗救助作为健康扶贫的重要措施，精准施策，助力脱贫攻坚。省血吸虫病地方病预防控制领导小组办公室（现血吸虫病地方病预防控制处）根据中央转移支付项目相关内容下发文件，明确贫困晚期患者实施住院救治免费、门诊诊疗免费、住院伙食费适当补助的"两免一补助"政策。2018~2020 年,全省有 1 600 多人次享受该政策,有效缓解了贫困晚期患者"因病致贫、因病返贫"现象,提高了晚期患者治疗积极性和依从性。此外,各级政府不断提高健康教育水平,以喜闻乐见、易于接受的形式,把防治措施推广到流行区群众中[1]。

4. 专项经费

充足的经费和高效的利用能力是全健康治理的基础。近十年以来,江西省累计投入血防专项经费约 3 亿元,对县、乡两级开展血防工作给予必要的业务经费补助,大力推进传染源控制示范区和推广区建设,实施淘汰牛羊、以机代牛,在各乡镇设立封洲禁牧管理办公室,加强封洲禁牧,控制传染源。此外,地方各级人民政府按照流行区人口每人每年 1 元以上的标准安排血吸虫病防治专项经费,将血防工作经费纳入同级财政预算予以安排,且逐年适当提高。此外,各级政府在编制或审批国土、水利、农业、林业等工程项目时,将有关血防的工程措施优先纳入项目统筹安排,同时,广泛动员和争取社会各方力量提供资金和物资,支持重点地区的血吸虫病防治工作[1,4~6]。

三、全健康治理方法体系在粮食安全领域的应用：坦桑尼亚

对人类来说,提供充足的膳食能量和摄入充足优质的蛋白质是粮食安全的基础。随着人口膨胀和经济发展,世界各地区对优质蛋白质的需求快速增长。同期,农业集约化随科技的发展开始普及,在提高养殖销量和规模的同时减少了对人力资源的依赖,以应对越来越大的需求量。与传统养殖业相比,集约化生产线下的畜牧业和水产业养殖业的特点主要有更高密度的养殖环境、更多的商业饲料和抗生素的广泛使用。然而在获得高利润回报的同时,集约化也隐含着大量的问题,其中之一就是抗菌药物耐药。为防止动物感染和提高动物生长速度,抗生素被纳入食用动物的饲料中,而持续暴露在抗生素剂量下的细菌,会对药物产生耐药性[7]。微生物抗药性指微生物(如细菌、病毒和某些寄生虫)阻止抗微生物药物(如抗生素、抗病毒药物和抗疟药物)对其产生作用的能力,致使标准治疗方法失去效力,感染持续存在并可能传播给他人[8]。

从中低收入国家和地区的角度,农业集约化带来的"廉价食品"已经成为了实现粮食安全的基石,为农业系统的稳定起到重要作用。但现在人们越来越认识到,农业集约化带来的"廉价",是因为我们没有考虑长期可持续发展成本,而这些成本需要下一代承担[7]。综上所述,我们需要在平衡不同经济情况地区差异和粮食安全需求的同时,确保抗菌药物耐药不会影响人们未来的健康生活。因此,不能通过强硬的政策介入干预,而需要在可持续发展的视角下推进。微生物抗药性问题不仅是农业问题,与环境和人类行为也有着紧密的联系(图5-1)。WHO 在 2014 年发布的一份名为《抗菌素耐药：全球监测报告》的报告中指出,抗生素耐药性已成全球危机,而抗生素危机将比 20 世纪 80 年代的艾滋病(acquired immunodeficiency syndrome, AIDS)疫情更加严重[8]。根据 2016 年英国政府发布的《微生物抗药性综述》(*Review on Antimicrobial Resistance*)：目前每年约有 70 万人的死亡与微生物耐药性相关。然而,2019 年华盛顿大学的一份报告指出,全球实际上有 127 万例死亡和抗生素耐药直接相

关,约 495 万人因耐药菌感染病逝,远高于之前的预期[9,10]。微生物抗药性可以说是一场"无声的大流行病",比疟疾、艾滋病更致命。

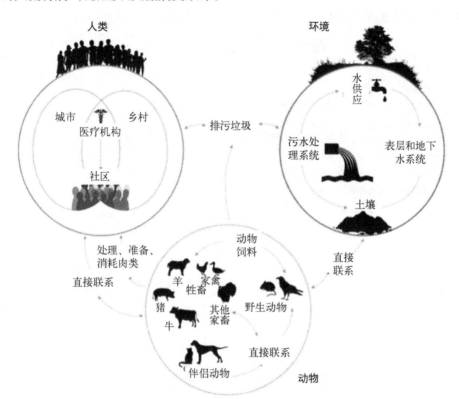

图 5-1 微生物抗药性在人、动物和环境之间的传播途径[12]

目前,WHO、FAO 和 WOAH 建立的 TrACSS 显示,全球有 153 个国家具备微生物抗药性相关的国家级行动指南,其中 95 个国家已经开始了相关工作的推进,但与此同时全球仍有70 个国家缺乏相关的跨部门协调机制[14]。全健康理念已经成为了微生物抗药性问题的核心策略之一[11],而坦桑尼亚的治理实践也充分证明了这一理论。农业是坦桑尼亚的经济支柱,占该国国内生产总值(gross domestic product,GDP)的近 30% 和总就业的 67%,在微生物抗药性问题上已经有了多年的经验。当地 61% 的农民选择使用抗菌药物,仅有 39% 的农民会选择疫苗等其他技术。坦桑尼亚食品和农业部门与抗生素相关的治理结构如图 5-2 所示。主要行动单位是卫生、社区发展、性别、老年人和儿童部下属的跨部门协调委员会(全健康微生物抗药性问题专委),由总理办公室下属的全健康协调办事处监督。然后由跨部门协调委员会的秘书处制定相关工作。坦桑尼亚兽医实验室局(Tanzania Veterinary Laboratory Agency,TVLA)成立于 2012 年,主要负责动物疾病诊断、兽医实验室监管、相关疾病研究和疫苗研发等工作,也是微生物抗药性问题的主要参与单位。坦桑尼亚的研究表明要想有效优化微生物抗药性相关问题,需要以全健康理念为基础,认识人、动物、植物和环境间的相互联系。为植物和动物医疗服务提供的抗菌药物必须由专业人员按需分配,避免非专业人员提供相关的服务。在他们实践的过程中,总结了一些相关经验,包括:明确了微生物抗药性问题相关立法的重要性;需要提高农业从业者相关知识储备;需要为消费者提供相应的科普,提升消费者对未使用抗生素农产品的信赖和需求;需要建立国家级监督和监测计划,建立耐药病原体早期诊断框架;需要加强相关的治疗体系等[13]。在具体实施方面,微生物抗药性问题还可以通过改变用药方式、联合用药和采用生物学方法等缓解。

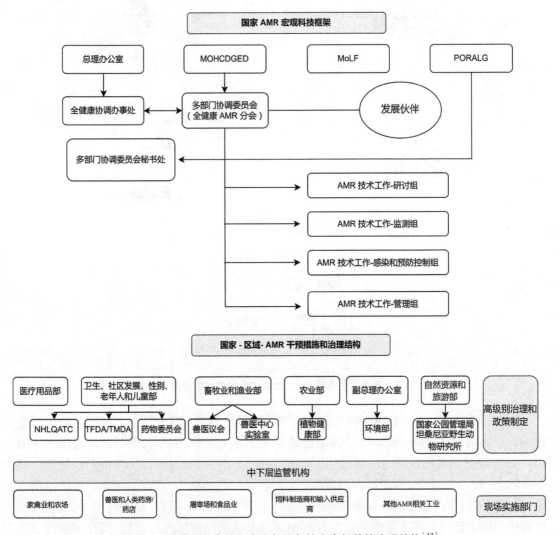

图 5-2 坦桑尼亚食品和农业部门与抗生素相关的治理结构[13]

AMR:微生物抗药性;MOHCDGED:卫生、社区发展、性别、老年人和儿童部;MoLF:畜牧和渔业部;PORALG:总统办公室区域行政和地方政府;NHLQATC:国家卫生实验室质量保证和培训中心;TFDA/TMDA:坦桑尼亚食品和药品管理局,现称为坦桑尼亚医药和医疗器械管理局[13]

四、全健康治理方法体系在环境健康领域的应用:气候变化

全球气候变化深刻地影响着人类和动物的生存环境,面对这一挑战,我国积极应对,提

出了构建人类命运共同体和实现"碳达峰碳中和"等相关理念,推动全球可持续发展,致力于全球生态文明建设。新冠肺炎疫情暴发之后,人类对健康问题有了新的认识,逐渐意识到环境健康与疾病发生、传播的密切关联性,进一步发现了"人类-动物-生态环境"之间相互作用的复杂性。"全健康"理念将 One Health 视为一种全球战略,旨在扩大人、动物和生态环境等各个领域的跨学科研究与合作交流[15]。从"全健康"角度看,全球气候变化对疾病传播风险因素有重要影响,疾病的分布和发展趋势也将产生重大变化。基于"全健康"理念,对气候变化对人类、动物和生态环境之间的直接和间接联系进行分析和评估十分必要,这将有助于人类以系统的方式识别和理解当前复杂的多因素问题,应对气候变化[16]。

总体来说,气候变化对人类、动物和生态环境的不利影响超过了有利影响[17]。气候变化增加了极端天气(如热浪、寒潮、台风、洪水、干旱和极端降水等)的发生频率和强度,通过多种机制短时快速地影响生物圈健康。高温热浪可直接引起人体热痉挛、热衰竭和热射病,甚至导致死亡,也可间接引起心肌梗死等循环系统和呼吸系统的严重疾病[18]。随着热浪发生频率和强度的增加,动物发病和死亡的风险预期加大,并伴随温度和湿度升高而加重[19]。寒潮不仅可以直接造成人体冻伤和关节损害,也可间接诱发呼吸系统和心脑血管疾病。热浪和寒潮的极端温度天气对老人和儿童等脆弱群体影响较大[20]。台风和洪涝等灾害后,当地人群媒传疾病暴露风险急剧增加。厄尔尼诺和拉尼娜等气候异常现象以及极端天气事件的频发,将从食物来源、生存环境等方面对家畜和野生动物的产生影响,并通过影响疫病传播媒介和病原体,增大动物疫病的传播范围和流行程度[19]。

气候变化可以通过温度、湿度、气压、日照时长等气候要素的长期性变化增加传染性疾病的发病与传播风险,改变媒介的生存范围和寿命,以及病原体在媒介体内的生长发育速度,从而对人体和动物造成直接或间接的健康损害。以血吸虫病为例,温度变化可直接决定中间宿主钉螺的分布范围,影响钉螺的生长发育过程;温度升高可增加钉螺感染毛蚴的概率,促进尾蚴的逸出及其在钉螺体内的发育速度,延长传播血吸虫的时间;而湿度可以改变钉螺滋生地的植被,从而影响其分布范围和密度;降水量增加也可促使尾蚴逸出量增多,增加人和牛等动物宿主接触疫水的机会[21,22]。

气候要素的长期性变化还可能引发空气污染、水污染和土壤污染等问题,从而间接造成生态系统敏感性、脆弱性加剧。地表温度、风速、日照时长和降水量等要素的变化,会加剧空气和水体中污染物的浓度水平,并改变土壤酸碱度,而这些污染物往往来源于基于人类能源需求的化石燃料和基于生产需求的工业废弃物。沙尘造成的空气污染会引起人体的皮肤、眼、呼吸系统及循环系统的刺激性损伤。在沙尘天气多发区长期居住的居民罹患尘肺,且肺功能也有不同程度的损伤,体现出沙尘污染物对人体健康的慢性效应[23]。

气候变化还可能造成社会安全威胁(社会秩序紊乱、经济衰退、人口迁移等),增加贫富差距,最终影响人体身心健康。例如,气候变化会影响农作物的产量和地理分布,而居住偏远地区的人群对于粮食供应减少或中断的脆弱性极高。在全球变暖造成疾病流行区域扩大的情况下,缺乏初级卫生保健的被忽视的热带病(neglected tropical disease,NTD)流行区人群的健康最易受到威胁[24]。极端天气事件和自然灾害会造成严重的心理健康问题,如急性应激障碍、创伤后应激障碍、抑郁症、虐待和家庭暴力等。气候变化还会影响集体心理健康,长期渐进地增加不良情绪,造成社会认同感和凝聚力的下降[25]。伴随气候变暖,人类总经济损失会增加,经济增长的速度受到影响,从而延长现有贫困的时间并产生新的贫困困境,进一步加剧贫困人群的健康问题[26]。

全健康的目的是平衡人类、动物和生态系统的健康,以达到可持续发展的目标。为积极应对气候变化威胁,需要构建综合一体化的"全健康"范式,将"全健康"理念广泛融入气候变化公共卫生实践[16]。

(1)在政策制定层面,应着重考虑延长生物寿命和改善生态系统服务的附加值。21世纪以来,我国通过推进自然保护地建设和生态红线划定等措施,加强红树林的保护,大力实施生态修复工程。到 2019 年我国红树林面积恢复到 $289km^2$,成为世界上少数红树林面积增加的国家之一,这对于维持近海生态系统良性循环、缓解大气 CO_2 浓度的增加、抵御风暴潮和海啸的侵袭,以及减少沿海居民暴露风险都具有十分重要的意义[27,28]。

(2)在监测系统开发层面开发数字工具,利用大数据和新技术充分理解风险互联。健康地图(health map)是一个基于社交网络上人与动物的健康信息来高效跟踪全球疾病暴发的综合性公共卫生监测平台,构建实时疾病地图。基于计算机建模和机器学习等先进技术,能根据人类、动物和生态环境的相关关键词监测早期疾病暴发情况,并预测未来流行趋势。

(3)协调各利益相关方,推动卫生健康治理与气候变化应对的合作参与。在血吸虫病防治工作中,药物灭螺作为控制钉螺密度和降低血吸虫病传播风险的辅助措施是必要的,但当前气候变化背景下灭螺工作依然依赖于生态灭螺技术。在流行区,通过土埋、开新填旧、沟渠硬化、建造沉螺池、兴林抑螺等方式,让农业部门、林业部门、水利部门协作起来,不仅降低了成本,更实现了灭螺措施创新、生态环境改造与基础设施建设的共赢,成功地维持了钉螺控制和环境保护之间的平衡发展[29]。

以系统思维和全健康理念为基础,研究人类-动物-生态环境间的相互作用关系,人类将能以更加从容的心态适应气候变化进程。

五、全健康治理体系在全球健康领域中的应用

全健康治理体系还是一个多层级的问题,随着全球化发展,仅关注自己的国家和地区内小循环的稳定已经不足以应付复杂的新发问题。全球健康是致力于改善全人类的健康水平,实现全球人人公平享有健康的一个兼具研究和实践的新兴交叉领域。其关注的是具有全球意义的健康问题及其决定因素,以及解决方案和全球治理,需要在国家、地区和全球层面超越国界和政府,动员并协调各方力量采取有效行动予以应对。治理是全球健康的重要内容,全球健康治理通过建立多边合作体制,促使多元主体以多种方式在全球健康领域协作,并以全球治理视角共同制定并有效实施具有约束力的国际规制,以便更好应对全球健康危机,不断促进健康公平,最终实现全球范围健康的综合治理过程。

公共卫生问题是全球和全人类需要关切的问题,疾病传播没有地域和国界限制,全健康在全球健康治理中发挥重要作用。援助计划是其中重要的组成部分。西非埃博拉疫情暴发后,中国第一时间向 13 个非洲国家提供了 5 轮、累计 1.2 亿美元的紧急人道主义物资援助,向几内亚等疫区国家派出近 1 200 名医护人员和公共卫生专家,累计留观诊疗相关病例 900

多例,检测样本近 9 000 份,培训医护人员 1.3 万人次。在最危难的时刻,中国医护人员和专家同非洲人民患难与共,谱写了中非交流互助的感人篇章。中国还为埃博拉疫区援建了实验室、治疗中心等 10 余个项目,利比里亚治疗中心从开工到竣工仅用了 20 余天,中国-塞拉利昂实验室被塞拉利昂卫生部指定为"病毒性出血热国家参比实验室"及"国家生物安全培训基地"。2020 年,新冠肺炎疫情在全球多点暴发并迅速扩散蔓延。面对突如其来的疫情,中国在做好自身抗疫工作、保障国内抗疫需要的前提下,根据疫情严重程度、医疗卫生条件、疫情国家的具体援助需求和自身能力等因素,向 150 多个国家和国际组织提供力所能及的援助和支持,开展了新中国成立以来援助时间最集中、涉及范围最广的一次紧急人道主义行动[30]。

以疟疾防控为例,控制和消除疟疾是非洲国家关乎民生的重大战略需求,也是各国际机构和主要西方大国对非援助的重点领域[31]。根据 WHO 发布的《2020 年世界疟疾报告》,2019 年,全球疟疾病例总数为 2.29 亿,死亡人数 40.9 万人,非洲区域疟疾的疾病负担可占全球的90%以上[32]。WHO 于 2015 年通过了《2016—2030 年全球疟疾技术战略》,该战略通过三大支柱和两个支持要素的实施,为各国和发展伙伴提供了全面的技术指导。三大支柱包括:① 确保民众普遍获得疟疾预防、诊断和治疗;② 加快消除和实现无疟疾状态;③ 将疟疾监测转变为核心干预措施。其中有两个核心支持要素:利用创新和扩大研究、加强有利环境。2016 年 8 月,WHO 非洲区域委员会通过了《非洲区域 2016—2030 年疟疾技术战略框架》[33]。2018 年 11 月,一项名为"高负担到高影响"的新战略启动,由受疟疾影响最严重的11 个国家主导。其中 10 个国家——布基纳法索、喀麦隆、刚果(金)、加纳、马里、莫桑比克、尼日尔、尼日利亚、乌干达和坦桑尼亚——位于撒哈拉以南非洲地区。"从高负担到高影响"战略倡导以国家为主导的方法,并基于以下 4 个关键要素:① 确保存在减少疟疾死亡的政治意愿;② 改进信息和数据分析以最大限度地发挥影响;③ 更好地指导政策和战略;④ 确保国家层面采取协调一致的疟疾应对措施。据 WHO 估算,为保证实现控制和消除疟疾的工作规模和质量,全球每年需要投入 64 亿美元。出资方主要包括西方主要发达国家(美国35%、英国16%等)。其中,美国政府通过本国"总统疟疾倡议"和国际机构(如全球基金等)出资援助疟疾控制项目。从 2005 年至今,已累计投入超过 50 亿美元支持非洲和大湄公河次区域重点国家的国家控制疟疾和消除项目并产生了较大国际影响。全球健康治理具有重要的价值,它有利于解决全球公共卫生问题,延缓或阻止传染病的进一步扩散,也有助于贫困国家和地区应对公共卫生危机。

政治和政策的力量在全球健康及全健康治理建设中具有极大的影响力,在全球的卫生治理上,全球范围内有影响力的国际组织有责任来领导和推进卫生问题的解决进程。政治因素在全球健康问题中非常关键,由于不同的政治、经济或其他发展目的的影响和背景,不同国家,尤其是不同的大国或集团、联盟之间的关系,一定程度上影响着一个国家实施的政策、得到的资源,以及达成的多边合作等,对卫生问题治理的建设和发展产生影响。全健康治理体系在全球的建设仍有很大的发展空间。

面对公共卫生问题全球化的发展形势,要实现理想的全球健康与全健康治理体系,国际组织需要提升其治理协调机制。各国在提升国家话语权的同时更要注重全球通力合作,全球健康合作形成长期工作机制,对长期存在的一些全球健康问题进行持续合作与支持,搭建全球健康平台,共同面对公共卫生问题,达成可持续的全健康发展目标。

六、小　结

　　全健康研究的问题来自于真实世界,复杂而动态,因此需要成体系的全周期的研究框架辅助。本文梳理了传染病、粮食安全、气候变化、全球健康等因素带来的问题和治理思路。然而,纸上得来终觉浅,真实世界实践的过程中,用身体和大脑感受到的经验和教训往往更为可贵。本文仅能为大家打开一扇窗口,随后需要大家找到感兴趣的领域深入实践,并对跨学科信息的获取保持主观能动性。任何问题,都很难在自身所在的维度得到解决,全健康、系统性思考和复杂科学在真实世界中也有着诸多局限,但在学习他们的过程中,可以锻炼我们的思维模式,找到解决问题的新契机。

参 考 文 献

［1］葛军,林丹丹. 江西省血吸虫病的流行与发现探微——纪念毛泽东主席《七律二首·送瘟神》发表 60 周年[J]. 中国寄生虫学与寄生虫病杂志,2018,36(6)：7.

［2］陈喆,辜小南,吕尚标,等. 2005～2014 年江西省血吸虫病国家监测点疫情分析[J]. 热带病与寄生虫学,2015,13(4)：4.

［3］汪天平,周晓农,Malone J B,等. 地理信息系统(GIS)用于江苏、安徽和江西省血吸虫病流行预测的研究[J]. 中国血吸虫病防治杂志,2004,16(2)：5.

［4］刘亦文,葛军,林丹丹. 江西省消除血吸虫病面临的挑战与对策[J]. 中国血吸虫病防治杂志,2018,30(6)：5.

［5］陈喆,林丹丹. 江西省血吸虫病传播阻断地区监测现状及面临挑战[J]. 中国血吸虫病防治杂志,2016,28(4)：5.

［6］李宜锋,林丹丹. 江西省血吸虫病防治历程与展望[J]. 热带病与寄生虫学,2022,17：3.

［7］Lines J, Bette B, E F Vre, et al. Mitigating health risks in sustainable agricultural intensification[J]. International Food Policy Research Institute, 2020.

［8］Marston H D, Dixon D M, Knisely J M, et al. Antimicrobial Resistance[J]. Jama, 2016, 316(11)：1193.

［9］WHO. Antimicrobial Resistance：Global Report on Surveillance[J]. Australasian Medical Journal, 2014, 7：237.

［10］Antimicrobial Resistance Collaborators. Articles Global burden of bacterial antimicrobial resistance in 2019：a systematic analysis[J]. The Lancet, 2022, 399(10325)：629－655.

［11］Aslam B, Khurshid M, Arshad M I, et al. Antibiotic Resistance：One Health One World Outlook[J]. Frontiers in Cellular and Infection Microbiology, 2021, 11：771510.

［12］UCDAVIS. One Health in Action：Addressing Antimicrobial Resistance. [EB/OL]. (2020)[2022－03－10]. https://www.ucdavis.edu/one-health-in-action-amr.

［13］Mdegela R H, Mwakapeje E R, Rubegwa B, et al. Antimicrobial Use, Residues, Resistance and Governance in the Food and Agriculture Sectors, Tanzania[J]. Antibiotics (Basel), 2021, 10(4)：454.

［14］World Health Organization (2021, 19 March). Monitoring global progress on antimicrobial resistance：tripartite AMR country self-assessment survey (TrACSS) 2019－2020. Retrieved January 1, 2022, from：https://

www.who.int/publications/i/item/monitoring-global-progress-on-antimicrobial-resistance-tripartite-amr-country-self-assessment-survey-(tracss)-2019-2020.

[15] 周晓农,郭晓奎,谢青. 全健康科技进展[M]. 上海:上海交通大学出版社,2021.

[16] Zhang R H, Tang X, Lian J, et al. From concept to action: a united, holistic and One Health approach to respond to the climate change crisis[J]. Infectious Diseases of Poverty, 2022, 11(1): 17.

[17] Pachauri K, Meyer A. Climate Change 2014 Synthesis Report[J]. Environmental Policy Collection, 2014, 27(2): 408.

[18] 冯雷,李旭东. 高温热浪对人类健康影响的研究进展[J]. 环境与健康杂志,2016,33(2):7.

[19] Forman S, Hungerford N, Yamakawa M, 等. 气候变化给亚洲动物健康带来的影响和风险[J]. 中国家禽,2012,34(2):4.

[20] 郑山,王敏珍,史莹莹,等. 低温寒潮对人体健康影响研究进展[J]. 兰州大学学报:自然科学版,2011,47(4):5.

[21] 褚秀娟,郭家钢. 气候变暖对血吸虫病传播的影响及相关研究技术的应用[J]. 中国寄生虫学与寄生虫病杂志,2009,27(3):267-271.

[22] 钱颖骏,李石柱,王强,等. 气候变化对人体健康影响的研究进展[J]. 气候变化研究进展,2010(7):241-247.

[23] 王金玉,李盛,王式功,等. 沙尘污染对人体健康的影响及其机制研究进展[J]. 中国沙漠,2013,33(4):1160-1165.

[24] 麦克迈克尔 A. J. 气候变化与健康:风险与应对[M]. 张勇慧,马文军主译. 北京:人民卫生出版社,2011.

[25] 陆亚,尹可丽,钱丽梅,等. 气候变化的心理影响及应对策略[J]. 心理科学进展,2014,22(6):9.

[26] 罗良文,茹雪,赵凡. 气候变化的经济影响研究进展[J]. 经济学动态,2018(10):15.

[27] 王友绍. 全球气候变化对红树林生态系统的影响,挑战与机遇[J]. 热带海洋学报,2021,40(3):14.

[28] 中国气象局气候变化中心. 中国气候变化蓝皮书 2021[M]. 北京:科学出版社,2021.

[29] 施晓冬. 生态灭螺技术研究进展[J]. 热带病与寄生虫学,2018,16(2):6.

[30] Tambo E, Ugwu C E, Guan Y, et al. China-Africa Health Development Initiatives: Benefits and Implications for Shaping Innovative and Evidence-informed National Health Policies and Programs in Sub-saharan African Countries[J]. International Journal of Mch & Aids, 2016, 5(2): 119-133.

[31] Xia Z G, Wang R B, Wang D Q, et al. China-Africa cooperation initiatives in malaria control and elimination[J]. Advances in Parasitology, 2014, 86: 319-337.

[32] World Health Organization. World malaria report 2020: 20 years of global progress and challenges[J]. World Health Organization, 2020-11-30.

[33] World Health Organization. Global technical strategy for malaria 2016-2030[EB/OL]. (2021)[2022-1-1]. https://www.who.int/publications/i/item/9789240031357.

第三篇

传染病与生物安全

第六章
全健康与热带病防控

万尔雅[1,2]、钱门宝[1,2,3]、吕超[1,2,3]、周晓农[1,2,3]*

一、前　　言

1　热带病

1.1　定义

热带病(tropical disease)指主要发生在热带地区的所有疾病[1]。广义的热带病指发生在热带或亚热带地区(也可发生在其他地区)的常见感染性疾病和部分热带地区所特有的非感染性疾病。狭义的热带病则是指发生在热带和亚热带地区的传染病和寄生虫病[2]。

WHO 列出了 8 种全球最主要的热带病,即疟疾、血吸虫病、结核病、登革热、丝虫病、麻风病、黑热病和锥虫病。在这 8 种主要热带病中,包括 6 种寄生虫病,1 种细菌病(结核病)和 1 种病毒病(登革热)。在这 8 种热带病中,疟疾、血吸虫病、结核病和登革热均为我国法定的乙类传染病,丝虫病是丙类传染病,其中丝虫病已于 2007 年通过 WHO 消除认证,疟疾于 2021 年通过消除认证。

1.2　范畴

(1) 传统热带病:在原发地传播的热带病,如血吸虫病、登革热、沙眼等。

(2) 新发热带病:指 20 世纪 70 年代以来新出现的热带病,如基孔肯雅热(Chikungunya fever, CHIKF)、寨卡病毒病(Zika)、新冠肺炎(COVID-19)等。

1. 上海交通大学医学院-国家热带病研究中心全球健康学院,上海 200025
2. 上海交通大学-爱丁堡大学全健康研究中心,上海 200025
3. 中国疾病预防控制中心寄生虫病预防控制所,国家热带病研究中心,国家卫生健康委员会寄生虫病原与媒介生物学重点实验室,WHO 热带病合作中心,国家级热带病国际联合研究中心,上海 200025
　* 通讯作者:zhouxn1@ chinacdc.cn

1.3 全球热带病概况

21世纪以来,全球一体化的进程进一步加速,便捷的交通网络促进人、动物和资源的快速配置与流动,也为部分疾病的远距离传播提供了便利条件。与此同时,部分发展中国家尤其是非洲部分国家仍然面临基本卫生设施缺乏、疾病预防控制体系和监测系统缺乏或不健全,社区居民尤其是生活在农村地域的居民健康素养较低等方面带来的挑战,迟滞了全球热带病控制和消除的步伐,致使部分热带病仍然是局部地区最主要的疾病负担,尤其是在卫生和社会经济受新冠肺炎(COVID－19)疫情影响的背景下。

根据WHO报告,每年约有1 500万人死于热带传染病和寄生虫病,其中大多数生活在发展中国家。贫困、生活条件差、营养不良和较差的卫生系统,这些都困扰着热带地区的大部分发展中国家。尽管在过去十年中,生活方式和饮食改变导致资源贫乏的热带国家的高血压、糖尿病、慢性阻塞性气道疾病、心肌梗塞和脑血管等非传染性疾病的发病人数增加,但热带传染病仍然是中低收入国家发病和死亡的主要原因之一。目前,全球每年仅结核病、艾滋病和疟疾就导致约600万人死亡。血吸虫病是仅次于疟疾的第二大寄生虫病,导致全球70多个国家约2亿人被感染,并且使得7.79亿人处于危险之中。

除此之外,利什曼病、盘尾丝虫病、淋巴丝虫病、南美锥虫病、非洲锥虫病、立克次体病、肠热病、蠕虫病、病毒性出血热和腹泻病对公共卫生有极高的影响,并在成人和儿童中造成较高的发病和死亡率。沉重的热带病疾病负担将中低收入水平的国家和地区拖入"贫困-疾病"恶性循环泥淖,是联合国2030可持续发展目标(Sustainable Development Goals, SDG)中的"消除贫困""良好健康与福祉""减少不平等"等目标实现路途中的一大绊脚石,因此全球进行热带病防控将不仅对全球卫生健康领域产生巨大积极影响,更是为SDG其他目标的实现奠定坚实基础。近年来,WHO多次在不同场合与文件中指出,全健康理念是解决全球热带病等公共卫生问题的有力工具[3]。

2 全健康理念

全健康的定义与内涵

全健康理念(One Health),作为一种具有综合性、统一性的方法,倡导在"人类-动物-生态环境"的框架下的跨部门、跨地区、跨机构、跨学科合作,改善人类和动物的生存生活质量,旨在可持续地平衡和优化人类、动物、生态系统和更广泛环境的健康[4];动员多个部门、学科和社区共同努力,促进福祉,应对健康和生态系统面临的威胁;响应对清洁水、能源和空气、安全和富有营养的食品、应对气候变化以及促进可持续发展的集体需求[5]。

全健康理念指导下的"跨部门合作",如在中国,卫生、农业、水利和林业草原等跨部门共同合作参与血吸虫病防控;"跨地区合作"符合搭建更高效的全球流行病学监测系统需求;"跨机构合作",如2022年4月底WHO、FAO、WOAH、UNEP联合发布的《在"全健康"框架背景下,合作应对动物-人类-生态环境界面的健康风险》备忘录,是国际组织在全健康框架下,经过多方评估的具有极强可行性的一次大胆探索实践;"跨学科合作"则体现在医学、动物医学、生物医学工程等学科的交叉与合作,探索阻断媒介传播的创新策略,研究更合适的诊断方法、算法、操作规程,以提高感染筛查和诊断效率等。

随着时代发展,全健康的研究范畴也在不断拓展,除人畜共患病、食品安全、气候变化、微生物抗药性等领域外,还包括比较医学研究,如比较人和动物疾病的相似性以及比较人和动物的共性和特性[6]。与此同时,WHO 提出的"全健康倡议(One Health Initiative, OHI)"将全健康视为一种全球战略,旨在扩大人、动物和环境卫生保健各个领域的跨学科合作和交流。OHI 坚信全健康理念能够降低未来出现共患病和病媒传播疾病、地方病和新发疾病、传染病和非传染性疾病的风险并减轻其影响,帮助全球人民享受更好的健康福祉。OHI 将全健康理念对于解决当前全球公共卫生问题的作用,提升到前所未有的高度[7]。

3　全健康理念的现实意义

正如 WHO 所提出的"全健康理念已成为更好地预防、预测、发现和应对全球健康威胁,并促进可持续发展"的主流观念[3]。在当今世界,全健康理念将有助于降低新发传染病全球大流行的风险,提升全球公共卫生水平,构建有效且高效的动物、人群健康系统,在真实世界的实践中能获得可观的经济效益,以及通过减少疾病负担达到发展中国家的扶贫与经济提升的愿景[8]。此外,全健康理念可用于指导社区、国家、地区和全球等多个层面的共享和有效沟通,探索协作治理的可行模式,帮助人们更好地了解共同利益、风险权衡和挑战机遇,从而推进未来全球卫生健康领域兼顾公平的全面解决方案的提出与实施。

二、全球热带病防控的进展

1　全球疟疾防控

疟疾(malaria),是一种经蚊虫传播的寄生虫病,由雌性按蚊感染疟原虫属寄生虫后,通过叮咬将寄生虫传给人类所致[9]。疟疾作为备受国际关注的热带病之一,目前仍危害着全球民众的生命健康。WHO《世界疟疾报告 2021》[10]指出,截至 2020 年,疟疾仍流行于全球 87 个国家,疟疾病例总数为 2.41 亿例,比 2019 年修订估计数(2.27 亿)增加了 1 400 万例(6%);全球疟疾死亡总数为 627 000 人,比 2019 年修订估计数(558 000 人)增加 69 000 人(12%);其中,95%的疟疾病例和 96%的疟疾死亡人数发生于 WHO 非洲区域。同时,全球 5 岁以下儿童死亡总人数的 7.8%由疟疾导致,该数据几乎是之前估计的两倍,相当于每分钟就有 1 名儿童死于疟疾。

1.1　全球疟疾消除进程

根据 WHO 发布的《世界疟疾报告 2021》[10],自 2000 年以来,已有 23 个国家连续三年没有疟疾本地病例。全球疟疾病例发病率(即每 1 000 名高风险人群的病例数)从 2000 年的 81 例减少到 2015 年的 59 例以及 2019 年的 56 例,受新冠肺炎大流行导致的疟疾服务中断影响,该数值在 2020 年再次增加到 59 例。与此同时,2000 年至 2019 年期间,WHO 非洲区域的疟疾病例发生率(即每 1 000 名高风险人群的病例数)从 368 例降至 222 例,但由于新冠肺炎大流行导致的疟疾服务中断,非洲区域发病率(即每 1 000 名高风险人群的病例数)在 2020 年又回升到 232 例。

在全球范围内,2020 年在 87 个疟疾流行国家(包括法属圭亚那领土)约有 2.41 亿疟疾病例,相较于 2019 年的 2.27 亿有所增加,其中大部分增长来自 WHO 非洲区域的国家。非洲的 6 个国家约占全球所有疟疾病例的 55%,包括尼日利亚(27%)、刚果(金)(12%)、乌干达(5%)、莫桑比克(4%)、安哥拉(3.4%)和布基纳法索(3.4%),WHO 非洲区域预计在 2020

年将出现 2.28 亿例病例,约占全球疟疾总病例的 95%。因此,非洲地区是全球疟疾防控的重中之重。

WHO 东南亚区域疟疾发病率约占全球疟疾病例负担的 2%。WHO 东南亚区域疟疾病例从 2000 年 2 300 万减少到 2020 年的约 500 万,已减少 78%。WHO 东南亚区域的疟疾病例发病率,从 2000 年的每 1 000 名高危人群约 18 例减少到 2020 年的约 3 例,减少了 83%。印度占该区域病例的 83%,是 WHO 东南亚区域疟疾病例的主要贡献者。斯里兰卡在 2016 年被证明无疟疾,并且直至 2021 年仍然保持无新增本土疟疾病例。

WHO 东地中海区域的疟疾病例,从 2000 年的 700 万例左右降至 2015 年的 400 万例左右。但在 2016 年至 2020 年期间,该区域疟疾病例增至 570 万。2000 年至 2020 年期间,WHO 东地中海区域的疟疾病例发生率(即每 1 000 名高风险人群的病例数)从 21 例降至 11 例。苏丹是该地区疟疾的主要贡献者,约占病例的 56%。2020 年,伊朗连续 3 年没有本土疟疾病例。

WHO 西太平洋区域 2020 年预计将有 170 万例疟疾病例,相较于 2000 年的 300 万例,该数值明显减少。同期,该区域疟疾病例发生率(即每 1 000 名高风险人群的病例数)由 4 例减少到 2 例。2020 年,巴布亚新几内亚新发疟疾病例约占该地区所有病例的 86%,中国在 2021 年通过 WHO 消除疟疾认证。

WHO 欧洲区域,自 2015 年以来持续未出现疟疾病例。

WHO 美洲区域,在 2000 年至 2020 年期间疟疾病例减少了 58%(从 150 万减少到 65 万),病例发病率减少了 67%(从 14 例减少到 5 例)。WHO 美洲区域近年来的进展,主要受到委内瑞拉的疟疾病例增加的影响,2000 年该区域疟疾病例约为 35 500 例,2019 年超过 467 000 例。由于新冠肺炎大流行和燃料短缺影响采矿业,WHO 美洲区域 2020 年病例数与 2019 年相比减少了一半以上,降至 232 000 例。与 2019 年相比,2020 年该地区经历大幅增加的国家是海地、洪都拉斯、尼加拉瓜、巴拿马和玻利维亚。并且,委内瑞拉、巴西和哥伦比亚的疟疾病例占该地区所有病例的 77% 以上。令人欣喜的是,巴拉圭、阿根廷和萨尔瓦多分别在 2018 年、2019 年和 2021 年被认证为无疟疾,伯利兹连续第二年报告零本地疟疾病例。

WHO 在《世界疟疾报告 2021》(World Malaria Report)中指出,2020 年新增本地病例超过 1 000 例的国家,主要是科摩罗(4 546 例)、南非(4 463 例)、厄瓜多尔(1 921 例)等非洲及南美洲经济落后国家和地区。新增本土病例超过 500 例但不到 1 000 例的只有仍是发展中国家的博茨瓦纳(864 例)。新增本土病例在 100~500 例的五个国家,分别是韩国(362 例)、墨西哥(342 例)、斯威士兰王国(234 例)、苏里南(148 例)和沙特阿拉伯(107 例),其中韩国是唯一出现疟疾新增病例的东亚发达国家。

新增本土病例不足 100 例的国家有 4 个,包括哥斯达黎加(91 例)、尼泊尔(71 例)、不丹(22 例)和东帝汶(1 例),其中后三个国家都是位于亚洲的发展中国家。

此外,共有 8 个新增本土病例为 0 的国家,分别是中国、马来西亚、伊朗、阿尔及利亚、佛得角、巴拉圭、伯利兹和萨尔瓦多。

根据新增病例数量进行分类阐述,将 2020 的结果与 2015 的基线数据进行比较,发现伊朗、东帝汶、马来西亚、中国、佛得角、伯利兹和萨尔瓦多等七国疟疾的每年新增病例数稳步大幅减少,至 2020 年降至 0 例或 1 例新增本地疟疾病例的卓越成果(图 6-1)。与此同时,不丹的疟疾新增病例数也显著下降,从位于 10~99 例区间降至个位数,一定程度上也体现了不丹政府对于疟疾采取行动的显著效果。其中只有哥斯达黎加出现了疟疾疫情的反复,本地疟疾病例从 2015 年 0 例增至 2020 年的 91 例。

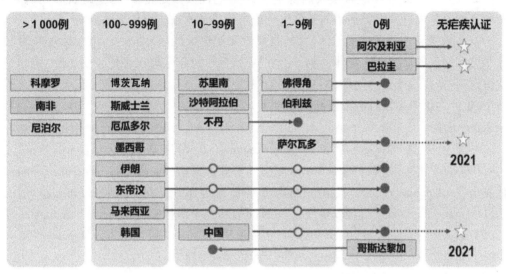

图 6-1　全球疟疾消除 E-2020 计划完成情况(引自 WHO《世界疟疾报告 2021》)

但是,有 8 个国家受到社会、经济、政治等多种因素影响,未达到 2020 疟疾防控目标,包括危地马拉、巴拿马、洪都拉斯、多米尼加、圣多美和普林西比、朝鲜、泰国和瓦努阿图。

1.2　全球疟疾重流行国家的防控策略

在 WHO 的协调推进下,按照《2016—2030 年全球疟疾技术战略》[11]的战略目标,疟疾重流行国家的防控工作不断加强,有 40 个国家在 2015 至 2020 年间将疟疾死亡人数减少 40% 以上,特别是 WHO 东南亚区域实现了《2016—2030 年全球疟疾技术战略》的既定目标,成功将疟疾病例和死亡减少了 40%[12]。

WHO 发布的《2016—2030 年全球疟疾技术战略》中,提出了以"三大支柱"为核心的策略框架。一是全民获得疟疾防治服务:个案处置,清点拨源,群体防控,强化措施。二是朝消除疟疾目标努力:提升监测敏感性,引入患者检测监督机制。三是把疟疾监测作为主要干预措施,优化病例管理,加强和优化媒介控制措施。

现今,全球抗疟形势依然严峻,特别是非洲地区占全球疟疾病例的 95% 和疟疾死亡人数的 96%。在新冠肺炎影响下,重流行区的疟疾防治措施受到相当大的影响,由于疟疾防治措施减弱导致额外 47 000 例疟疾死亡病例。

《2016—2030 年全球疟疾技术战略》也提出了今后 15 年的战略目标。一是降低疟疾全球死亡率。在全球范围内,与 2015 年基线相比,2020 年降低至 40%,2025 年目标为至少 75%,而 2030 目标为至少降低 90%。二是减少疟疾全球新增病例。2020 年降低至少 40%,2025 年目标为至少降低 75%,而 2030 目标为至少降低 90%。三是减少尚有疟疾发生的国家数量。2020 年至少有 10 个国家消除疟疾,2025 年目标为至少 20 个国家消除疟疾,而 2030 目标为至少 30 个国家消除疟疾。

2 全球被忽视的热带病防控

2.1 定义

被忽视的热带病(neglected tropical disease,NTD)是指在热带地区炎热潮湿气候环境下流行的一类疾病,由 20 种疾病或疾病群组成[13]。它们大多是由蚊子、黑蝇、白蛉、采采蝇、猎蝽和家蝇等昆虫以及螺类传播的寄生虫病或由污染的水或土壤传播的疾病[14]。

NTD 主要威胁生活在贫困地区(尤其是热带和亚热带地区)的人群,由于无法及时获得治疗和护理服务致使数亿人身体衰弱,甚至严重残疾。每年全球仅毒蛇咬伤、狂犬病和登革热就造成 20 多万人死亡。此外,NTD 每年给发展中经济体带来相当于数十亿美元的直接卫生费用、生产力损失以及社会经济和教育水平下降[15-17]。

2.2 分类[18]

(1)寄生虫源 NTD:血吸虫病(schistosomiasis)、囊尾蚴病(cysticercosis)、包虫病(echinococcosis)、恰加斯病(chagas disease)、人体非洲锥虫病(human African trypanosomiasis)、利什曼病(leishmaniasis)、肝片吸虫病(fascioliasis)、麦地那龙线虫病(dracunculiasis)、淋巴丝虫病(lymphatic filariasis)、盘尾丝虫病(onchocerciasis)、土源性蠕虫病(geohelminthiasis)等。

(2)细菌源 NTD:沙眼(trachoma)、布鲁里溃疡(Buruli ulcer)、麻风病(leprosy)等。

(3)病毒源 NTD:登革热(dengue)、狂犬病(rabies)等。

(4)螺旋体感染 NTD:雅司病(yaws)等。

2.3 防治目标

NTD 防治规划立足社区,为世界上一些最贫穷和最偏僻的社区以及受复杂突发事件影响的民众提供服务。这些规划有利于确保民众公平获得医疗保健和服务,推动全民健康覆盖(universal health coverage, UHC)目标的实现[13]。控制 NTD 国家规划的目标是:减少人类痛苦(发病率、死亡率和歧视)并通过改善社会经济状况减少加剧贫困的因素,同时突出这些疾病在受影响社区的公共卫生重要性,最终目标将是永久阻断 NTD 的传播[19,20]。

2.4 WHO 在行动

NTD 威胁着全球数十亿人的健康。与此同时,NTD 也对流行国家造成极大的经济和社会负担,NTD 作为一个整体造成的疾病负担在所有传染病中仅次于艾滋病,其每年造成的经济损失高达数十亿美元[21]。而在 NTD 流行的国家和地区(多位于热带地区)中,当地居民和社区则常陷入“因贫致病、因病返贫”的陷阱,使得疾病和贫穷在经济不发达地区形成了恶性循环[22,23]。

根据 WHO 相关报告,控制 NTD 所面临的困难主要包括:缺乏有关疾病负担与地理分布的正确数据,缺乏诊断工具,缺乏治疗手段,缺乏资金支持,缺乏流行病学证据[22]。

WHO 也对此开展一系列针对 NTD 的部署与行动。2012 年,WHO 发布报告《被忽视的热带病:预防、控制、消除和消灭》[19],通过文件《加速开展工作克服被忽视的热带病的全球影响:实施行动路线图》以及发表“关于被忽视的热带病的伦敦宣言”。此外,WHO 还促使了全球 13 家制药公司、国际基金会组织共同签署《全球防治被忽视的热带病决议》,签署主体承诺为全球 NTD 流行国家提供免费药物,预防性开展群体化疗,推进全球 NTD 的防治规划。至 2020 年全球共有 43 个国家至少消除了一种 NTD。2021 年,WHO 再次针对 NTD 展开了一系列行动,正式发布《2021—2030 年被忽视的热带病路线图》,对于新冠肺炎影响下 NTD 的全球防控现状进行评估,并对指标设置,加强跨领域合作,改变运作模式等方面提出应对全球疫情的具体行动方向。

3　全球热带病防控

3.1　防控背景

全球热带病防控远远不是单一的卫生问题,更与全球政治、经济、气候、环境等有着千丝万缕的联系。首先,近年来一系列全球问题导致 UHC 受挫。COVID – 19 在给世界经济带来巨大挑战的同时,乌克兰战争、气候危机、粮食短缺和通货膨胀加剧等,也在加剧世界经济所面临的威胁。全球许多国家为应对大流行而采取的公共卫生和社会措施,对无数民众生计造成了巨大打击。此外,许多国家卫生服务的供需平衡状态被打破,这导致联合国 UHC 及 SDG 遭遇重大挫折。第二,新冠肺炎疫情加剧了国家间的不平等现象。WHO 关于新冠肺炎大流行期间基本卫生服务连续性的调查显示,超过 90% 的国家基本卫生服务报告中断。其中 50% 报告揭示了本国基本卫生保健服务受到干扰,包括常规免疫服务。引人注意的是,最脆弱和边缘化的人群、老年人、残疾人和长期患病者所受到的影响最大。此外,不同收入群体的国家,不仅在获得新冠肺炎疫苗、卫生人力和供应链方面,而且在获得诊断和治疗方面,存在巨大公平差距,这进一步扩大了不平等,阻碍了 UHC 的进展。新冠肺炎对社会和人类发展有全方位的影响,也不可避免地对其他可持续发展目标产生影响。

3.2　瓶颈问题

当前的全球热带病防控瓶颈问题主要来自以下两个方面。

(1) 防控工作被忽视的问题:如何使热带病,特别是 NTD 引起全球和各区域的重视,为更多的贫穷人群提供公平的医疗服务? 如何使 NTD 列入全球健康议事日程中? 如何为热带病,尤其是 NTD 筹措更多的资金支持?

(2) 整体规划缺乏统一策略与方法、技术人员缺少的问题:如何为种类繁多的热带病提供一个共同的优化组合策略? 如何吸引、联合更多的不同行业的支持者按照统一的目标来参与全球热带病防控工作?

(3) 数据收集困难及诊疗手段缺乏的问题:如何高效率收集有关疾病负担与地理分布的正确数据? 如何提升现有的热带病诊断工具与治疗手段[24]? 如何更好地在全球建立热带病的流行病学证据"监测—上报—预警"系统?

3.3　瓶颈问题的解决范式

对于热带病流行地区的人群生活贫困、生态环境贫瘠、卫生服务系统贫乏、传播途径难以阻断的现实[25],运用社会经济发展策略,实施跨学科、跨领域、跨部门的全健康联防联控行动,才能有效控制热带病的流行[26]。

为实现联合国 2030 可持续发展目标,国际上已采取了一系列 NTD 防治策略和措施,为贫困国家防治 NTD 提供了资金、技术等有力援助。根据 NTD 的主要特点,WHO 制订了防治策略。2007 年,根据联合国千年发展目标(millennium development goal, MDG),WHO 制订了《全球抗击被忽视的热带病 2008—2015 规划》等重要文件,为全球 NTD 的防治指明了方向[27]。2010 年,WHO 首部全球 NTD 报告《致力于克服被忽略的热带病的全球影响》中,将 17 类疾病列为 NTD,呼吁新资源抗击 NTD 的倡议,形成了联合国机构、各成员国、各大药物公司、社会团体、非政府组织共同参与的防治与消除 NTD 的国际联盟[18]。具体方法如下。

(1)弥合部门间的鸿沟:目前,解决人类、动物和生态环境整体健康的监控结构和系统是孤立的,尽管通常具有相似的目标,但具有不同的利益相关者和构架,需通过跨部门的合作弥合部门间的鸿沟。

(2)同步启动防控行动:针对人类疾病、动物疾病或生态环境问题的干预措施通常是分开的,导致各类防控行动与干预措施难以同步,需通过政府顶层设计、全力动员,才能使各项干预措施达到同步实施之目标。

(3)鼓励区域间的合作:区域间的相互竞争常会导致各区域的防控方案、优先事项、行动规范差异较大,导致各项措施的成本效果难以达到最佳状态,甚至有时会互相冲突,需鼓励区域间自发的协同合作,这样才能达到可持续地解决人类、动物和生态环境整体健康的问题[28]。

各国、国际组织和非政府组织间也应该采取联防联控促进行动,一是在现有或新型疾病防控规划中,积极宣传和支持全健康理念与相应的防控策略与干预措施;二是推广实施全健康策略的实用工具;三是支持各国、各区域、各社区在当地开展自主防控项目;四是更新全健康理念的基础上整合不同部门的各类技术指南、标准,高质量地提升全健康项目的实施。

针对防控工作中的问题和困难,今后 WHO 将在全健康策略的指导下,重点推广综合性防治策略[29],加大新诊断工具、新防治与消除策略、新的创新思路与监测评价体系等方面的力度;完善卫生体系建设,各大卫生部门、防治机构以及赞助商等应建立并加强良好的合作机制,以促进防治项目的开展;提升人员检测和诊治能力建设,同时对综合控制项目执行情况和效果开展有针对性的监测和评估,对成本-效益作进一步分析,以最大限度地取得成效[18]。

三、全健康联防联控策略的作用

全健康本身着眼于"人类-动物-生态环境"三位一体,强调跨领域、跨部门、跨区域的合作。因此,如何以全健康理念指导热带病联防联控的实施,实现有效控制热带病的传播,值得进一步探究。

1 定义

传染病的联防联控,即是在传染病流行时,多个部门在统一调度与指挥下,联合行动,防止传染病的进一步扩散与暴发,遏制传染病上升趋势,最终实现控制甚至消除的目标,强调围绕共同目标,跨部门在时间、空间、领域间的联合、联防、联动[11]。例如,为应对 2020 年初突发的新冠肺炎疫情,我国国务院建立了联防联控机制,是中央人民政府层面的多部委协调工作机制平台。该机制是由国家卫生健康委员会牵头建立的应对新型冠状病毒感染的肺炎疫情联防联控工作机制,成员单位共 32 个部门。联防联控工作机制下设疫情防控、医疗救治、科研攻关、宣传、外事、后勤保障、前方工作等工作组,分别由相关部委负责同志任组长,明确职责,分工协作,形成防控疫情的有效合力[26]。

2　方式

热带病联防联控策略的实施,具体可通过以下 5 种方式,达到高质量提升联防联控的效果。一是整合多种热带病共有的干预措施;二是要提高热带病跨部门共同监管的质量;三是强化各利益方间的协调,促使卫生系统内外各部门共同开展热带病防控相关的干预措施同步实施;四是加强由政府承担的、社会共享的基础系统建设,包括医疗卫生服务系统,从而提高疾病防控工作中监测评价、干预措施实施的能力;五是提升卫生系统对全球和区域资源的共识,更好地规划、实施、评价热带病监控行动[30],全健康理念下强化跨部门、跨领域、跨区域联防联控热带病方式的示意图见图 6-2。

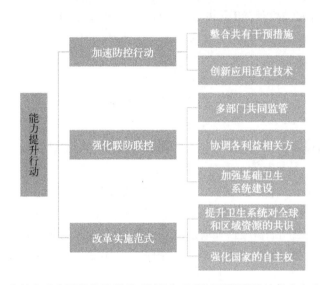

图 6-2　全健康理念下强化跨部门、跨领域、跨区域联防联控热带病方式的示意图

3　作用

群之所为事无不成,众之所举业无不胜。全健康理念不但可以通过跨部门、跨领域及跨学科交叉合作,促进科学技术的进步,而且可以通过跨区域、跨维度的合作,以人类-动物-生态环境整体健康为目标,统一各利益攸关方的行动方案,从而在行动策略方面达到统一,并形成合力,系统而全面地解决复杂的全球健康问题。

WHO 于 2021 年 12 月发布的《2021—2030 年被忽视的热带病路线图》[24] 文件中,鼓励加强跨部门协调、加大国家和地方政府的自主权,促进 UHC 背景下的以患者和社区需求为中心目标的达成。根据文件精神,下文从国家政府、国际组织、非政府组织的三个利益攸关方的优先事项考虑,充分考虑各利益攸关方开展热带病的联防联控的优先整合措施有所不同,从而达到统一行动、各司其职的目的。

3.1　国家政府层面的优先事项

(1)优先考虑跨领域整合的机会;
(2)优先制定以社区为中心并适用当地协议的全健康计划;
(3)优先促进和实施利益相关者内部和之间的跨学科合作工作方式;
(4)优先建立全新的或调整已有的资助、协调和领导机制;

（5）优先建立利益相关者的可持续和有影响力的参与机制。

3.2 国际组织层面的优先事项

（1）优先倡导将全健康方法纳入正式工作计划；

（2）优先为国家和社区制定指南，以实施全健康；

（3）优先提供全球领导力以吸引和协调各领域主要利益相关者，并促进资金资助。

3.3 非政府组织层面的优先事项

（1）优先倡导各界提高对全健康理念的优势和应用的认识；

（2）优先协调利益相关者，并在现有网络和新网络之间建立关系；

（3）优先开展研究、教育和知识共享，以解决国家和地区间的隔阂和全球性挑战，并提供相关产品。

四、案 例 分 析

1 血吸虫病防控

1.1 概况

血吸虫病（schistosomiasis）是由血吸虫的成虫寄生于人体所引起的一种地方性寄生虫病，属于经水传播的人畜共患病[31]。全球可感染人体的血吸虫有 5 个常见种类，包括曼氏血吸虫、日本血吸虫、湄公血吸虫、间插血吸虫和埃及血吸虫，它们在全球的分布各不相同（表 6 - 1）[32]。血吸虫病被 WHO 列为 20 种 NTD 之一，流行于全球 78 个国家和地区，其威胁人口达 7.8 亿[33]。

表 6 - 1　全球血吸虫种类和地理分布[25]

	种 属	地 理 分 布
肠血吸虫	曼氏血吸虫	非洲、中东、加勒比、巴西、委内瑞拉、苏里南
	日本血吸虫	中国、印度尼西亚、菲律宾
	湄公血吸虫	柬埔寨、老挝的一些区县
	间插血吸虫	喀麦隆、加蓬、乍得、扎伊尔等国
泌尿生殖系统血吸虫	埃及血吸虫	非洲、中东和法国科西嘉

血吸虫病曾是流行于中国的重大传染病之一，该疾病具有分布广、流行重和危害大等特征。新中国成立初期，该病为中国疾病负担最重的疾病之一。据 20 世纪 50 年代统计，中国血吸虫病病例总数达 1 200 万，病例分布于南方 12 个省（自治区、直辖市）。经过近 70 年的防治，中国血吸虫病防治工作取得了巨大成就。截至 2020 年底，全国 12 个血吸虫病流行省（自治区、直辖市）中，上海、浙江、福建、广东、广西等 5 个省（自治区、直辖市）继续巩固血吸虫病消除成果，四川、江苏省维持传播阻断标准，云南、湖北、安徽、江西、湖南等 5 个省维持传播控制标准[34,35]。

1.2 全健康视角下的防控措施

控制血吸虫病的基本措施包括针对有风险的人群开展大规模治疗，提供安全饮用水，改善环境卫生,开展个人卫生教育并实施灭螺等。

WHO 控制血吸虫病战略的侧重点是,通过对受影响人群进行定期、有针对性的大规模吡喹酮治疗(预防性治疗)来减少血吸虫病发生。一些低流行国家已启动阻断疾病传播为目标的全国性血吸虫病消除规划(如中国、埃及等)。

血吸虫病的流行涉及人类、动物和生态环境三个维度,因此血吸虫病的防控与全健康理念相契合。在全健康理念的指导下,统筹多途径、多措施的传染源控制、传播途径的阻断和易感人群保护的综合防治措施能有效促进血吸虫病的控制和消除[36]。中国血吸虫病防治的实践证明了综合防治措施的重要性,对世界其他国家血吸虫病的防控具有重要的借鉴意义。

(1)传染源控制:在我国,牛在日本血吸虫病中的传播作用达 75%~90%,特别是在湖沼型流行区,是血吸虫病的主要传染源。控制含有尾蚴的钉螺(中间宿主)和控制感染有血吸虫的人或动物(终宿主)是传染源控制的主要措施。在我国,湖北钉螺(*Oncomelania hupensis*)是唯一中间宿主,喜栖在近水岸边,在湖沼地区及芦滩洼地上最多,在平原地区滋生于土质肥沃,杂草丛生,水流缓慢的潮湿荫蔽地区。钉螺感染率以秋季为最高。灭螺药是我国常用的杀螺手段,高效廉价,但对水生生物和哺乳动物毒性较大,有致畸和致癌作用。血吸虫终宿主则相当广泛,隶属于 7 个目,多过 39 种动物可自然感染,如牛、羊、兔、猪、犬和鼠类等,但东方田鼠(*Microtus fortis*)除外。

(2)传播途径阻断:带有血吸虫虫卵的人畜粪便污染水体是血吸虫病传播的重要环节。因此,管理好人畜粪便是阻断血吸虫病传播的一项重要措施。另外,人畜排泄物分解后产生的氨能杀灭虫卵,因此可以采用粪尿混合贮存杀灭虫卵。建设安全供水设施和卫生厕所,以减少接触疫水。家庭用水可采用加温灭尾蚴,漂白粉、碘酊等也可杀灭尾蚴。我国从启动消除血吸虫病规划以来,综合各部门优势,强化阻断血吸虫病的传播途径,推进了我国消除血吸虫病的步伐。

(3)保护易感人群:各性别、年龄和种族皆易感,通常在 11~20 岁升至高峰,以后逐渐下降。易感人群还包括,流行地区中被认为有风险的成人,和工作中会接触疫水的人群(如渔民、农民、灌溉工人),以及在从事家务劳动中与疫水接触的妇女;生活在高流行地区的所有居民。减少和避免易感人群进入高危区域并且接触疫水是有效的保护措施,尤其是在易感期(气温较高的 4~10 月份)。

1.3 防治经验

在总结中国不同阶段血吸虫病防治实践的基础上,我国提出了以传染源控制为主的综合性防治新策略。经过 10 余年的实践证明,此策略符合中国社会经济发展条件,推进了血吸虫病阻断传播和消除的进程。当前,我国已进入血吸虫病消除攻坚阶段,人畜血吸虫病感染率已接近零,如何持续开展精准监测,快速筛查出传染源,保护易感人群已成为新的血防科研任务。为此《地方病防治专项三年行动攻坚方案(2018—2020 年)》中,明确提出了今后一段时间中研究的重点与方向,即开展血吸虫病消除路径及其验证工具研究,家畜血吸虫病消除关键技术研究,血吸虫病控制和消除的时空演化路径分析和传播风险验证,日本血吸虫和钉螺种质资源调查和相容性检测与检验工具开发,血吸虫低感染率和隐匿感染的检测技术研发,安全高效灭螺药物研发,现场评价与转化,建立血吸虫病生物样本库等,为 2025 年全国阻断血吸虫病传播提供技术支撑[37,38]。

此外,我国血吸虫病防治也是全健康实践的典型案例[39],体现在:

(1)跨部门合作,综合治理策略。血吸虫病不仅是健康问题,更是社会民生问题。血吸虫病是自然疫源性疾病,与钉螺的滋生分布密切相关,但消灭钉螺需要农业、水利、国土等部门共同进行环境改造。根据 2016~2017 年全国钉螺数据调查结果,46% 的有螺面积是在 1957~1977 年内消灭的,而这一阶段正是新中国水利农田发展的高潮。

(2)跨学科交叉,科学防治与专业队伍。在不同时期,我国血防策略结合社会经济、药物研发、社会治理、生物医学工程、动物医学等多领域学科合作与综合评估,不断进行适时调整。在中国血防的前 30 年,由于缺乏高效治疗药物,我国血防策略侧重于动员群众参与灭螺;在广谱抗寄生虫药物吡喹酮问世之后,血防策略转向全民化疗;如今,我国血防策略侧重于传染源控制。

(3)汇聚不同领域利益相关者,助力血防事业。中国血防专业队伍在新中国成立后陆续建立,至 1957 年基本完成全国所有流行区的专业防治所、防治站的建立,形成了一支 1.6 万人的专业队伍。同时我国动员来自不同单位的有关人员,如高校、科研院所、医疗机构,在检测工具开发、分析技术研发、血防规划制订等领域为我国血防事业做出贡献。不同单位的有关人员与其他部门专业血防人员并肩作战,一同构成我国血防的专业化体系,推动了我国血防事业的发展。

2 疟疾防控

2.1 概况

疟疾是一种由疟原虫感染所致的虫媒传染病,受感染的雌性按蚊通过叮咬将疟原虫传播给人类。能够感染人类的疟原虫主要为以下四种:间日疟原虫(plasmodium vivax)、恶性疟原虫(plasmodium falciparum)、三日疟原虫(plasmodium malaria)、卵形疟原虫(plasmodium ovale),其中恶性疟原虫导致疟疾的严重程度最高(恶性疟),间日疟原虫感染人数最多。疟疾的主要临床表现为发热、寒战和出汗等,最初的症状通常会在按蚊叮咬 10~15 天后显现。如果不予以治疗,恶性疟原虫感染可在发病后 24 小时内发展成重度疟疾,甚至死亡[40]。

云南省位于我国西南边疆,由于临近热带,适宜多种按蚊媒介的生存和活动,故在历史上被长期称为"瘴疫之区"。云南省属于大湄公河流域,毗邻东南亚地区的缅甸、老挝、越南等国,跨境人口流动频繁且难以管控,对疟疾防治工作和输入型疟疾病例管理造成了不小的挑战。2020 年 6 月 5 日,云南省消除疟疾终审评估反馈会召开,国家消除疟疾终审评估组宣布,云南省已达到国家消除疟疾计划目标各项要求,顺利通过省级消除疟疾终审评估,云南正式成为消除疟疾省份[41]。

2.2 全健康视角下的防控措施

我国多年来的疟疾防控实际上也是全健康理念的实践和验证。根据疟原虫的生活史,疟原虫进入人体后,先在肝细胞内发育,后进入红细胞中完成裂体繁殖,形成配子体,当蚊虫再次叮咬人体时进入蚊媒,此时疟原虫在"按蚊—人体"之间形成循环。因此阻断蚊虫叮咬人体是阻断传播途径的主要干预措施,可以通过室内滞留喷洒、野外诱蚊剂喷洒等灭蚊措施。各性别、年龄和民族人群皆易感疟原虫。保护易感人群也是预防疟疾传播的重要措施之一,包括:一是疫苗接种[42]。自 2021 年 10 月以来,WHO 建议生活在恶性疟原虫中高流行地区的儿童广泛使用 RTS,S/AS01 疟疾疫苗（该疫苗已被证明能显著减少幼儿中的疟疾病例和致命的严重疟疾）；二是预防性化疗。单独或联合使用药物。全健康理念中的"环境"要素则体现在，通过降低按蚊在晚上叮咬人体的比例，打造蚊媒稀少环境，起到保护易感人群的作用，如使用一定比例的杀虫剂浸蚊帐等。

2.3　防治经验

经过 70 多年的长期不懈努力，2017 年起我国已连续 4 年无本土原发感染病例，达到了 WHO 制定的国家消除疟疾标准。2021 年我国通过 WHO 书面与现场的审核，如期实现消除疟疾目标。关于疟疾消除，我国多年来积累了以下几个方面的经验。

（1）联合跨领域利益相关者，群防群控。为不同领域的利益相关者参与抗疟事业提供了广大的合作平台，减少重复工作，使得抗疟走上可持续发展之路。依托基层社区，加强基层医疗卫生机构、民营诊所的疟疾诊断和治疗能力，广泛开展以社区为单位的宣传教育，结合爱国卫生运动，号召群众积极响应参与治理蚊虫滋生环境，改善居家防蚊设施，改变露宿习惯等。此外，全国科研防治机构密切合作，坚持产学研用相结合，聚焦流行病学防控策略、病原检测、新药研发等主攻方向，推进抗疟技术的研发和应用，加速了疟疾消除进程。

（2）跨部门协作，联防联控。全国建立多方协作工作机制，明确卫生健康、检疫、教育、商务、文化旅游、科技、工业和信息化、发展改革、公安、财政、宣传、军队等跨部门疟疾防治职责，建立国家传染病疫情网络直报系统、全国疟疾诊断实验室网络和质量管理体系，为及时清除传染源并阻断可能的传播提供线索。依托以社会动员、全民广泛参与为特点的爱国卫生运动，全国 24 个疟疾流行省（自治区、直辖市）划分为中部五省（直辖市）、东南六省（直辖市）、南方七省（自治区）、北方六省（自治区、直辖市）四个疟疾联防联控片区。

（3）科学手段、综合治理。我国的抗疟理念与全健康理念突出的"综合性、统一性"存在许多相似之处，立足于追求人类健康，同时也关注动物、环境要素，放眼生态系统的健康。"综合性、统一性"体现在，多年与疟疾斗争的经验促使我国总结出"1－3－7"疟疾防治工作规范，发现"早发现、早诊断、早治疗""开展群查、群治"是控制并消除传染源的最有效方法。而对"环境"的因素的特别关注则体现在，我国以屠呦呦研究员为代表的研究团队将疟疾防治的目光投向古老的植物青蒿，借助现代技术从黄花蒿中提取治疗疟疾的有效成分青蒿素，研制出青蒿素类抗疟药，并在 1978 年首次对外发布治疗疟疾，屠呦呦研究员也因此于 2015 年获得诺贝尔生理学或医学奖。

（4）跨地区合作、经验共享。我国在疟疾防治取得瞩目成果的同时，也非常注重国际合作。2016 年以来，在我国卫生部门的支持下，中国疾病预防控制中心与柬埔寨、老挝、缅甸、越南等澜沧江-湄公河区域国家先后开展了疟疾防控项目，建立完善边境疟疾联防联控机制，采取有效措施，共同应对该区域抗疟药物耐药性威胁。中国在疟疾控制与消除进程中，积极致力于构建疟疾控制消除的国际合作平台，与非洲、亚洲疟疾流行国家共享疟疾控制消除经验。疟疾国际合作已成为中非合作、"一带一路"倡议建设的重要内容和公共卫生合作的优先领域[43]。

3　包虫病防控

3.1　概况

包虫病（Echinococcosis）是由棘球绦虫属绦虫所引起的人畜共患病，最主要的感染形式是囊型棘球蚴病和泡型棘球蚴病。人类通过摄取受污染的食物、水或土壤中的寄生虫卵或直接接触动物宿主而受到感染。人体感染棘球蚴,可出现皮疹、发热、晕厥等症状,严重情况下甚至造成过敏性休克等。棘球蚴病的治疗一般昂贵且复杂,并可能需要进行手术或长期药物治疗。我国包虫病主要流行于西部地区的 9 个省(自治区),尤其是青藏高原地域流行严重,是影响当地居民健康的重要疾病因素之一。

3.2 全健康视角下的防控措施

包虫病控制的核心在于控制传染源,主要是犬。除对家犬进行定期驱虫和粪便无害化处理外,还需适当控制流浪犬的数量。控犬和驱虫的工作需要公安、城管、卫生和农业等跨部门的配合与协作。同时,对包虫病流行区居民进行健康宣教同样重要,除保持个人的良好卫生习惯外,倡导避免和犬只过分接触的生活方式,避免使用未煮熟的动物内脏饲喂犬只的生活行为等。此外,提供清洁、安全水源对于减少或阻断包虫病的传播具有重要作用。

3.3 防治经验

我国在开展包虫病防治工作时,积极开展跨学科、跨部门、跨区域交流,充分学习国内外成熟防控经验,将"预防为主、防治结合"的方针作为主要指导思想:一是成立专门管理机构,负责包虫病防治项目的实施;二是通过立法,控制犬群数量,登记家犬并定期驱虫,对流浪犬进行管控;三是安排专门驱虫员每月对辖区内所有犬进行一轮驱虫,以阻断传染源;四是监测犬粪阳性率以评估防治项目的实施效果;五是加强屠宰场的管理,对动物内脏实施严格的检疫和监督,对发现的病变脏器进行深埋或焚烧处理[44]。

4 黑热病防控

4.1 概况

黑热病(Leishmaniasis,又名内脏利什曼病),在世界上分布甚广,包括欧洲地中海地区、北非、东非、中东、中亚、西亚以及印度次大陆以及美洲。利什曼病是以白蛉为传播媒介,由利什曼原虫(*Leishmania* spp.)寄生于人体引起的疾病[45]。黑热病如不及时治疗,会导致超过95%的病例死亡,该病的主要特征是不规则发热、体重下降、肝脾肿大和贫血。利什曼原虫的主要宿主为脊椎动物,常见的感染对象包括蹄兔目、啮齿目、犬科和人类。目前全世界有 88 个国家报告过利什曼原虫症的病例,感染人数达 1 200 万人[46]。

黑热病曾流行于我国长江以北的 16 个省(自治区、直辖市)。其中以山东、江苏、安徽、河南、河北五省为重流行区。自 1958 年以后,主要流行区(华北、华东)已基本消灭此病,但近年来,陕西、山西、内蒙古等省(自治区)有少数散发病人,新疆、甘肃、四川等省出现了明显的回升[47,48]。2002~2019 年近二十年间,我国黑热病报告的病例数显示流行趋势上下波动状态,分别在 2008~2009、2015 年出现两个发病高峰,其原因主要是新疆黑热病在这两个时间段出现了暴发疫情;四川、甘肃两省近年呈稳中有降的变化,其他地区相对稳定在较低流行状态。从季节分布来看,每年的 10~11 月是我国黑热病流行的高峰期,往往 4 月份还会出现一个小高峰[49]。

近年来我国黑热病的流行还有如下几个特征:一是在我国中西部地区持续性、地方性流行,部分地区时有暴发流行;二是发病有较为明显的集中区域,主要分布在新疆、四川和甘肃的部分县;三是不同传染源类型(人源型、犬源型和野生动物源型)地区,其流行特点明显不同[47]。

4.2 全健康视角下的防控措施

黑热病的防控同样需要针对多个传播环节开展针对性的防控措施,具体如下。

(1)传染源控制:人及脊椎动物(如犬)是利什曼原虫的传染源,加强对患者的根治性治疗,并强化患病犬类的管理,可达到控制传染源的作用。进行有效的疾病监测,在疾病流行和治疗中病死率高的情况下迅速监测和采取行动很重要。

(2)传播途径阻断:白蛉是利什曼原虫的媒介。破坏白蛉的滋生地和栖息地进行环境管理,同时用化学防治、药物防治的方式杀灭白蛉均可阻断黑热病的传播。

(3)保护易感人群:所有人群对利什曼原虫易感,曾经感染过利什曼原虫的个体可获得终身免疫。做好个人防护、避免被白蛉叮咬,如在家中安装纱窗、纱门、蚊帐,涂驱避剂防止白蛉叮咬及使用蚊香驱赶白蛉等,均可保护易感人群。

4.3 防治经验

黑热病是我国第一个宣布基本消灭的寄生虫病(仅限于人源型黑热病流行区且不包括新疆人源型黑热病病区)[50]。我国黑热病流行区政府和相关部门通过灭病犬结合限制犬只饲养、杀虫剂浴犬等措施,致力于消灭传染源和传播媒介白蛉,阻断白蛉在犬与犬之间、犬与人之间的传播。在黑热病流行已得到控制的地区,相关部门定期、定点对媒介白蛉病原进行纵向监测;在黑热病散发区,有计划地组织力量、摸底调查、查清病原与媒介分布、采取措施、控制黑热病流行。

5 狂犬病防控

5.1 概况

狂犬病是由狂犬病毒引起中枢神经系统感染的人畜共患传染病,一旦出现临床症状,狂犬病几乎100%致命。家犬是将狂犬病毒传播给人类的主要原因,占比超过99%。狂犬病毒也可以感染家畜和野生动物,被感染的动物可以通过咬伤或抓伤(通常是经由唾液)传播给人和其他动物。WHO报告显示,除南极洲以外,其他各洲都存在狂犬病病例,但95%以上的人类死亡病例发生在亚洲和非洲。

WHO也高度重视狂犬病控制和消除,发起"联合抗击狂犬病"行动,推动实现"到2030年犬类传播狂犬病零人类死亡"的目标。此外,WHO多个部门参与推动"卫生一体化"合作,在社区教育、提高认识规划和疫苗接种活动领域对狂犬病进行防控。

在各方努力下,我国狂犬病防控已经取得显著成效,2019年全国共报告290例病例,相比于2007年的疫情高峰3 300例,下降91%,病例分布在222个县区,呈现高度散发状态[51]。在中国,狂犬病重要的特征即以农民感染最为突出,这也符合WHO报道的世界狂犬病流行趋势。根据2013年的数据,92.5%以上的感染者生活在偏远的农村,可见在中国,农村人口是狂犬病的高危人群[52]。

5.2 全健康视角下的防控措施

狂犬病的传染源控制、传播途径阻断及保护易感人群环节,贯穿于"动物—环境—人类"环节,分别表现在:消除狂犬病的传染源(多为患病犬和猫);通过为犬、猫接种疫苗,形成免疫屏障的环境,阻止狂犬病在动物群流行,同时也能够有效降低人类患狂犬病的风险;通过对人群进行免疫接种,社区积极参与狂犬病预防的宣传教育,来达到保护易感人群的效果。

5.3 防治经验

2017 年,我国农业部印发了专门针对动物的《国家动物狂犬病防治计划 2017—2020 年》,卫生健康部门出台了指导各地开展狂犬病防控的技术指南——《狂犬病预防控制技术指南》。中国对狂犬病的监测、报告、狂犬病数据收集、暴露后的预防手段和疫苗接种以及监测系统的组成和职责都做了详尽的分类。

(1)成立狂犬病防治工作领导小组,推动跨部门合作。切实加强对犬类的管理,制订《家犬管理条例》提供政策法规支持。组织兽医部门、卫生部门、公安或城管部门等,对家犬进行定期免疫注射。

(2)开展相关研究,引导科学防控。开展动物(犬)狂犬病的流行情况调查,掌握各地犬只数量和动物狂犬病的发病情况,建立我国狂犬病的地理分布、病毒类型及其分布、病毒的变异进化特征等基础数据库。开展系类基础研究,如狂犬病毒流行株鉴定及毒力与感染性测定、动物疫苗免疫效果评价及其他分子流行病学研究。

(3)加强狂犬病疫苗管理,在关注人类健康的同时,注重犬只和猫的健康,提高狂犬病疫苗的使用质量。

(4)充分发挥社区作用,加强卫生宣传教育工作,普及狂犬病防治知识,提高群众自我保护意识与能力,引导群众自觉配合实施各项防治措施[53]。

但是,正如农村地区所展现的状况,中国目前的狂犬病防治还存在一个根本性问题,即主要传染源犬的疫苗接种率太低,无法形成免疫屏障来屏蔽传染源。相对地,疫苗资源广泛地流向富裕的城市人口,难免造成一种资源的浪费和低效。

6 布鲁氏菌病防控

6.1 概况

布鲁氏菌病(brucellosis)是一种由布鲁氏菌属细菌引起的疾病,主要感染牛、猪、山羊、绵羊和犬。人类通常通过直接接触被感染动物、食用或饮用被污染的动物产品或吸入空气中病原体而感染。大多数病例由食用来自感染山羊或绵羊的未经高温消毒的羊奶或奶酪引起。布鲁氏菌病是由动物传播的最广泛的人畜共患病之一。在流行区,人感染布鲁氏菌病具有严重公共卫生后果。畜牧业的扩张和城市化以及畜牧业和食品处理中缺乏卫生措施是造成布鲁氏菌病仍为公共卫生危害的部分原因。

近年来,我国人间布鲁氏菌病流行趋势呈现先上升后下降趋势,人间高峰出现在2014 年。人间布鲁氏菌病病例中男性多于女性,具有明显的职业性,农牧民、毛皮加工人员、饲养员、兽医和实验室工作人员都是高危人群。但近年来出现了未直接接触家畜的学生、儿童及中老年人发病,由主要的职业接触感染向非职业的食源性感染转变。人间布病每月均有发生,且发病月份分布趋势基本一致,主要集中在每年的 3~8 月。在空间分布上,发病区域主要集中在北方省份[54],其中内蒙古自治区所辖的 103 个旗县(市、区)中,有 94 个为布鲁氏菌病的历史疫区。随着畜牧业的发展和市场经济的繁荣,生产经营方式的改变,防病机制不能适应市场经济的需要,2004 年以来人畜间布鲁氏菌病疫情大幅度回升,目前每年 12 个盟市约有 100 个旗县有人兽间布鲁氏菌病流行[22-25]。此外,近年来我国布鲁氏菌病呈现由牧区逐步向周边的半农半牧区和农区扩散,并出现向南方传播和扩散的趋势[54]。

6.2　全健康视角下的防控措施

预防布鲁氏菌病的基础是监测和预防危险因素。预防控制布鲁氏菌病中,监测成为重要的干预措施之一。在非疫区以监测为主;稳定控制区以监测净化为主;控制区和疫区实行监测、扑杀和免疫相结合的综合防治措施。

(1)传染源控制:羊、牛、猪是布鲁氏菌病的主要传染源。最有效的预防策略是消除动物感染。养殖户要做到科学养殖、规范屠宰、加工、圈养家畜。养殖区与生活区要分开,按时清理粪便,定期消毒,保持圈舍清洁卫生、通风和干燥。对家畜进行免疫和检疫,严格控制病畜流动,避免患病和未患病的病畜混养。对病畜要集中焚烧和深埋;病畜的流产胎儿、排泄物、乳制品、肉、皮毛以及被污染的场地、皮毛收购地等要严格消毒,以控制传染源,切断传播途径。

(2)传播途径阻断:布鲁氏菌可以通过皮肤黏膜、消化道、呼吸道侵入机体,还可以通过其他途径如媒介叮咬传播。人的感染途径与职业、饮食、生活习惯有关。在农业生产和肉类加工中,应该设置保护屏障,正确处理和处置胎衣、动物尸体和内脏器官等。在保护易感人群方面牛、羊等畜类养殖户以及从事畜产品运输、屠宰、加工、销售从业人员要加强布病防治知识学习,做到不买卖病畜,不接触、不剥食病死牲畜,在采血、接产、饲养、挤奶、剪毛、屠宰以及加工皮毛、肉等过程中要注意个人防护,戴好乳胶手套、口罩、帽子,穿工作服和工作鞋,工作结束后要及时进行个人消毒处理。

(3)易感人群:和牛、羊、猪经常接触的人群是主要易感人群。对普通民众而言,要尽量减少与牛、羊、猪等牲畜的接触,不吃生奶及各类生奶制品,牛羊肉要煮熟后食用。

6.3　防治经验

自20世纪90年代我国人畜间布鲁氏菌病疫情出现回升趋势并持续上升,国务院办公厅于2012年5月印发了《国家中长期动物疫病防治规划(2012—2020年)》把布病列为优先防治的二类动物疫病,提出了全国布病防治的2015年和2020年的阶段性目标,确定了动物布病防治的原则:一是预防为主,综合防控;二是因地制宜,分类指导;三是依靠科学,依法防治;四是建立牲畜定期检测、分区免疫、强制扑杀政策,强化动物卫生监督和无害化处理措施。

此外,2012年,我国卫生部、农业部联合下发的《关于进一步加强布鲁氏菌病防治工作的通知》中指出,关于我国人间布鲁氏菌病的防治应主要采取控制传染源、宣传教育、监测和病例治疗等综合防治措施。

许多国家的经验表明,控制动物布鲁氏菌病能够降低人间布鲁氏菌病的发病和患病比例,人畜共患病的疫情防控中必须注重动物疫病的防控和人间疫情防控的有效衔接。因此,运用跨学科、跨部门、跨领域共同防治布鲁氏菌病的"全健康(One Health)"理念极有必要,"人类-动物-生态环境"的健康息息相关,而这点在作为人畜共患病的布鲁氏菌病中体现得尤为明显[55]。

五、展望与今后任务

1　强化全健康干预措施,全力降低热带病复杂的传播风险

由于人口增长、城市化、全球化、环境和气候变化、冲突以及自然灾害和人道主义灾难等

相互关联的问题,加之热带病在全球范围内的传播和蔓延,全球的经济贸易、粮食安全、人权、贫困、性别不平等、教育以及全球和平与安全等领域受到重大冲击。

全健康理念的终极目标在于通过促进人类、动物及生态环境之间的相互联系,来降低疾病负担[29]。全健康理念既支持针对具体疾病(即病媒控制、快速部署的护理点诊断、大规模药物管理、即将到来的抗微生物耐药、病例发现和流行病学调查);又针对潜在条件(包括但不限于顽固性贫困),如城市化和大规模移民,全民医疗资源匮乏,以及地区武装冲突等情况。

WHO 倡导以全健康理念为框架,着重缓解乃至解决以下问题:在防治过程中结合生物医学干预措施;通过国家和国际组织间的合作,减少动物宿主或疾病媒介在区域间的流动;中低收入国家的贫困和经济停滞问题;面对人类和动物栖息地之间的边界因人口增长和人类迁徙等因素而侵蚀的现状,如何更加高效地进行牲畜和农业的管理;为服务不足社区的适当污水处理系统提供资金,建立和维持水、卫生和个人卫生(water, sanitation and hygiene, WASH)运动;对热带病的靶向载体或中间宿主的有效干预等。此外,全健康理念指导下的干预措施还将研究和开发新的预防策略和疗法放在优先发展位置[56]。

全健康理念指导下的干预措施的另一大特点是,它们具有内在的环境特异性,使得干预措施能够根据控制每种疾病传播动态的生物学、流行病学和社会经济决定因素进行有序且高效的调整。例如,全健康干预措施考虑可能会导致在社区内实施方案协同效应,如在社区内多寄生虫病的干预措施可能会存在重叠现象。

综上,在全健康跨学科交叉与"人类-动物-生态环境"三位一体整体观指导下的干预措施,有利于与各利益相关者加强交流合作,进一步研究并确定公共卫生活动的潜在影响因素,为政策制定和政策实施提供科学依据,促进人类、动物和环境相关部门间的沟通、合作和协调,从而更好地为错综复杂的全球经济、社会、发展等问题提供解决思路。

2 强化全健康科学研究,全面提升热带病防控创新能力

全健康理念对国家社会经济可持续发展有着特殊的意义。研究层面上,全健康理念更要求倡导产学研的发展,形成跨学科间的合作研究,搭建质量更高、技术更先进、合作领域更大的平台,如推进大科学装置的建设和全健康技术产业的建设,从而在一些"卡脖子"技术方面有所突破,这些关键技术包括疾病多点监测预警、人畜共患病链式溯源、新发传染病疫苗介质材料研发、安全兽用疫苗研发、生物芯片实验室、生物安全保护、耐药基因链式监测技术、粮食安全监控、绿色养殖系统、全球气候与健康指数关联预报等。在实施层面上,全健康理念倡导跨学科融合交叉、"人类-动物-生态环境"三位一体的全球健康安全、粮食安全、环境安全监测控制等领域的共同推进,使我国在疾病防控、粮食安全保障、绿色环境保护等交叉领域方面的应用水平进一步提升,达到相关健康产业升级的效果。政策层面,全健康理念要求倡导跨部门合作和沟通,通过大数据、模型和机器学习等技术,构建现代化的社会治理解决方案。

不仅如此,全健康框架对于达成联合国 2030 可持续发展目标也有着巨大意义。全球卫生领域约有超过 40 个双边捐助者、26 个联合国机构、20 个全球和区域基金以及 90 个全球卫生倡议。但随着新冠肺炎的全球大流行、新发传染病的不断暴发和各类人畜共患病对社会的持续威胁,各国也意识到单一扁平化的解决问题思路已经不足以应对当前国际上的复杂健康挑战,全人类需要一个系统的整体框架来协调各个机构或者联通跨部门与地区合

作[3]。人们认识到：未知的病原体可能在任何时间、任何地点、从任何动物源中暴露、感染、传播和扩散，威胁地球上所有个体和群体的健康、福祉和经济；亟须一个国际性的针对病原体进行早期预警的框架系统，进行有效的预警和反应，迅速、高效和透明地共享疫情相关信息；而恰好，全健康理念符合地区、国家和全球的利益，同时也需要各个国家的一同建设和推广[7]。

健康卫生项目在使用全健康理念进行可持续发展的同时，需要考虑发达国家和发展中国家健康发展的不同需求。这就要求健康卫生项目计划的设计需要基于跨学科角度进行系统性设计，纳入环境、社会文化和社会政治研究调查，综合考量影响传染病控制策略实施的各种因素。此外，培训、教育和专业知识的援助可在发展中国家发挥关键作用，培育出复合型的全健康人才，使地区、国家和区域决策者能够探索出适合该地区或国家的全健康治理模式。

六、结　语

当今世界，热带病仍严重威胁着全球许多国家与地区人民的生命健康，全球处于边缘区域并受热带病威胁的人口近 15 亿。为此，WHO 发布了《2016—2030 年全球疟疾技术战略》《2021—2030 被忽视的热带病路线图》，分别提出了全球热带病防控的战略目标，这成为全球各国的努力方向。本文关注到了 WHO 新发布的技术战略或防控新路径，一改以往单一的防治策略，更注重综合性防控，这与全健康着眼"人类-动物-生态环境"三位一体、跨学科交叉、跨领域、跨部门、跨区域合作的理念相一致。因此，以全健康理念指导热带病联防联控的实施，实现有效控制热带病的传播，对推进科学治理，如期实现联合国可持续发展目标极为重要。本文最后也提出了加强全健康理念指导下的干预措施，创新干预策略与技术，为全面控制乃至消除热带病危害、助力实现联合国可持续发展目标提供技术策略与解决方案。

参 考 文 献

［1］Zumla A, Ustianowski A. Tropical diseases：definition, geographic distribution, transmission, and classification［J］. Infectious Disease Clinics of North America, 2012；26（2）：195−205.

［2］廖志武，王善青.我国 2000−2019 年主要热带病的流行与防治概况［J］.中国热带医学，2020，20（3）：193−201.

［3］WHO, FAO, OIE, et al. Cooperation to combat health risks at the animal-human-ecosystems interface in the context of the "one health" approach and including anti-microbial resistance［R］. WHO, FAO, OIE, UNEP, 2022−04.

［4］廖春晓，李立明."同一健康"的发展与实践［J］.中华流行病学杂志，2022，43（7）：987−995.

［5］World Health Organization . Tripartite and UNEP supportOHHLEP's definition of "One Health" ［EB/OL］.（2021）［2022−08］. https：//www. who. int/news/item/01-12-2021-tripartite-and-unep-support-ohhlep-s-definition-of-one-health.

［6］Liu J S, Zhang X X, Guo X K. The origin, connotation and prospect of One Health［J］. Chinese Journal of

Parasitology and Parasitic Diseases,2022,40（1）：1－11.

［7］ World Health Organization. One Health Initiative［EB/OL］.（2021）［2022－08］. https：//www.who.int/teams/one-health-initiative.

［8］ World Health Organization. Tripartite and UNEP support OHHLEP's definition of "One Health"［EB/OL］.（2021）［2022－08］. https：//www.who.int/news/item/01-12-2021-tripartite-and-unep-support-ohhlep-s-definition-of-one-health.

［9］ World Health Organization. Malaria［EB/OL］.（2022）［2022－08］. https：//www.who.int/news-room/fact-sheets/detail/malaria.

［10］ World Health Organization. World malaria report2021［EB/OL］.（2021）［2022－04］. https：//www.who.int/publications/i/item/9789240040496.

［11］ 世界卫生组织.2016－2030 年全球疟疾技术战略［EB/OL］.（2021）［2022－08］. https：//apps.who.int/iris/bitstream/handle/10665/342995/9789240041523-chi.pdf.

［12］ World Health Organization. Eliminating malaria by2030：South-East Asia Region Member States reaffirm commitment［EB/OL］.（2021）［2022－04－03］.

［13］ Group Author. Neglected tropical diseases：ending the neglect of populations［J］. The Lancet, 2022, 399（10323）：411.

［14］ 廖志武,王善青.我国 2000－2019 年主要热带病的流行与防治概况［J］.中国热带医学,2020,20（3）：193－201.

［15］ Samantha V. Neglected tropical diseases：creating a new disease grouping［J］. Nature and Culture,2020,15（1）.

［16］ Fronterre C, Amoah B, Giorgi E, et al. Design and analysis of elimination surveys for neglected tropical diseases［J］. The Journal of infectious diseases, 2020, 221（Suppl 5）：S554－S560.

［17］ 钱颖骏,李石柱,王强,等.被忽略的热带病全球防治策略与实施进展［J］.中华预防医学杂志,2009（9）：821－823.

［18］ 黄达娜,张仁利,唐屹君,等.被忽视的热带病防控现状［J］.新发传染病电子杂志,2019,4（3）：177－180.

［19］ WHO. 被忽视的热带病：预防、控制、消除和消灭［EB/OL］.（2012）［2022－04－05］. https：//apps.who.int/gb/ebwha/pdf_files/EB132/B132_19-ch.pdf.

［20］ WHO. 2021－2030 年被忽视的热带病路线图［EB/OL］.（2021）［2022－04－05］. https：//apps.who.int/gb/ebwha/pdf_files/EB150/B150_10-ch.pdf.

［21］ Lin Y S, Fang K L, Zheng Y, et al. Global burden and trends of neglected tropical diseases from 1990 to2019［J］. Journal of Travel Medicine, 2022, 29（3）：taac031.

［22］ World Health Organization. Neglected tropical diseases［EB/OL］.（2021）［2022－08］. https：//www.who.int/news-room/questions-and-answers/item/neglected-tropical-diseases.

［23］ World Health Organization. WHO methods and data sources for global burden of disease estimates 2000－2019［EB/OL］.（2020）［2022－08］. https：//cdn.who.int/media/docs/default-source/gho-documents/global-health-estimates/ghe2019_daly-methods.pdf？sfvrsn＝31b25009_7.

［24］ World Health Organization. 2021－2030 年被忽视的热带病路线图草案［EB/OL］.（2020）［2022－03－28］. https：//apps.who.int/gb/ebwha/pdf_files/WHA73/A73_8-ch.pdf.

［25］ 世界卫生组织.血吸虫病［EB/OL］.（2022）［2022－08］. https：//www.who.int/zh/news-room/fact-sheets/detail/schistosomiasis.

［26］ 新华社.国家卫生健康委会同相关部门联防联控 全力应对新型冠状病毒感染的肺炎疫情［EB/OL］.（2020）［2022－08］. http：//www.gov.cn/xinwen/2020-01/22/content_5471437.htm.

［27］ 钱颖骏,李石柱,王强,等.被忽视的热带病正在受到关注［J］. 国际医学寄生虫病杂志,2008,35：225－230.

[28] Li H M, Qian M B, Wang D Q, et al. Potential Capacity of China's development assistance for health on neglected tropical diseases[J]. Acta Tropica, 2022, 226: 106245.

[29] 李鹏媛,原丽红,陆家海.应对新发传染病,One Health 策略势在必行[J].传染病信息,2018(1):11-14,54.

[30] Li H M, Qian M B, Wang D D, et al. Potential Capacity of China's development assistance for health on neglected tropical diseases[J]. Acta Tropica, 2022, 226.

[31] 郑金鑫.中国与湄公河地区血吸虫病及肝吸虫病传播风险预测研究[D].上海:中国疾病预防控制中心寄生虫病预防控制,2021.

[32] Global overview of schistosomiasis and malaria control (Chinese)[EB/OL].[2022-08-16].https://www.chinacdc.cn/jkzt/crb/zl/xxcb/zstd/201207/t20120706_64019.html.

[33] World Health Organization. Neglected tropical diseases[EB/OL]. (2021)[2022-08]. https://www.who.int/news-room/questions-and-answers/item/neglected-tropical-diseases.

[34] 许静,胡薇,杨坤等."十四五"期间我国血吸虫病防治重点及研究方向[J].中国血吸虫病防治杂志,2021,33(1):1-6.

[35] 张利娟,徐志敏,杨帆等.2020 年全国血吸虫病疫情通报[J].中国血吸虫病防治杂志,2021,33(3):225-233.

[36] 中国疾病预防与控制中心.血吸虫病预防控制工作规范[EB/OL]. (2011)[2022-03-29]. https://www.chinacdc.cn/jkzt/crb/zl/xxcb/jszl_2225/201810/P020181010385053823541.pdf.

[37] 费思伟,许靖姗,吕山,等.全健康:人兽共患病防控的新思考[J].中国血吸虫病防治杂志,2022,34(1):1-6.

[38] 朱泽林,袁敏,刘亦文,等.血吸虫病防治"协作创新"示范区的可持续发展——以江西省为例[J].热带病与寄生虫学,2022,20(1):1-3,27.

[39] 吕山,许静,曹淳力,等.我国血吸虫病防治 70 年历程与经验[J].中国寄生虫学与寄生虫病杂志,2019,37(5):514-519.

[40] World Health Organization. Malaria[EB/OL]. (2022)[2022-08]. https://www.who.int/news-room/fact-sheets/detail/malaria.

[41] Xu J W, Lin Z R, Zhou Y W, et al. Hong-Ning Zhou Intensive surveillance, rapid response and border collaboration for malaria elimination: China Yunnan's "3+1" strategy, Malar J, 2021, 9; 20(1): 396.

[42] World Health Organization. WHO recommends groundbreaking malaria vaccine for children at risk[EB/OL]. (2021) [2022-08]. https://www.who.int/news/item/06-10-2021-who-recommends-groundbreaking-malaria-vaccine-for-children-at-risk.

[43] 中国疾控中心寄生虫病所.寄生虫病所举办"澜沧江-湄公河次区域疟疾和登革热风险评估培训班"[EB/OL]. (2016-07)[2022-07]. https://www.ipd.org.cn/view1921.html.

[44] 朱曜宇,伍卫平.国内外包虫病防治和研究进展[J].中国病原生物学杂志,2016,11(3):284-286,289.

[45] 管立人,高春花.利什曼病及其防治[J].中国寄生虫学与寄生虫病杂志,2018,36(4):418-424,428.

[46] 世界卫生组织.利什曼病[EB/OL]. (2022)[2022-08]. https://www.who.int/zh/news-room/fact-sheets/detail/leishmaniasis.

[47] 罗英,斯那瓦尔·阿布力米提.2011—2020 年喀什市黑热病流行特征分析[J].疾病预防控制通报,2022,37(1):46-49.

[48] 段秀红.山西省阳泉市 82 例黑热病病例回顾性调查分析[J].山西医药杂志,2021,50(13):2019-2020.

[49] 陈靖,魏志云,李虹,等.山西省黑热病流行病学特征及时空聚类分析[J].中国药物与临床,2021,21(11):1955-1956.

[50] 李玉凤,仲维霞,赵桂华,王洪法.我国黑热病的流行概况和防治现状[J].中国病原生物学杂志,2011,6(8):629-631.

[51] Miao F M, Li N, Yang J J, et al. Neglected challenges in the control of animal rabies in China[J]. One

Health，2021，12：100212.

［52］中国疾病预防与控制中心.狂犬病预防控制技术指南［EB/OL］.（2016）［2022－03－29］.https：//www.
chinacdc.cn/jkzt/crb/zl/kqb/yqfb/201602/P020160421460105996775.pdf.

［53］罗明，张茂林，涂长春.我国狂犬病流行状况分析及防治对策［J］.中国人兽共患病杂志，2005(2)：186，
188－190.

［54］杨勇，段博芳，董国栋，等.人畜间布鲁氏菌病研究进展［J］.中国动物检疫，2020，37(4)：76－83.

［55］Franc K A，Krecek R C，Häsler B N，et al. Brucellosis remains a neglected disease in the developing world：
a call for interdisciplinary action［J］. BMC public health，2018，18(1)：125.

［56］World Health Organization. Ending the neglect to attain the sustainable development goals. One health：
approach for action against neglected tropical diseases2021－2030［EB/OL］.（2022－01）［2022－08］.
https：//www.who.int/publications/i/item/.

第七章
全健康视角下的生物多样性与新发传染病

吕　超[1,2]　郭晓奎[1,2]　周晓农[1,2,3]*

一、引　言

新冠肺炎疫情全球大流行已对全球的社会经济产生了极大的影响,使人们重新审视如何以全健康理论,整合不同学科、不同专业、不同部门,提升人类、动植物及所处生态环境的健康[1,2]。而新型冠状病毒起源的假说和验证再次激起人们对野生动物来源的新发传染病(emerging infectious disease, EID)的高度关注,在其暴发之后一直不乏针对野生动物贸易、狩猎或砍伐森林的指责以及禁止野生动物贸易和消费的政策与法规[3,4]。野生动物来源的EID的威胁的确应该引起关注,它往往造成严重的公共卫生威胁、巨大的人力资源浪费以及不可估量的经济损失。正如过去20年里,为防治禽流感、口蹄疫、猪瘟等疾病的暴发,世界各地屠宰了数亿只家禽、猪和偶蹄动物,除付出高昂的经济代价外,还造成一系列连锁市场效应。尽管捕杀野生动物并不常见,但此次新冠肺炎疫情的流行也已使欧洲捕杀了数百万只圈养水貂[5]。更令人担忧的是,自1940年以来,每年包括人畜共患病、耐药病原体和病媒传播病原体在内的EID事件的数量大约增加了4倍(部分原因为全球监测技术和体系的进步),且其将在很长一段时间继续存在[6,7]。

与不断出现的EID事件相对应的是,由于人类人口的爆炸性增长对自然资源和生存空间的需求造成的全球生物多样性(biodiversity)丧失(物种灭绝危机)。据估计,目前物种的

1. 上海交通大学医学院-国家热带病研究中心全球健康学院,上海(200025)
2. 上海交通大学-爱丁堡大学全健康研究中心,上海(200025)
3. 中国疾病预防控制中心寄生虫病预防控制所,国家热带病研究中心,国家卫生健康委员会寄生虫病原与媒介生物学重点实验室,世界卫生组织热带病合作中心,国家级热带病国际联合研究中心,上海(200025)
＊通讯作者

灭绝的速度是自然灭绝率的 100~1 000 倍,而未来 50 年的灭绝率估计是目前灭绝率的 10~ 100 倍[8]。自 1970 年以来,鸟类、哺乳动物、两栖动物、爬行动物和鱼类的种群数量减少了近 30%。截至 2020 年,在所有评估的物种中有 27%面临灭绝的威胁[9]。由于 EID 一般涉及多 个宿主,有的还涉及媒介动物,因此生物多样性的变化有可能影响植物、动物和人类暴露于 传染病风险。有趣的是,生物多样性可能在 EID 的出现和传播中发挥双重作用:一方面,高 生物多样性可能为新病原体出现提供更大的潜在来源,如有分析结果显示,从野生动物到人 类的病原体出现的概率与野生哺乳动物物种丰富度呈正相关[10,11];但另一方面,生物多样性 可以通过一定的方式减少病原体的进一步传播,如稀释效应和疾病调控作为生态系统服务 概念的提出[8,12,13]。此外,EID 病原体跨物种的传播也威胁着野生动物种群的稳定和健康, 部分病原体有可能给野生动物带来种群群体数量锐减甚至灭绝的风险,如塞伦盖蒂草原牛 瘟的暴发和威胁两栖动物生存的致病性壶菌病的全球流行[14-16]。

　　EID 的出现往往源自迅速变化的环境中野生动物、牲畜和人类群体之间的动态互动,并 受多种环境、社会及人为因素的影响[17,18]。依靠单一学科、单一部门的工作很难阐述清楚其 发生机制及生物多样性- EID 之间复杂的关系。而全健康理念提供了应对生物多样性变化 导致 EID 发生发展的新视角与新方法,将人类、动物和生态环境健康问题统一考虑,探究引 发或增加 EID 威胁的各类因素,并通过跨学科、跨地域和跨部门的沟通、交流与协作来实现 EID 的预防与快速处置,从而将 EID 对人类、动物和生态环境的威胁降到最低[19-21]。习近平 总书记 2020 年 4 月在中央财经委员会第七次会议上指出:"第一次工业革命以来,人类利用 自然的能力不断提高,但过度开发也导致生物多样性减少,迫使野生动物迁徙,增加野生动 物体内病原的扩散传播。21 世纪以来,从非典到禽流感、中东呼吸综合征、埃博拉病毒病, 再到这次新冠肺炎疫情,全球 EID 频率明显升高,只有更好地平衡人与自然的关系,维护生 态系统平衡,才能守护人类健康"。本文从介绍 EID、生物多样性和全健康的定义开始,回顾 生物多样性与 EID 发生发展研究的进展,着重叙述了稀释效应,最后期望应用全健康的新理 念和新方法更好地开展生物多样性保护和 EID 的防控,从而保障人类、动物和生态环境在内 的生态地球系统的可持续发展。

二、新发传染病、生物多样性及全健康的定义

1. 新发传染病的定义

　　1992 年,美国医学研究所对 EID 进行了定义,尤其对"新发(emerging)"进行了诠释。 EID 即新的、刚出现的或呈现抗药性的传染病,其在人群中的发生在过去 20 年中不断增加或者 有迹象表明在将来其发病有增加的可能性。其中,"新发"主要包括以下 3 个内容:① 发病率 上升的确定传染病;② 新发现的感染(newly discovered infection);③ 新演变(新发生)的感 染[newly evolving(newly occurring)infections][22]。上述 EID 的定义被广为接受。美国新发和 人畜共患传染病中心(National Center for Emerging and Zoonotic Infectious Disease,NCEZID)网 站(https://www.cdc.gov/ncezid/who-we-are/index.html)也有对"新发(emerging)"一词 的定义:"感染最近有所增加,或在不久的将来有可能增加。这些感染可以是完全全新

的、对一个地区来说是全新的、重新出现在某个地区的或由对抗生素产生耐药性的细菌引起。"

2. 生物多样性的定义

同样在 1992 年,由 UNEP 发起签署的《生物多样性公约》对生物多样性给予了明确的定义:"生物多样性即陆地、海洋和其他水生生态系统及其所属的生态复合体来源的所有活生物体之间的变异,包括物种内、物种间和生态系统的多样性"(https://www.cbd.int/doc/legal/cbd-en.pdf)。一般来讲,生物多样性的关键要素包括特定区域和全球范围内物种的丰富度与生物数量、种群和物种的遗传多样性、自然栖息地的空间范围和状态以及生态系统的功能[23,24]。在本文中,除特定指出外,"生物多样性"一词用作这些生物多样性要素的统称,且多指物种多样性。

3. 全健康的定义

相比较 EID 和生物多样性的定义,全健康一词首次见于 2003 年的世界公园大会,源自人类对自身健康与动物和所生活的环境健康密切关系不断深入的认识。经过近 20 年的发展与完善,将全健康理念与方法应用于健康治理实践已经成为越来越多国家和国际组织的共识[25]。2021 年,FAO、WOAH、WHO 和 UNEP 等 4 个组织的全健康高级别专家组提出了新的全健康定义(https://www.who.int/news/item/01-12-2021-tripartite-and-unep-support-ohhlep-s-definition-of-one-health):"全健康是一种综合的、增进联合的方法,目的是可持续地平衡和优化人类、动物和生态系统的健康。人类、家养和野生动物、植物以及更广的环境(包括生态系统)的健康是紧密联系和相互依赖的。应动员社会不同层面的多个部门、学科和社区共同努力,促进福祉,并应对健康和生态系统的威胁,同时满足对清洁水、能源和空气、安全和营养食品的共同需求,采取应对气候变化的行动,促进可持续发展。"有趣的是,2014 年,《生物多样性公约》第 12 次缔约方大会确定使用全健康理念,较大程度上印证了全健康理念在处置生物多样性保护和生态系统功能维护等问题上的可行性[25]。

三、生物多样性与新发传染病的关系

生物多样性尤其是物种多样性是表征群落结构的重要指标之一,和包括人畜共患病在内的传染病风险间的关系是传染病生态学研究的核心内容之一[26,27]。理论上,生物多样性是一个区域 EID 的有效来源,高水平的生物多样性可能会增加病原体的丰富度,进而增加对人类的威胁程度[10,11];但也有学者认为宿主多样性的增加可能会降低宿主中病原体的流行,从而降低人畜共患病原体外溢的风险(图 7-1)[8,12,13]。正如,稀释效应的提出是研究生物多样性和 EID 关系的重要进展,但其普适性仍然引发支持者和反对者激烈争论[28,29]。由于受到群落结构组成、物种个体差异和媒介传播能力等内在因素及自然和社会条件等外在因素的影响,生物多样性和 EID 之间的关系较为复杂。在当前全球生物多样性不断降低的背景下,研究生物多样性和 EID 之间的关系,有助于加深对病原体在群落中传播动态、病原体的进化和跨物种传播机制的理解,并为 EID 的防控与相关政策的制定提供理论支持。

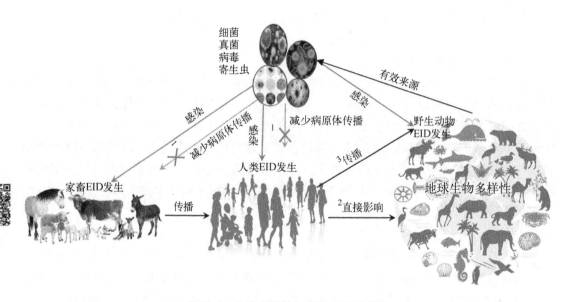

图 7-1　生物多样性与 EID 关系示意图

[1] 高生物多样性可通过"稀释效应"等生态调节机制限制或减少病原体传播的概率;[2] 人类通过破坏野生动植物栖息地、贸易、土地改造等可直接影响生物多样性;[3] 部分病原体可经人传播给动物引发野生动物 EID,如埃博拉病毒、蝙蝠白鼻综合征真菌等

1. 生物多样性是 EID 的有效来源

过去 30~40 年间,在人类社会出现的病原体中,近 60% 来源于动物,其中主要是野生动物,包括危害较为严重的高致病性 H5N1 禽流感病毒、西尼罗病毒(west Nile virus, WNV)、狂犬病毒、SARS 病毒、中东呼吸综合征(middle east respiratory syndrome,MERS)病毒和埃博拉病毒等[6,30]。另外一项数据显示,在目前已知的约 1 415 种人类传染病中,58%~61% 是动物源性疾病,如果只考虑过去 30~40 年出现的 EID,这一比例将增加到 73%~75%[31]。反刍动物、食肉动物、啮齿动物、鸟类和灵长类动物按顺序构成了向人类传播病原体的五大动物类别[32]。2017 年,由 Eisen 及其同事撰写的第一篇美国蜱传人畜共患病的概述指出,近 30% 的人畜共患病与野生动物宿主有关[33]。在全球范围内,植物和动物物种数量具有纬度物种多样性梯度现象,即从赤道向两极动植物种类数量逐渐减少。Vanina 等利用广义线性多变量模型和蒙特卡罗模拟发现人类寄生性和感染性病原体与动植物物种具有相似的全球分布模式,即纬度和 EID 物种丰度之间存在显著的负相关关系,热带地区可感染人类病原体数量较温带地区多[34]。Dunn 等按国家分析了人类寄生病原体的多样性,发现一个国家的病原体多样性随着人口规模和鸟类、哺乳动物多样性的增加而增加。鸟类和哺乳动物多样性高的国家可能也有大量的病媒和宿主,它们构成了传染病传播的基本要素[35]。Serge 等在生物多样性和 EID 发生的热点地域亚太地区的研究也发现了相似的结果[36]。此外,在部分地域的研究显示生物多样性较高的森林地带边缘是人类接触人畜共患病病原体特别危险的区域[37,38]。上述的数字和研究均表明宿主生物多样性增加了病原体库的"深度",从而可能产生新的病原体,增加新的人畜共患病病原体出现的可能性,即生物多样性是 EID 的有效来源。

下面以蝙蝠为例再次阐述上述假设的论证(图 7-2)。新冠肺炎的全球范围内大流行再次激起人们对蝙蝠作为病毒宿主的兴趣,但目前并未弄清新型冠状病毒是否真的来源于蝙蝠,且其中间宿主也未明确鉴定[39]。以往研究表明,蝙蝠是大量人畜共患病毒的宿主,包括部分高致死率的病原体,如尼帕和亨德拉副黏病毒、丝状病毒、类 SARS 冠状病毒和(可能)MERS 冠状病毒等,此外还包括大量高比率的以前未知的病毒序列[40,41]。蝙蝠是目前仅次于啮齿动物的最具生态和形态多样性的哺乳动物的分支,几乎能适应各种陆地环境,全球约 1 240 种,占现存哺乳动物多样性的 20% 以上,这有可能是蝙蝠具有藏匿大量基因多样化病毒不同寻常能力的原因之一[42,43]。同时,蝙蝠是唯一能飞的哺乳动物物种,一些蝙蝠物种可以迁徙数百英里(1 英里=1.61 千米)到越冬或冬眠地点,从而增加了种间病毒传播的机会[44]。此外,部分蝙蝠寿命可长达 25~35 年,且生活在由数百万个体组成的泛混血种群中,这为病毒与宿主共进化提供了良好的条件,因此有研究推断蝙蝠很可能是目前已知所有哺乳动物冠状病毒谱系进化的天然宿主[40,45]。

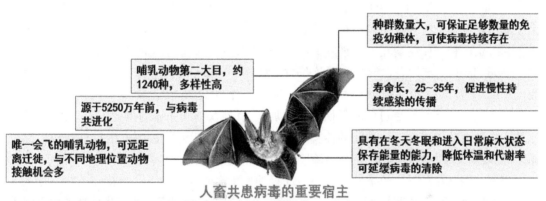

蝙蝠独特的生物学特征与病毒共生关系的潜在联系[1]		
独特的生物学特征	对新陈代谢的影响	对传染性病原体的影响
远距离飞行能力	需要更节能的新陈代谢	物种间和远距离传播的机会更大
体温的快速调节	高效的温度传感和调节	病原体在体内持久存在
较长的寿命	防止DNA氧化损伤的更有效机制	更多共同进化和体内共存的机会

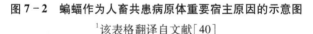

图 7-2　蝙蝠作为人畜共患病原体重要宿主原因的示意图

[1]该表格翻译自文献[40]

2. 生物多样性可减少 EID 传播的发生

生态系统被公认为是人类和动物维持生命和其他有益服务的提供者,其中疾病调控也作为一种重要的生态系统服务[46]。生物多样性的下降降低了生态系统提供多种基本生态系统服务的能力,正如 Cardinale 等对过去几十年生物多样性研究的回顾中指出:"全球物种持续以惊人的速度损失,而生物多样性对包括人类健康在内的任何单一生态系统过程的影响均是非线性和饱和的,随着生物多样性损失的增加,这些变化会加速。"[47]因此由于生物多样性损失的非线性影响,人类健康面临更大的 EID 风险。在生物多样性减少或增加影响传染病传播的研究进程中,"稀释效应"的提出是一具有影响力的事件,但其普适性依然存在争论和质疑。此外,除"稀释效应"外,研究者还提出其他生物多样性变化与 EID 传播的主要联系,包括接触率的变化、非本地病媒的传播以及"放大效应"等[48-50]。总而言之,相比较大规模扑杀接触动物或潜在中间宿主以及隔离密切或潜在密切接触者,生物多样性保护减缓 EID 病原体跨物种传播可能是一种更合乎道德、更具有成本效益和更有效的生态干预形式[5]。

3. "稀释效应"的机制研究

生物多样性限制传染病传播的假设可追溯到 20 世纪中叶,MacDonald 提出可通过"动物预防"的方法来控制人群中疟疾的流行,即在居住地附近圈养家畜来降低人群被蚊子叮咬的概率进而减少人群的发病[51]。巧合的是,"稀释效应"也是最先由研究媒介传播人畜共患病(莱姆病,蜱虫为传播媒介)的疾病生态学家提出。20 世纪初期,Ostfeld 等在研究北美洲莱姆病时发现森林破碎化可导致在斑块中的莱姆病传播风险上升[52,53]。在随后的研究中发现,森林破碎化导致了区域内生物多样性的丧失,而疾病传播能力强(最易感病媒或病媒在其体表存活率高)的白足鼠却能存活下来,并且大量繁殖从而使莱姆病的传播风险增加[54,55];而在生物多样性高的环境中,由于存在疾病传播能力弱的宿主(如弗吉尼亚负鼠,由于其习惯性理毛行为致使蜱虫在其体表存活率较低)的竞争以及捕食等种间关系存在,白足鼠和蜱虫的种群密度均在一定程度上被限制,从而使莱姆病的传播风险降低[56]。Schmidt 和 Ostfeld 于 2001 年发表文章首次提及"稀释效应"[57]。2006 年,基于对前期媒介传染病研究的总结,结合流行病学模型和文献综述,Keesing 和 Ostfeld 发表文章再次阐述"稀释效应",认为高宿主多样性更可能降低而不是增加疾病风险,当病原体的传播依赖于频率,且病原体在物种内的传播大于物种间的传播时,尤其是当最有能力的宿主也相对丰富和广泛分布时,随着宿主多样性的增加,疾病风险降低的可能性更大[12]。

(1)"稀释效应"发生的条件。"稀释效应"的发生需要满足以下几个特定条件:① 媒介可寄生或吸食多种宿主动物,而不仅是选定物种;② 系统内,不同宿主的疾病传播能力存在种间差异性;③ 最具能力的宿主须在环境中占主导地位,并支持主要的病媒种群,且在群落解构时最不易丢失;④ 病原体在媒介中是平行传播而不存在垂直传播的现象[8,58]。在上述莱姆病的研究中,蜱虫可寄生在多种宿主的体表,但其在不同宿主体表存活率不同。据实验研究显示,放置在白足鼠身上蜱虫幼虫约有 50% 存活,而放置在负鼠体表却仅约有 3.5% 存活,显然白足鼠的疾病传播能力强于负鼠[59]。此外,白足鼠环境适应能力强,可在栖息地分散,食物、气候或其他重要资源变化无常的生态系统中生存,而其他疾病传播宿主在此类环境生存能力可能较差[60]。

尽管研究者认为生物多样性可能通过多种生态学机制触发"稀释效应"(图 7-3、图 7-4),但接触减少和易感宿主控制被认为是最主要的两种机制[12,27,61]。前者是指弱传播能力或无传播能力宿主的存在能够减少强宿主之间或媒介与强宿主间的接触率或者媒介叮咬传播能力宿主造成叮咬机会"浪费",从而减少疾病的传播。后者是指在生物多样性高或完整的生态系统中,其他宿主能够通过竞争、捕食等种间关系降低易感宿主的种群数量,达到降低疾病传播风险的效果。如在莱姆病传播事例中,森林捕食性动物物种多样性与白足鼠种群密度呈负相关,小型哺乳动物捕食者数量的减少与莱姆病发病率的增加有关[62]。此外,有研究者认为探讨"稀释效应"的发生机制需要明确疾病的传输类型和宿主群落的构建方式[63,64]。频度依赖型或密度依赖型疾病以及叠加式或替代式宿主群落构成,其"稀释效应"的发生存在一定的不同[65]。

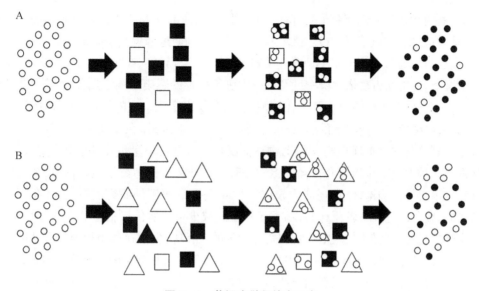

图7-3 莱姆病稀释效应示意

A. 蜱(白圈)在生物多样性低的环境有很大的机会以一个有能力的宿主(具有很大可能性被病原体感染,方框)为食,大多数蜱虫会被感染(黑圈);B. 在生物多样性高的环境中,蜱虫很有可能以能力差的宿主(三角形)为食,从而可能不会被感染。图片引用自参考文献[55]

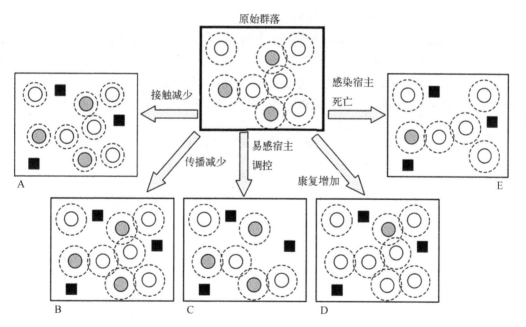

图7-4 非媒介传播疾病的宿主-病原体系统中,多样性可以降低疾病风险机制的概念模型

原始群落由单一物种组成,其中一些个体被感染(灰圆),另一些个体未被感染(空圆)。每个个体拥有一个特定的主范围(虚线)。A. 增加第二个物种(黑方框)可减少寄主物种对空间的利用,从而减少易感个体与受感染个体之间的接触(接触减少);B. 减少通过接触传播的可能性,尽管接触可能导致传播,但受感染的人数没有增加(传播减少);C. 降低易感寄主数量(易感寄主调控);D. 提高受感染者的康复率,如一些受感染者不再受感染(康复增加);E. 增加受感染个体的死亡率(受感染宿主死亡率)。图片引用自参考文献[12]

（2）"稀释效应"的支持性研究。除莱姆病外,对其他部分人畜共患病或 EID 的研究也发现了"稀释效应"的存在(表 7-1)。汉坦病毒是另外一种通过啮齿类动物传播的 EID 病原体。Suzán 等在巴拿马通过人为控制小型哺乳动物多样性的实验证实,在小型哺乳动物物种多样性降低的情况下,野生啮齿动物种群密度及种群中汉坦病毒的感染率均增加[66]。其团队的实验结果与流行病学模型预测结果一致。在该模型中,向仅由宿主组成的初始"群落"中添加一个非宿主物种,可降低宿主群体中的感染率,有时降至零[67]。此外,在欧洲和美国等开展的观察性研究也得到哺乳动物多样性与啮齿动物种群汉坦病毒感染率呈负相关的相似结果[68]。西尼罗病毒是一种由蚊子作为媒介传播的 RNA 病毒,几种雀形目鸟类是主要宿主,其他鸟类和脊椎动物也可感染该病毒,但传播能力较差。Allan 等在北美洲的研究表明,当存在更多种类的非雀鸟时,蚊子的感染率较低;随着鸟类多样性的减少及主要传播宿主的存活,蚊子和人群的感染率随之增加。此外,与生活在物种贫乏地区的人相比,生活在鸟类种类较多地区的人感染西尼罗病毒的频率要低至 1/10~1/100[69]。Swaddle 等通过地理空间对比分析的研究也支持鸟类多样性高的地区,人群西尼罗病毒的感染率较低[63]。钩端螺旋体病是最常见的细菌性人畜共患病,在全球范围内,每年有 30 万~50 万严重病例,其中 20%~30%危及生命,是全球重要的公共卫生问题,在我国也是法定乙类传染病。Derne 等认为生物多样性较低可能与钩端螺旋体病的发病率增加有关。为了验证这一假设,通过线性相关和回归分析研究了全球范围内 20 多个岛国生物多样性水平与其年度钩端螺旋体病发病率(按人均 GDP 调整)之间的关系。在单变量分析中,钩端螺旋体病发病率与物种总数和哺乳动物物种数之间存在统计上显著的负相关,而在多变量分析中,哺乳动物物种的数量仍然保持显著相关性[46]。此外,观察到存在"稀释效应"现象的人畜共患病还包括恰加斯病(美洲锥虫病)、吸虫斜睾吸虫(*Ribeiroia ondatrae*)感染和血吸虫病等[70-73]。植物或作物疾病的研究中也发现某些真菌病原体随着植物物种多样性的降低而增加,如物种的损失增加了感染多年生黑麦草和其他植物物种的两种真菌锈病病原体的传播[74]。

表 7-1 部分"稀释效应"的支持性研究

单 病 种 研 究				
疾病种类	病原体	是否需要媒介	媒介种类	参考文献
莱姆病	伯氏疏螺旋体	是	蜱虫	[55-57,61]
肾综合征出血热	汉坦病毒	否	—	[66-68]
西尼罗病毒病	西尼罗病毒	是	蚊虫	[63,69]
钩端螺旋体病	钩端螺旋体	否	—	[46]
恰加斯病	克氏锥虫	是	椎蝽	[70]
吸虫 *Ribeiroia ondatrae* 感染	*Ribeiroia ondatrae* 吸虫	是	淡水螺	[72,73]
曼氏血吸虫病	曼氏血吸虫	是	淡水螺	[71]
植物锈病	真菌	否	—	[74]

综 合 研 究		
研究类型	内 容	参考文献
Meta 分析	61 种病原 202 个效应尺度	[75]
模型研究	基本传播指数 R0	[76]

　　除上述针对单一疾病的研究外,部分系统性研究也对"稀释效应"提供了支持。Civitello 等通过对 61 种病原的 202 个效应尺度进行荟萃分析(meta-analysis,Meta 分析)发现,效应影响的大小与宿主密度、研究设计、病原体类型和专一性无关,表明稀释在所有研究的生态环境中都是稳健的,同时"稀释效应"在自然界中普遍存在,并可能会调节人类疾病风险[75]。Dobson 通过使用基本传播数(R0)量化了单个感染宿主个体引起新感染的平均数量,并指出在病原体为频率依赖传播的情况下,宿主物种丰富度的增加可引起 R0 的降低,这一研究也被认为通过引入理论形式框架解释了实证观察到的稀释效应[76]。

　　(3)"稀释效应"的普适性争论:与上述支持性研究相对应的是,部分研究所得结果可能与"稀释效应"背道而驰,如 Salkeld 等基于 16 项相关研究的 Meta 分析显示宿主生物多样性与疾病之间存在着微弱且高度异质的关系,疾病风险更可能是一种局部现象,它取决于宿主和媒介的具体组成及其生态,而不是物种多样性的模式[77];Wood 等分析了 69 种常见的引起人类疾病的后生动物和原生动物病原体,发现生物多样性只会减少其中 12% 的人类疾病,而可能会增加 38% 的疾病,显示出"放大效应"[50]。事实上,自 Ostfeld 等学者提出稀释效应以来,关于稀释效应的普适性、发生条件、疾病风险和宿主多样性的度量指标、对相关性本身的关注、发表偏好等便引发了支持与反对两派生态学家的争论[78]。"稀释效应"提出的时代是人们对生态系统变化、疾病调节和人类健康之间相互作用的理解处于初级阶段的时期,两派生态学家的争论增加了对这一问题的理解,并推动人们对生态系统的疾病调节基础机制的探讨,正如 Wood 等在后续的研究中指出宿主多样性-疾病之间的关系并非简单线性的,而是非单调的单峰形状。当宿主生物在生长、竞争和繁殖等方面与其防御能力之间存在权衡时,宿主多样性较低的群落中往往包含有更多疾病传播能力高的物种。当疾病传播能力较高的物种被逐次添加到群落中时,宿主多样性-疾病之间为单调递增关系,表现出"放大效应"。而随着宿主多样性的继续增加,尤其是疾病传播能力较低的物种被添加到群落中,使得群落整体的疾病传播能力呈现降低的趋势,开始表现出"稀释效应"[50,79]。现今,人们越来越公认宿主多样性-疾病关系的方向和强度存在尺度依赖性、宿主谱系依赖性、宿主"身份效应"依赖性、疾病的度量方式和纬度梯度等因素的综合影响[27,78]。

四、新发传染病对野生动物生物多样性的影响

　　尽管早在 19 世纪末发生的一次非洲牛瘟(亚洲特有麻疹病毒)大流行使肯尼亚野牛种群几近灭绝,传染性疾病在野生动物大规模死亡事件或种群数量下降中的作用通常是有争议或次要于其他因素,更不用说其作为物种灭绝的主要原因[19]。1996 年,随着波利尼亚树蜗牛最后一个种群因感染微孢子虫而灭绝之后,病原体首次被确定为是物种灭绝的原因[80]。此后,进一步证明了犬瘟热病毒是导致野生黑足雪貂灭绝的"元凶"[81]。两栖动物通常被认为是环境指标物种,而由具有极低宿主特异性的真菌病原体 *Batrachochytrium dendroatidis* 感染引起的两栖动物壶菌病导致全球范围内两栖动物数量快速地下降,对全球两栖动物的生物多样性构成了巨大威胁[82,83]。据报道,该病原体自 20 世纪 90 年代首次被发现,与 200 多种两栖动物的衰退或灭绝有关,并威胁全球 7 000 多种两栖类野生动物[84]。

因此,壶菌病被 WOAH 列为全球应报告的疾病。最近,一个令人惊讶和震惊的发现——存在第二种两栖类壶菌,它专门攻击火蜥蜴,并导致荷兰火蜥蜴濒临灭绝,且如果不立即采取干预措施,预计很快就会在包括美国在内的多个国家引发一波蝾螈灭绝浪潮[85]。上文提到的西尼罗病毒作为最广泛的虫媒病毒之一,可在鸟类和非人类哺乳动物在内的许多动物中传播。美国于 1999 年发现该病毒,除造成人死亡外,也造成营自由生活和圈养鸟类的大量死亡[86]。灵长类与人类的系统发育关系密切,病原体交换的可能性很高,部分对人危害较为严重的 EID,也可能对灵长类种群带来毁灭性灾难,如 2014 年在全球大流行的埃博拉病毒造成西非大猩猩和黑猩猩种群大规模减少,死亡率高达 95% 和 77%。另外,据报道自 20 世纪 90 年代以来,非洲三分之一的类人猿均死于这种疾病[87]。此外,还有其他 EID 威胁野生动物种群多样性的报道,如由真菌引起的蝙蝠白鼻综合征、病毒感染引起的野生鹦鹉喙和羽毛疾病等[88,89]。

五、植物病原体与机会性感染间的关系

1. 病毒感染

尽管威胁植物健康的病原体多种多样,但在本文中我们只论述可导致人类患病的植物病原体且该病原体可引发植物出现病理症状或能进入植物体内与机体产生相互作用。与我们最初的猜想一致,此类文献并不多见。目前普遍认为,尽管许多植物病毒可在昆虫中传播和繁殖,植物病毒和脊椎动物病毒在宿主范围和致病性方面存在严格的分离,植物病毒被认为只感染植物,不可能对人类和其他脊椎动物具有潜在的致病性[90]。

2. 真菌感染

在属的范畴内,真菌可感染植物、动物和人类,但真菌病原体往往也具有严格的种的特异性,因此也未检索到同一种真菌同时感染植物和脊椎动物的报道。

3. 细菌感染

与病毒性和真菌性病原体对应的是,存在细菌性植物病原体感染人和动物的报道。成团泛菌(*Pantoea agglomerans*)是一种与植物疾病有关的细菌,其可能是人类机会性感染的病原体,主要是由植物材料造成的伤口感染引起的。化脓性关节炎或滑膜炎是外源性成团泛菌感染的常见临床结果,其他包括眼内炎、骨膜炎、心内膜炎和骨髓炎等。

另一个感染途径是医院获得性感染,通常是免疫缺陷的个人暴露在被成团泛菌污染的医疗设备或液体[91]。在部分国家,成人和儿童患者都出现了医院感染性败血症并出现死亡病例[92,93]。然而,在大多数情况下,医院获得性疾病的临床病程较轻,应用适当的抗生素治疗可完全康复。与人类相比,脊椎动物中由成团泛菌引起感染的报道较少,已确定可能为导致马流产、胎盘炎和鲯鳅(*Coryphaena hippurus*)出血性疾病的原因[94,95]。1970 年至 1971 年间,美国发生了由成团泛菌和其他肠道细菌引起的最大的医院内流行,导致 378 例败血症(其中 152 例完全由成团泛菌引起),死亡率达 13.4%,暴发的原因被证明是接触了工厂污染的静脉输液瓶螺旋盖[96]。在希腊 63 名婴儿和儿童中,静脉输液瓶子的螺帽被成团泛菌和阴沟肠杆菌污染也导致医院内败血症的流行,死亡率为 6.3%[97]。Bergman 等报告了 6 383

名在重症监护病房住院的新生儿中有 125 名感染了成团泛菌,其中 3 人出现"散发性"败血症并死亡[98]。2000 年至 2010 年间,在台湾的大型医疗中心,18 名成年患者可确诊为"自发性"聚集性成团泛菌菌血症[99]。在另一项研究中,Flores Popoca 等证明,从不同呼吸系统疾病的免疫缺陷患者的痰液中分离出的细菌中普遍存在成团泛菌菌株,表明该物种作为一种可能的次级病原体的潜在作用。在接受腹膜透析的成年肾功能衰竭患者中,成团泛菌似乎是一种相对常见的腹膜炎病因[91]。此外,Naha 等报告了一名免疫能力强、没有受伤史的印度农民的成团泛菌引发败血症的病例,并提出在农业人口中,严重的聚集性成团泛菌感染可能变得越来越频繁。总之,成团泛菌引起的感染表现出多样的临床特征,并具有机会主义特征,主要发生在免疫功能低下的人群中,精准地诊断并使用适当抗生素治疗可完全康复。此外,另外一种泛菌——菠萝泛菌(*Pantoea ananatis*)也有致人感染的报道[100]。

六、全健康视角

EID 的暴发与流行给人类社会带来的创伤巨大且愈合缓慢,其中不仅涉及经济的损失、社会发展的迟滞,还可能造成社会的恐慌以及矛盾的激化[22]。随着 EID 事件的多次出现,人们越来越意识到人类健康、动物健康与生态环境健康密不可分且相互联系。单独关注人类、动物和生态环境中的单方面已无法有效地解决 EID 引发的公共健康问题,尤其是在当今人类改造与影响自然能力愈发增强、全球一体化融合愈发加快以及气候变化愈发不稳定等多种因素致使健康问题更加复杂的背景下[9]。

1. 生物多样性与新发传染病关系的整体观

生物多样性与 EID 的关系是近年较为热点的话题,尽管从宏观来看生物多样性是新发病原体的来源,但笔者更加支持生物多样性在疾病调节中的积极作用。生物多样性的疾病调节机制难以系统全面地阐述,这也可以解释"稀释效应"普适性激烈争论的发生。生物多样性与 EID 关系的研究必然涉及人类、动物、生态环境三个层面,而这也是全健康研究的切入点。将全健康理念融入生物多样性与 EID 关系的研究,更好地发挥跨学科、跨部门、跨地域配合与协作的优势,从处理具体风险转向疾病发生的"上游",关注疾病的基本景观决定因素,利用自然调节的原生态优势,实现 EID 防控是最可能具有成本效益的防控模式,从而进一步推动人类、动物、生态环境的协调发展和共同健康[21]。

2. 协调生物多样性与新发传染病关系的全健康实践

人类-家养动物-野生动物界面的 EID 病原体从最初的出现、跨越物种界限侵入新宿主("溢出")、新宿主内传播阶段的产生到病原体在宿主种群中作为一个固定整体的建立受到多种因素的影响,包括生境的群落和物种组成、病媒生态和气候条件等[8]。为此,需以全健康的理念强化实际行动,干预并阻断病原体入侵宿主,并减轻入侵、感染后的相关影响。

(1) 加强跨学科间的合作:需加强人类-动物-生态环境整个流程中病原体入侵、变异机制的研究,并提出相应解决方法。这需要跨学科的努力,可能涉及但不局限于公共卫生、兽医、检验检疫、生态学、经济学以及计算机科学等学科的合作。为了利用生物多样性与 EID 关系的跨学科研究,减少环境获得性病原体和人畜共患病,特别是 EID 的风险,需要同时重点研究疾病动态的两个互补维度。首先,继续研究微生物和其他病原体如寄生虫的多样性,特别是潜在病原体、它们的载体、寄主和非寄主,以及它们的种间和种内关系。其次,了解人为影响如何改变生态过程,并将自然发生的病原体多样性中的微生物危害转化为对人类和其他物种健康的风险[32,101]。鉴于人类活动的影响将持续存在,需要加强跨学科跨领域的合作研究,利用对生态变化与恢复过程的理解来限制和减轻人类活动的影响,尤其疾病生态学应采用更加多样化的方法,包括更多侧重于恢复生态系统功能和减轻影响的应用方法。虽然生物多样性本身可能改变疾病外溢和出现的危害或风险,但生物多样性丧失的驱动因素也可能是疾病外溢和出现的独立驱动因素[102]。因此,除了抽象的问题,还需要加强管理策略的研究,这些研究同样涉及上述学科及相关研究人员,尤其是经济学、社会学、政策等学科领域的协作,以便了解其内在联系和建立完整的管理及干预体制[101]。

（2）促进多地域的协作:人类 EID 自 1940 年以来出现的主要原因包括农场规模扩大、国际迁徙和旅行以及土地利用变化等[6]。而进一步研究认为大农场的农业集约化可以解释13%的 EID,土地利用变化可以解释 18%,而国际旅行、移民等相关因素可以解释 26%的EID[8]。运输全球化在很大程度上促进了病原体的全球传播,包括新冠病毒、甲型 H1N1 流感病毒和两栖动物壶菌病病原体等。正如有报道称,几乎所有传染性病原体(病毒、细菌或寄生虫)的潜伏期均比携带病原体(无临床症状)的人飞到地球上任何地方所需的时间长,病原体可以在不到 24 小时内污染整个地球[103]。全球一体化的进程促使地区与地区之间,国家与国家之间的联系越来越密切,"地球村"已蔚然成型。正如新冠肺炎疫情给我们的教训一样,航班的熔断、贸易的中断以及国境线的关闭没有阻断病毒的入侵。因此,在 EID 面前任何一个国家均不能独善其身,只有开展跨地域、跨国家的协作才能减少病原体在地域、国家和洲际之间传播造成的危害,真正有效地阻断病毒的传播。此外,多地域的合作还需关注候鸟携带病原体所致 EID 的传播。有研究显示,由于气候变化及人为影响等多种因素的作用,候鸟携带的多种病原体预计将扩大其地理分布范围,包括曲霉菌、肉毒梭菌、禽巴氏杆菌、禽流感病毒、禽疟原虫和新城疫病毒等[104]。

（3）优化跨部门的沟通机制:除跨部门合作开展多学科的研究外,跨部门合作与沟通更多关注行动层面,即开展 EID 的预防、监测与预警及快速处置。正如全健康理念的提出与发展过程一样,多个国际机构与部门逐渐认同并共同推动全健康理念的落地实施。FAO、WOAH 和 WHO 三个组织一直发挥全健康策略部门合作与沟通的全球先锋作用[105]。早在2008 年,三个组织就与联合国儿童基金会、联合国系统流感协调项目及世界银行合作,制定了 "Contributing the One World One Health" 联合战略框架,以应对不断出现的 EID 风险。2010 年,三组织又在河内达成"FAO-WOAH-WHO"合作,即在人类-动物-生态环境方面共同担当责任,创建一个通过不同学科不同部门的合作体制,来阻止、监测、控制、消除并及时响应动物和公众健康危机,并促成全球包括人畜共患病在内的重大动物疾病全球早期预警系统(Global Early Warning System,GLEWS)的建立。2021 年,上述三个组织联合 UNEP 共同对全健康进行了统一释义。同样,成立于 2009 年的美国 One Health 委员会也是由跨部门的多个组织组成,包括美国兽医协会、美国公共卫生协会、美国医学协会、美国医学院协会、美国兽医医学院校协会和美国传染病学会。全健康理念从本质上讲是一个行动的理念,而该行动理念的实施涉及多个部门在多个领域协同开展工作,包括卫生健康部门、兽医部门、野生动物保护部门和自然资源管理部门等。为避免不必要的人力、经费和其他资源的浪费,良好、高效的部门沟通与协调机制在该理念的实施过程中至关重要。

七、小　　结

20 世纪中叶,几位著名的医生和科学家宣布了传染病的灭亡,但不断出现的 EID 时刻让我们反思做出这种结论是否为时尚早。更令人担忧的是,部分 EID 病原体以意想不到的方式从野生动物传播给人类或家畜,就像高致病性 H5N1 型禽流感病毒从鸡群直接传给了人,使许多流行病学家和兽医工作者大吃一惊。生物多样性与 EID 发生之间的联系一直是研究者关注的热点,尤其是在现今物种加速灭绝的背景下。生物多样性与 EID 关系的研究仿佛回到了亘古不变的哲学问题:"它们是谁? 它们从哪里来? 它们又去往何处。"一方面高生物多样性可能为新病原体提供更大的潜在来源;另一方面生物多样性可以减少病原体的传播,进而降低病原体跨物种传播的风险。此外,部分 EID 的跨物种传播也对野生动物多样性造成冲击。尽管存在争议,"稀释效应"的提出确实是研究生物多样性和 EID 关系的重要进步,而且在支持与反对的争议中促进了人们进一步对两者关系的认识与理解。全健康理念被认为是处理复杂健康问题的新范式,跨学科、跨部门及跨区域的工作模式和机制有可能促进生物多样性与 EID 关系的研究走向一个新的局面[20,21]。但我们不得不承认,全健康作为一个健康科学板块中新兴的概念,处理来自野生动物和应对野生动物的疾病威胁的方法仍然相对较年轻,没有经过多疾病和长时间试验,但目前所有证据表明,如果包括决策者、医学界和其他所有相关各方充分制定和实施该方法,将是最成功和最具成本效益的方式。

参 考 文 献

[1] Amuasi J H, Walzer C, Heymann D, et al. Calling for a COVID – 19 One health research coalition[J]. Lancet, 2020, 395(10236): 1543 – 1544.

[2] 刘魁,崔志淼. 生命共同体视域下新冠疫情分析的方法论反思——基于盖娅理论与"同一健康"理论的比较研究[J]. 南京林业大学学报(人文社会科学版),2021,21(6): 13 – 25.

[3] Fisher M C, Murray K A. Emerging infections and the integrative environment-health sciences: the road ahead[J]. Nature Reviews Microbiology, 2021, 19(3): 133 – 135.

[4] 左荣昌,杨岩江,华东交通大学. 以"生态文明"理念重构《野生动物保护法》的思考——以新冠肺炎疫情防控为切入口[J]. 重庆交通大学学报(社会科学版),2021,21(1): 1 – 7.

[5] Wu T. The socioeconomic and environmental drivers of the COVID – 19 pandemic: A review[J]. Ambio, 2021, 50(4): 822 – 833.

[6] Jones K E, Patel N G, Levy M A, et al. Global trends in emerging infectious diseases[J]. Nature, 2008, 451 (7181): 990 – 993.

[7] Malloy S S, Horack J M, Lee J, et al. Earth observation for public health: Biodiversity change and emerging disease surveillance[J]. Acta Astronautica, 2019, 160: 433 – 441.

[8] Keesing F, Belden L K, Daszak P, et al. Impacts of biodiversity on the emergence and transmission of infectious diseases[J]. Nature, 2010, 468(7324): 647 – 652.

[9] Khetan A K. COVID – 19: Why declining biodiversity puts us at greater risk for emerging infectious diseases, and what we can do? [J]. Journal of General Internal Medicine, 2020, 35(9): 2746 – 2747.

[10] Murray K A, Daszak P. Human ecology in pathogenic landscapes: two hypotheses on how land use change drives viral emergence[J]. Current Opinion in Virology, 2013, 3(1): 79 – 83.

[11] Allen T, Murray K A, Zambrana-Torrelio C, et al. Global hotspots and correlates of emerging zoonotic diseases[J]. Nature Communications, 2017, 8(1): 1124.

[12] Keesing F, Holt R D, Ostfeld R S. Effects of species diversity on disease risk[J]. Ecology letters, 2006, 9(4): 485 – 498.

[13] Dobson A, Cattadori I, Holt R D, et al. Sacred cows and sympathetic squirrels: the importance of biological diversity to human health[J]. PLoS Medicine, 2006, 3(6): e231.

[14] Daszak P, Cunningham A A, Hyatt A D. Emerging infectious diseases of wildlife — threats to biodiversity and human health[J]. Science, 2000, 287(5452): 443 – 449.

[15] Fisher M C, Garner T W J. Chytrid fungi and global amphibian declines[J]. Nature Reviews Microbiology, 2020, 18(6): 332 – 343.

[16] Kolby J E, Daszak P. The emerging amphibian fungal disease, chytridiomycosis: a key example of the global phenomenon of wildlife emerging infectious diseases[J]. Microbiology Spectrum, 2016, 4(3): 1 – 17.

[17] Jones B A, Grace D, Kock R, et al. Zoonosis emergence linked to agricultural intensification and environmental change[J]. Proceedings of the National Academy of Sciences of the United States of America, 2013, 110(21): 8399 – 8404.

[18] Karesh W B, Dobson A, Lloyd-Smith J O, et al. Ecology of zoonoses: natural and unnatural histories[J]. Lancet, 2012, 380(9587): 1936 – 1945.

[19] Cunningham A A, Daszak P, Wood J L N. One health, emerging infectious diseases and wildlife: two decades of progress? [J]. Philosophical Transactions of the Royal Society of London Series B-Biological Sciences, 2017, 372(1725): 20160617.

[20] 李鹏媛,原丽红,陆家海. 应对新发传染病,One Health 策略势在必行[J]. 传染病信息,2018,31(1): 11 – 14,54.

[21] 周晓农. 以全健康理念推进人兽共患病预防与控制[J]. 中国寄生虫学与寄生虫病杂志,2022,40(1): 12 – 19.

[22] Mcmichael A J. Environmental and social influences on emerging infectious diseases: past, present and future [J]. Philosophical Transactions of the Royal Society of London Series B-Biological Sciences, 2004, 359(1447): 1049 – 1058.

[23] Marselle M R, Lindley S J, Cook P A, et al. Biodiversity and health in the urban environment[J]. Current Environmental Health Reports, 2021, 8(2): 146 – 156.

[24] Haahtela T. A biodiversity hypothesis[J]. Allergy, 2019, 74(8): 1445 – 1456.

[25] 刘婧姝,张晓溪,郭晓奎. 全健康的起源、内涵及展望[J]. 中国寄生虫学与寄生虫病杂志,2022,40(1): 1 – 11.

[26] Herrera J, Nunn C L. Behavioural ecology and infectious disease: implications for conservation of biodiversity [J]. Philosophical Transactions of the Royal Society of London Series B-Biological Sciences, 2019, 374(1781): 20180054.

[27] 王莹莹,马钰莹,张永,等. 生物多样性与传染病风险[J]. 南京林业大学学报(自然科学版),2020,44(6): 9 – 19.

[28] Keesing F, Ostfeld R S. Dilution effects in disease ecology[J]. Ecology Letters, 2021, 24(11): 2490 – 2506.

[29] Levi T, Massey A L, Holt R D, et al. Does biodiversity protect humans against infectious disease? Comment [J]. Ecology, 2016, 97(2): 536-542.

[30] Roche B, Guégan J F. Ecosystem dynamics, biological diversity and emerging infectious diseases [J]. Comptes Rendus Biologies, 2011, 334(5-6): 385-392.

[31] Smith K F, Guegan J F, et al. Changing geographic distributions of human pathogens[J]. Annual Review of Ecology Evolution and Systematics, 2010, 41: 231-250.

[32] Woolhouse M E, Haydon D T, Antia R. Emerging pathogens: the epidemiology and evolution of species jumps[J]. Trends in ecology & evolution, 2005, 20(5): 238-244.

[33] Eisen R J, Kugeler K J, Eisen L, et al. Tick-borne zoonoses in the United States: persistent and emerging threats to human health[J]. ILAR Journalournal, 2017, 58(3): 319-335.

[34] Guernier V, Hochberg M E, Guégan J F. Ecology drives the worldwide distribution of human diseases[J]. Plos Biology, 2004, 2(6): e141.

[35] Dunn R R, Davies T J, Harris N C, et al. Global drivers of human pathogen richness and prevalence[J]. Proceedings of the Royal Society B, 2010, 277(1694): 2587-2595.

[36] Morand S, Jittapalapong S, Suputtamongkol Y, et al. Infectious diseases and their outbreaks in Asia-Pacific: biodiversity and its regulation loss matter[J]. PloS one, 2005, 9(2): e90032.

[37] Ruedas L A, Salazar-Bravo J, Tinnin D S, et al. Community ecology of small mammal populations in Panamá following an outbreak of Hantavirus pulmonary syndrome [J]. Journal Vector Ecology, 2004, 29(1): 177-191.

[38] Jackson L E, Hilborn E D, Thomas J C. Towards landscape design guidelines for reducing Lyme disease risk [J]. International Journal of Epidemiology, 2006, 35(2): 315-322.

[39] Zhou P, Yang X L, Wang X G, et al. A pneumonia outbreak associated with a new coronavirus of probable bat origin[J]. Nature, 2020, 579(7798): 270-273.

[40] Wang L F, Walker P J, Poon L L M. Mass extinctions, biodiversity and mitochondrial function: are bats "special" as reservoirs for emerging viruses? [J]. Current Opinion in Virology, 2011, 1(6): 649-657.

[41] Corman V M, Muth D, Niemeyer D, et al. Hosts and sources of endemic human coronaviruses[J]. Advances in Virus Research, 2018, 100: 163-188.

[42] Wong S, Lau S, Woo P, et al. Bats as a continuing source of emerging infections in humans[J]. Reviews in Medical Virology 2007, 17(2): 67-91.

[43] Wang L F. Bats and viruses: a brief review[J]. Virologica Sinica, 2009, 24(2): 93-99.

[44] Jones K E, Bininda-Emonds O R P, Gittleman L. Bats, clocks, and rocks: diversification patterns in Chiroptera[J]. Evolution, 2005, 59(10): 2243-2255.

[45] George D B, Webb C T, Farnsworth M L, et al. Host and viral ecology determine bat rabies seasonality and maintenance[J]. Proceedings of the National Academy of Sciences of the United States of America, 2011, 108(25): 10208-10213.

[46] Derne B T, Fearnley E J, Lau C L, et al. Biodiversity and leptospirosis risk: a case of pathogen regulation? [J]. Medical Hypotheses, 2011, 77(3): 339-344.

[47] Cardinale B J, Duffy J E, Gonzalez A, et al. Biodiversity loss and its impact on humanity[J]. Nature, 2012, 486(7401): 59-67.

[48] Pongsiri M J, Joe R, Ezenwa V O, et al. Biodiversity loss affects global disease ecology[J]. Bioscience, 2009, 59(11): 945-954.

[49] Malloy S S, Horack J M, Lee J, et al. Earth observation for public health: Biodiversity change and emerging disease surveillance[J]. Acta Astronautica, 2019, 160: 433-441.

[50] Wood C L, Lafferty K D, Deleo G, et al. Does biodiversity protect humans against infectious disease? [J]. Ecology, 2014, 95(4): 817-832.

［51］Mccallum H I. Lose biodiversity, gain disease［J］. Proceedings of the National Academy of Sciences of the United States of America, 2015, 112(28): 8523 - 8524.

［52］Ostfeld R S, Keesing F. Biodiversity and disease risk: the case of Lyme disease［J］. Conservation Biology, 2000, 14(3): 722 - 728.

［53］Ostfeld R S, Keesing F. Biodiversity series: The function of biodiversity in the ecology of vector-borne zoonotic diseases［J］. Canadian Journal of Zoology, 2000, 78(12): 2061 - 2078.

［54］Brownstein J S, Skelly D K, Holford T R, et al. Forest fragmentation predicts local scale heterogeneity of Lyme disease risk［J］. Oecologia, 2005, 146(3): 469 - 475.

［55］Dudek K. Impact of biodiversity on tick-borne diseases［J］. Przegl Epidemiol, 2014, 68(4): 681 - 684.

［56］LoGiudice K, Ostfeld R S. The ecology of infectious disease: Effects of host diversity and community composition on Lyme disease risk［J］. Proceedings of the National Academy of Sciences, 2003, 100(2): 567 - 571.

［57］Schmidt K A, Ostfeld R S, et al. Biodiversity and the dilution effect in disease ecology［J］. Ecology, 2001, 3: 609 - 619.

［58］Ostfeld R S. A Candide response to Panglossian accusations by Randolph and Dobson: biodiversity buffers disease［J］. Parasitology, 2013, 140(10): 1196 - 1198.

［59］Keesing F, Brunner J, Duerr S, et al. Hosts as ecological traps for the vector of Lyme disease［J］. Proceedings of the Royal Society B-biological Sciences, 2009, 276(1675): 3911 - 3919.

［60］Granter S R, Bernstein A, Ostfeld R S. Of mice and men: lyme disease and biodiversity［J］. Perspectives of Biology in Medicine, 2014, 57(2): 198 - 207.

［61］Huang Z Y, Fvan L, Estrada A A, et al. The diversity-disease relationship: evidence for and criticisms of the dilution effect［J］. Parasitology, 2016, 143(9): 1075 - 1086.

［62］LoGiudice K, Ostfeld R S, Schmidt K A, et al. The ecology of infectious disease: effects of host diversity and community composition on Lyme disease risk［J］. Proceedings of the national academy of sciences, 2003, 100(2): 567 - 571.

［63］Swaddle J P, Calos S E. Increased avian diversity is associated with lower incidence of human West Nile infection: observation of the dilution effect［J］. PloS one, 2008, 3(6): e2488.

［64］Johnson P T J, Preston D L, Hoverman J T, et al. Biodiversity decreases disease through predictable changes in host community competence［J］. Nature, 2013, 494(7436): 230 - 233.

［65］McCallum H, Barlow N, Hone J. How should pathogen transmission be modelled? ［J］. Trends in ecology & evolution, 2001, 16(6): 295 - 300.

［66］Suzán G, Marcé E, Giermakowski, J T, et al. Experimental evidence for reduced rodent diversity causing increased hantavirus prevalence［J］. PloS one, 2009, 4(5): e5461.

［67］Peixoto I D, Abramson G. The effect of biodiversity on the hantavirus epizootic［J］. Ecology, 2006, 87(4): 873 - 879.

［68］Clay C A, Lehmer E M, Jeor S S, et al. Testing mechanisms of the dilution effect: deer mice encounter rates, Sin Nombre virus prevalence and species diversity［J］. Ecohealth, 2009, 6(2): 250 - 259.

［69］Allan B F, Langerhans R B, Ryberg W A, et al. Ecological correlates of risk and incidence of West Nile virus in the United States［J］. Oecologia, 2009, 158(4): 699 - 708.

［70］Xavier S C C, Vaz V C, D'Andrea P S. Mapping of the distribution of Trypanosoma cruzi infection among small wild mammals in a conservation unit and its surroundings (Northeast-Brazil)［J］. Parasitology International, 2007, 56(2): 119 - 128.

［71］Johnson P T J, Lund P J, Hartson R B. Community diversity reduces Schistosoma mansoni transmission, host pathology and human infection risk［J］. Proceedings of the Royal Society B-Biological Sciences, 2009, 276 (1662): 1657 - 1663.

[72] Johnson P T J, Preston D L, Hoverman J T. Species diversity reduces parasite infection through cross-generational effects on host abundance[J]. Chemoecology, 2012, 93(1): 56 – 64.

[73] Johnson P T J, Preston D L, Hoverman J T. Host and parasite diversity jointly control disease risk in complex communities[J]. Proceedings of the National Academy of Sciences of the United States of America, 2013, 110(42): 16916 – 16921.

[74] Rottstock T, Joshi J, Kummer V. Higher plant diversity promotes higher diversity of fungal pathogens, while it decreases pathogen infection per plant[J]. Chemoecology, 2014, 95(7): 1907 – 1917.

[75] Civitello D J, Cohen J, Fatima H. Biodiversity inhibits parasites: Broad evidence for the dilution effect[J]. Proceedings of the National Academy of Sciences of the United States of America, 2015, 112(28): 8667 – 8671.

[76] Dobson A. Population dynamics of pathogens with multiple host species[J]. American Naturalist, 2004, 164 (Suppl 5): 64 – 78.

[77] Salkeld D J, Padgett K A, Jones J H. A meta-analysis suggesting that the relationship between biodiversity and risk of zoonotic pathogen transmission is idiosyncratic[J]. Soil Ecology Letters, 2013, 16(5): 679 – 686.

[78] 刘向,陈立范,周淑荣. 生物多样性与传染性疾病的关系：进展、挑战与展望[J]. 生物多样性,2020,28 (11): 1376 – 1390.

[79] Halliday F W, Rohr J R. Measuring the shape of the biodiversity-disease relationship across systems reveals new findings and key gaps[J]. Nature Communications, 2019, 10(1): 5032.

[80] Cunningham A A, Daszak P. Extinction of a species of land snail due to infection with a microsporidian parasite[J]. Chelonian Conservation and Biology, 1998, 12(5): 1139 – 1141.

[81] Thorne E T, Williams E S. Society for conservation biology disease and endangered species: the black-footed ferret as a recent example disease and endangered species: the black-footed ferret as a recent example[J]. Chelonian Conservation and Biology, 1988, 2(1): 66 – 74.

[82] Skerratt L F, Berger L, Speare R. Spread of chytridiomycosis has caused the rapid global decline and extinction of frogs[J]. EcoHealth, 2007, 4(2): 125 – 134.

[83] Schloegel L M, Hero J M, Berger L. The fecline of the sharp-snouted day frog (taudactylus acutirostris): the first documented case of extinction by infection in a free-ranging wildlife species? [J]. EcoHealth, 2006, 3 (1): 35 – 40.

[84] Berger L, Speare R, Daszak P. Chytridiomycosis causes amphibian mortality associated with population declines in the rain forests of Australia and Central America[J]. Proceedings of the National Academy of Sciences of the United States of America, 1998, 95(15): 9031 – 9036.

[85] Spitzen-van der Sluijs A, Spikmans F, Bosman W. Rapid enigmatic decline drives the fire salamander (Salamandra salamandra) to the edge of extinction in the Netherlands[J]. Amphibia-Reptilia, 2013, 34 (2): 233 – 239.

[86] Castro-Jorge L A, Siconelli M J L, Ribeiro B S. West Nile virus infections are here! Are we prepared to face another flavivirus epidemic? [J]. Revista da Sociedade Brasileira de Medicina Tropical, 2019, 52: e20190089.

[87] Aguirre A A. Changing patterns of emerging zoonotic diseases in wildlife, domestic animals, and humans linked to biodiversity loss and globalization[J]. ILAR Journaluournal, 2017, 58(3): 315 – 318.

[88] Blehert D S, Hicks A C, Behr M. Bat white-nose syndrome: an emerging fungal pathogen? [J]. Science, 2009, 323(5911): 227.

[89] Fogell D J, Martin R O, Groombridge J J. Beak and feather disease virus in wild and captive parrots: an analysis of geographic and taxonomic distribution and methodological trends[J]. Archives of Virology, 2016, 161(8): 2059 – 2074.

[90] Balique F, Lecoq H, Raoultl D. Can plant viruses cross the kingdom border and be pathogenic to humans? [J]. Viruses-Basel, 2015, 7(4): 2074 - 2098.

[91] Dutkiewicz J, Mackiewicz B, Lemieszek M K. Pantoea agglomerans: a mysterious bacterium of evil and good. Part III. Deleterious effects: infections of humans, animals and plants[J]. Annals of Agricultural and Environmental Medicine, 2016, 23(2): 197 - 205.

[92] Rostenberghe H V, Noraida R, Pauzi W I W. The clinical picture of neonatal infection with Pantoea species [J]. Japanese Journal of Infectious Diseases, 2006, 59(2): 120 - 121.

[93] Habsah H, Zeehaida M, Rostenberghe H V. An outbreak of Pantoea spp. in a neonatal intensive care unit secondary to contaminated parenteral nutrition[J]. Journal of Hospital Infection, 2005, 61(3): 213 - 218.

[94] Dutkiewicz J, Mackiewicz B, Lemieszek M K. Pantoea agglomerans: a mysterious bacterium of evil and good. Part II — Deleterious effects: Dust-borne endotoxins and allergens — focus on grain dust, other agricultural dusts and wood dust[J]. Annals of Agricultural and Environmental Medicine, 2016, 23(1): 6 - 29.

[95] Hong C B, Donahue J M, Giles Jr R C. Etiology and pathology of equine placentitis[J]. Journal of Veterinary Diagnostic Investigation, 1993, 5(1): 51 - 63.

[96] Maki D G, Rhame F S, Mackel D C. Nationwide epidemic of septicemia caused by contaminated intravenous products. I. Epidemiologic and clinical features[J]. AM Journal of Art and Media Studies, 1976, 60(4): 471 - 485.

[97] Matsaniotis N S, Syriopoulou V P, Theodoridou M C. Enterobacter sepsis in infants and children due to contaminated intravenous fluids[J]. Infect Control, 1984, 5(10): 471 - 477.

[98] Bergman K A, Arends J P, Schölvinck E H. Pantoea agglomerans septicemia in three newborn infants[J]. Pediatric Infectious Disease Journal, 2007, 26(5): 453 - 454.

[99] Cheng A, Liu C Y, Tsai H Y. Bacteremia caused by Pantoea agglomerans at a medical center in Taiwan, 2000 - 2010[J]. Journal of Microbiology Immunology and Infection, 2013, 46(3): 187 - 194.

[100] Coutinho T A, Venter S N. Pantoea ananatis: an unconventional plant pathogen[J]. Physiological and Molecular Plant Pathology, 2009, 10(3): 325 - 335.

[101] Hosseini P R, Mills J N, Prieur-Richard A H. Does the impact of biodiversity differ between emerging and endemic pathogens? The need to separate the concepts of hazard and risk[J]. Philosophical Transactions of the Royal Society of London Series B-Biological Sciences, 2017, 372(1722): 20160129.

[102] Plowright R K, Sokolow S H, Gorman M E. Causal inference in disease ecology: investigating ecological drivers of disease emergence[J]. Frontiers in Ecology and the Environment, 2008, 6(8): 420 - 429.

[103] Maillard J C, Gonzalez J P. Biodiversity and emerging diseases[J]. Annals of the New York Academy of Sciences, 2016, 1081: 1 - 16.

[104] Brown V L, Rohani P. The consequences of climate change at an avian influenza "hotspot"[J]. Biol Lett, 2012, 8(6): 1036 - 1039.

[105] 李彬彬. 推进生物多样性保护与人类健康的共同发展——One Health[J]. 生物多样性, 2020, 28(05): 596 - 605.

第八章
全健康理念下的禽流感防控

一、引　言

禽流感（avian influenza, AI）是一种由禽流感病毒引起的人畜共患传染病，具有高度传染性，主要感染家禽和野生禽类。某些亚型可致跨物种传播，感染人类或其他哺乳动物。AI病毒毒株根据其在家禽中的致病性可分为低致病性（low pathogenic avian influenza, LPAI）株和高致病性（highly pathogenic avian influenza, HPAI）株，感染LPAI的家禽通常症状轻微或无明显临床症状，感染HPAI的家禽则可出现严重的临床症状甚至死亡。对许多国家而言，禽流感疫情暴发可对国家生计和国际贸易造成严重后果。仅2022年1月13日至2月16日期间，WOAH就报告超过500万只家禽因禽流感疫情死亡[1]。禽流感病毒持续变异，一些新的亚型可感染人类，例如，2013年出现的H7N9型禽流感病毒已造成1568例人类感染，其中616人死亡[2]。

由于禽流感病毒可感染动物和人，且在环境中有一定传染性。单一对人类或动物界面开展防控难以有效遏制病毒的传播。禽流感防控应当采用系统策略，对人类-动物-生态环境进行综合性治理。2003年，有学者提出了全健康理念，强调将"人类-动物-生态环境"视为一个整体，通过医学、兽医学和环境科学等学科的交叉，以及经济、农业和政策等领域的合作交流，在地方、区域和全球三个层面开展工作，实现可持续地平衡和优化人类、动物和生态环境的健康[3,4]。近年来，全健康理念正逐渐得到高校、政府、国际组织等的认可。理论和实践证据表明，运用全健康理念指导社会中复杂的健康问题，是一种兼具成本效益的综合性治

1. 上海交通大学医学院-国家热带病研究中心全球健康学院，上海（200025）
2. 上海交通大学-爱丁堡大学全健康研究中心，上海（200025）
＊通讯作者

理策略[5]。当前以全健康理念指导禽流感防控的理论和实践仍在探索优化中。本文将回顾近年来禽流感病原进化、流行现状以及全球主流防控策略,总结当前以全健康理念开展跨部门联合防控的进展及具体案例,为今后应对新发禽流感疫情提供经验参考。

二、禽流感病原进化及流行现况

1. 病原进化

禽流感病毒(avian influenza virus, AIV)属于甲型流感病毒。根据两种主要表面糖蛋白血凝素(hemagglutinin, HA)和神经氨酸酶(neuraminidase, NA)的组成对甲型流感病毒进行亚型分类,目前已从禽类中分离出来 16 种血凝素亚型(H1~H16)和 9 种神经氨酸酶亚型(N1~N9)[6]。感染家禽的甲型流感病毒根据它们引起疾病的严重程度分为两组,高致病性禽流感病毒(high pathogenic avian influenza virus, HPAIV),能够在易感禽类中造成 100% 的死亡率;其他禽流感病毒会引起禽类黏膜感染,被称为低致病性禽流感病毒(low pathogenic avian influenza virus, LPAIV)。迄今为止分离出的所有自然产生的 HPAI 株都属于 H5 或 H7 亚型,目前 H5N1、H5N2、H5N3、H5N5、H5N6、H5N8、H7N3、H7N4、H7N7、H7N9 亚型被归为 HPAIV[7,8]。根据 WOAH 陆生动物卫生法典,无论 H5 或 H7 病毒对鸡的致病性如何,病毒血凝素(HA_0)切割位点氨基酸序列与在高致病性病毒中观察到的任何氨基酸序列相似,则被认为是具有高致病性的甲型流感病毒[9]。

AIV 的主要自然宿主是野生水禽和野鸟,特别是绿头鸭和候鸟(雁鸭类)[10]。AIV 经过多年适应与其自然宿主达到一定的平衡,通常不会致其发病。但 LPAIV 可通过血凝素蛋白水解切割位点的变化可进化为 HPAIV。这一病原进化过程可发生在猪等其他哺乳动物体内,当宿主被多个 LPAIV 亚型感染时,病毒可在宿主体内重组,产生新的病毒亚型。新变异株的毒力、传染性以及致病力发生改变,并可穿越种间屏障,感染人类或其他哺乳动物并致其死亡[11]。其中 H5 和 H7 亚型 AIV 进化成 HPAIV 后,感染人类的死亡率可超过 30%。1959~2019 年,欧洲、北美、大洋洲共报道 42 起由 H5 和 H7 亚型 LPAIV 转化为 HPAIV 并在家禽中引起暴发的事件[11]。尽管 LPAIV 很少直接感染人类,但 2010 年澳大利亚和埃及报告的 2 例人感染 H10N7 亚型禽流感病毒,2013 年底中国报告 3 例人感染 H10N8 亚型禽流感病毒,2021 年 5 月,中国江苏报告首例 H10N3 亚型人感染病例,提示着 LPAIV 对人类健康的威胁不可忽视[12]。禽流感病毒持续变异以及不断出现新亚型人、动物感染病例威胁着家禽、野生鸟类和人类的健康,对禽流感采取综合性的防控措施显得尤为重要。

2. 国内外流行现状

2010~2021 年,全球共报道了 2 109 例由 12 个亚型禽流感病毒感染人的病例,以 H5N1、H7N9 亚型为主(表 8-1)[13,14]。其中 H5N1 亚型人感染 396 例,主要分布在中国与埃及,呈区域性或地方性流行,其他地区偶有散发。H7N9 亚型禽流感病毒人感染 1 554 例,死亡 616 例,病例集中在中国[2]。主要由 2013~2017 年中国 5 次暴发 H7N9 型禽流感疫情所致[15]。H9N2 亚型有 82 例,多发生在中国、埃及区域,其中 2 例死亡病例。H5N6 亚型人感染病例 62 例,21 例死亡,61 例病例发生在中国。其他亚型人感染病例偶有散发。

表 8-1　2010~2021 年人感染禽流感病例数[13,14]

亚型	2010	2011	2012	2013	2014	2015	2016	2017	2018	2019	2020	2021	合计
H5N1	48	62	32	39	52	145	10	4	0	1	2	1	396
H5N6	0	0	0	0	3	5	9	2	3	0	5	35	62
H6N1	0	0	0	1	0	0	0	0	0	0	0	0	1
H7N2	0	0	0	0	0	0	2	0	0	0	0	0	2
H7N3	0	0	2	0	0	0	0	0	0	0	0	0	2
H7N4	0	0	0	0	0	0	0	1	0	0	0	0	1
H7N7	0	0	0	3	0	0	0	0	0	0	0	0	3
H7N9	0	0	0	158	339	190	265	599	2	1	0	0	1 554
H9N2	0	1	0	2	2	12	10	7	7	7	12	22	82
H10N3	0	0	0	0	0	0	0	0	0	0	0	1	1
H10N7	2	0	0	0	0	0	0	0	0	0	0	0	2
H10N8	0	0	0	1	2	0	0	0	0	0	0	0	3
合计	50	63	34	204	398	352	296	613	12	9	19	59	2 109

　　2010~2021 年,WOAH 报告全球共暴发动物禽流感 26 944 次,涉及全球 60 多个国家,造成至少 6 108.8 万只禽类死亡(图 8-1),2.7 亿只禽类被扑杀并处理。暴发次数位列前三的病毒毒株分别是:H5N1 亚型(约暴发 7 000 次),多集中在埃及、越南、印度尼西亚等亚洲、非洲区域,以及欧洲区域匈牙利、波兰等国家在 2021 年下半年报告 H5N1 暴发次数增多;H5N8 亚型(约 5 600 次),主要在欧洲区域流行,涉及法国、德国、波兰等 26 个欧洲国家;H5N2 亚型(约 1 500 次),主要集中在欧洲区域,其他地区鲜少发生[16]。其他亚型禽流感疫情全球以散发为主,部分地区偶发[7,17]。

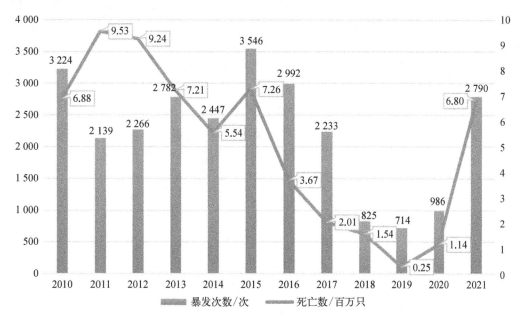

图 8-1　2010~2021 年全球禽流感暴发次数及禽类死亡数[16]

禽流感在禽类中暴发有显著的季节性。WOAH分析了76个受禽流感影响国家和地区在2005~2019年报告的18 620起家禽疫情的数据,结果发现全球家禽高致病性禽流感发病率在9月最低,10月后开始上升,于2月达到峰值[1]。关于野生鸟类禽流感病毒动力学的大部分研究是在北半球的鸭属中进行的,AIV在北半球野生禽类中的流行具有很强的季节性,每年的高峰在夏末秋初,其次是冬季低流行[18]。在南半球鸟类的研究表明,水禽群落的AIV流行高峰晚于北半球。在澳大利亚东南部温带地区AIV的流行与不规则的非季节性降雨模式有关,降雨事件会影响水禽的年龄结构和繁殖生态,进而影响AIV传播动态。禽流感在家禽和野生禽类中的季节性流行受到候鸟季节性迁移、幼禽季节性的出生、温度、降水量等多因素的影响[19]。

3. 禽流感在人类-动物-生态环境中的传播

(1)感染人类:流行病学调查发现,大多数人感染禽流感病例都有活禽市场或病禽接触史[20]。禽类养殖场工人中AIV血清阳性率较高,却无明显临床症状或症状轻微[21,22]。通常家禽所携带的病毒感染人类,鲜有出现病毒在人际间的传播,但禽流感病毒可从LPAIV积累突变基因,不断进化,最终跨物种传播至人类。此外,现代家禽生产系统为禽流感病毒的产生和传播提供了条件。由于家养和小规模养殖场中生产的家禽比例很高,多种禽流感易感宿主暴露于病毒库中,人类在此环境中经常与病原携带家禽直接接触,感染机会大大增加。

(2)动物间的传播:野生水禽是LPAIV的天然宿主,病毒可经由呼吸道在禽类中传播。禽流感病毒也可在其宿主肠道上皮细胞进行复制[23],并随粪便和呼吸道分泌物排出体外。环境中的禽流感病毒可存活数日,例如,在鸡粪中存活可长达20天,在水中至少存活10天。病毒可在禽类羽毛毛囊中复制并在羽毛上至少存活6天。禽类羽毛可携带大量病毒,并通过接触水、土壤、空气等,对周围环境造成污染。

(3)跨区域传播:野生鸟类迁徙和家禽贸易是禽流感病毒跨区域传播的重要因素。2021年12月20日,加拿大纽芬兰检测到H5N1 HPAIV,这是自2015年6月以来美洲首次发现A/goose/Guangdong/1/1996谱系(GsGd)H5 HPAIV,该病毒于1997年首次在中国香港报道。同一病毒在加拿大检出表明该病毒可通过野生鸟类迁徙在全球传播。2014年1月,韩国首次报道了H5N8暴发,相关研究表明H5N8首次进入韩国的时间和地点与冬季迁徙期间野生水禽的进入有关,是由远距离迁徙的野鸟引入韩国[24]。此后在2015年初,H5N8在亚洲、俄罗斯、欧洲,尤其是北美的野生和家养鸟类种群中均有报告,一些观察结果提示候鸟可能最近从一个共同位置携带了H5N8[25],随候鸟迁徙导致H5N8跨越洲际传播。2015年的一项研究发现,H5N1暴发和病毒迁徙的时间与亚洲鸟类迁徙网络密切相关[26]。野生鸟类通常在呼吸道或肠道中携带AI病毒,虽无明显症状,但可沿着迁徙路线长距离携带病毒,成为禽流感病毒在区域之间传播的媒介。

(4)食源性感染:尽管感染禽流感病毒禽类的生肉、蛋黄、蛋清和蛋壳均可分离出病毒[27],但尚未有证据表明禽流感病毒可通过食源性途径感染人类。这可能与烹饪方式有关。研究表明禽流感病毒在70℃下烹饪几秒钟即可失去活性[28]。2005年,越南报告了与食用病禽生肉有关的H5N1高致病性禽流感病例,以及食用未煮熟的鸭血后出现的2例病例。而对于肉食动物,由于其无法烹饪食物,在摄入病禽生肉后,可被感染。有研究证据表明 H5N1 通过用受感染鸟类尸体的泔水喂养会传播给哺乳动物。

4. 影响分析

禽流感暴发可对家禽养殖业造成巨大的经济损失,被感染家禽或病死或被直接扑杀,无法加工成肉食品。在中国,当确认出现高致病性禽流感疫情后,在兽医管理部门的授权下,需扑杀该疫情点及其半径 3 km 范围内的所有禽类[29]。2004 年初,泰国暴发禽流感疫情,扑杀了 3 000 万只家禽,泰国政府向养殖者支付补偿金超过 1.3 亿美元。涉及禽流感食品安全事件的发生,也会极大降低消费者对于禽肉和禽蛋等产品的购买意愿,间接造成家禽养殖业的经济损失[30]。

此外,禽流感疫情的出现也会影响家禽的国际贸易,使家禽生产国及进口国都受到影响。WOAH 规定其成员国必须报告国内所发生的 H5、H7 亚型禽流感,并向国际社会通告。受威胁国家需根据情况采取包括禁止贸易在内的一系列防控措施,并经 WOAH 确认无高致病性禽流感后,受威胁国家可根据实际需求判断是否解除禽类贸易禁令。2003 年末,中国和越南、泰国等地区暴发禽流感疫情之后,各国纷纷采取措施,禁止疫区国家的禽类产品进口,致使禽类产品出口在两个季度内立即下降,2004 年 3 月末,全球禽肉出口下降了 23%[31]。泰国作为世界最大的家禽出口国之一,2004 年,冷冻鸡肉产品出口较 2003 年减少了 93%[32]。近年来,禽流感威胁家禽国际贸易的情况也是屡见不鲜,2022 年 2 月,美国多地暴发禽流感疫情,使美国养鸡农场损失惨重,不仅要扑杀鸡群,出口也遭限制。日本、新加坡、中国香港已经相继发布禁令,暂停进口美国高致病性禽流感疫情发生地附近的家禽及其产品。

三、禽流感的防控

禽流感疫情的持续暴发,导致人类和动物的感染死亡,使得人们为应对今后可能发生的禽流感大流行已有一定的认识和准备。禽流感在短期内难以消灭,而采取一定的措施预防、控制和缓解疫情则显得至关重要,特别是在禽类源头控制和监测禽流感减少易感禽类和环境中的病毒载量。

1. 养殖管理环节

在家禽养殖环节防控禽流感主要有加强养殖场生物安全、疫苗接种、扑杀病禽等措施。

加强养殖场生物安全是防控首要环节。家禽禽流感暴发多出现在养殖场所,因而对养殖场所采取严格的生物安全措施与卫生措施对防控暴发至关重要。在大多数发展中国家,禽类养殖以家庭散养为主,随着经济技术发展以及人对肉类需求量的增加,禽类养殖逐步向集约化养殖发展。养殖方式的不同可影响禽流感的发生机制。家庭散养的家禽,由于其活动范围较大,容易与被禽流感感染的野鸟接触,出现感染。中小型集约化养殖场,可能未制订严格的规章制度且监管不到位,存在污染严重、养殖方式落后、建筑布局不合理等问题,为禽类感染制造了条件。而大型集约化养殖场,因多具有明确生产目标、明确定义和实施严格的生物安全标准操作程序,通过限制家禽的活动范围并严格防止与其他家禽或野生动物接触,因而具有相对较高生物安全性[33-35]。但集约化养殖场家禽密度高,若一只禽类被感染,则可能导致病毒在密集禽群中快速传播流行,造成暴发。

疫苗接种是预防和管理家禽感染 HPAIV 的重要措施,通过实施家禽大规模免疫减少禽流感病毒传播风险,控制暴发[36]。在墨西哥、意大利、巴基斯坦等国家,通过给家禽广泛接种疫苗有效降低了禽流感的暴发风险。然而,由于近年来疫苗效力逐渐降低[37],疫苗接种难以为禽类提供足够保护。例如,中国自 1998 年将 H9N2 灭活疫苗应用于家禽疾病防控中,最初该疫苗成功控制了 H9N2 流行,但最终 H9N2 在中国大部分地区传播,至今仍在接种疫苗的鸡群中流行[38]。此外疫苗接种可促进禽流感病毒抗原和基因发生演变,有研究表明疫苗接种有可能推动 AIV 的进化,促进了新型 H9N2 禽流感病毒的产生[39]。

病禽扑杀后焚烧和/或填埋被认为是禽流感疫情暴发后的最佳抢救措施,能够最大限度地减少已确认感染禽类的病毒传播。但代价太高,政府和家禽养殖场为了公共利益不得不牺牲他们的直接利益。虽然一些政府会对受影响的养殖场进行补偿,例如,中国为每只被扑杀的家禽补助 15 元[40],但这种补偿只能弥补受影响养殖场部分经济损失[41],并且在一些国家没有对相关利益者的经济补偿制度。

在养殖管理环节,作为防控措施的实施者,养殖者对于禽流感的风险认知、信息来源与获取能力等因素影响他们是否会采取控制措施。2007 年 3 月,H5N1 在孟加拉国持续流行并出现人感染死亡病例[42],该国政府虽对高致病性禽流感实施监测,但关于高致病性禽流感暴发和人类感染的官方和媒体报道较少,难以广泛告知公众有关禽流感预防控制的信息。孟加拉国负责饲养家禽的人中 99% 为农村妇女,85% 从未听过广播,42% 从未在家中或室外看过电视,同时禽类养殖者中近三分之一未接受过正规教育,其获取信息的能力有限[43]。当高致病性禽流感暴发时,在部分获取到相关信息的农民中,其为了降低潜在的经济风险,会选择在短时间内快速销售他们的家禽。因此养殖者的风险认知、暴发信息来源等也是影响预防和控制禽流感疫情的重要因素[44]。

2. 监测与市场监管环节

(1)监测:禽流感监测主要包含对野生鸟类监测、家禽养殖监测和禽类市场监测。采取被动监测与主动监测相结合的方式,监测禽流感病毒毒力、传染性和致病性的动态变化过程与人类感染病例。

在家禽和哺乳动物中发现的所有流感病毒都是由野生禽类中自然流行的禽流感病毒外溢引起的,这些物种间禽流感病毒的流行率存在差异。野外监测点的确定主要基于野鸟迁徙模式[45],针对最常检测到病毒的特定群体,包括鸭、海鸥和滨鸟,通过箱笼、撒网及诱饵等方式捕获,随后采集其口咽拭子、肛拭子、环境排泄物及血清样本用于检测禽流感病毒抗体[46]。

家禽养殖环节的监测,通常对家禽养殖场、活禽市场、家禽屠宰加工厂、家禽批发市场四类高危场所进行重点监测。监测内容包括对从事家禽销售、饲养、宰杀、贩运的职业暴露人群进行定期血清检测[47],对禽类进行咽拭子和肛拭子采样监测,以及这些场所环境中的禽类粪便、禽类笼具表面、禽类饮用水、清洗禽类的污水、宰杀或摆放禽肉案板表面等进行禽流感病毒核酸检测[48]。

(2)市场监管:活禽交易市场作为禽类及其产品在流通环节的重要场所,是各种禽类的集散场所,家禽品种多,人禽接触频繁,不加强防范则很有可能引发高致病性禽流感疫情。但市场内也存在消毒设备不齐全、无害化处理设施缺失,宰杀禽类羽毛和内脏随意丢弃等问题,不仅造成环境污染,更是极易传播疫病,对疫病防控构成严重威胁。政府主体部门可通过规范活禽经营行为、宰杀行为、加强卫生消毒管理、实行定期休市制度、对活禽和从业人员定期抽检等措施加强监管,确保有效防控禽流感及动物性食品安全[47]。

四、禽流感防控的全健康策略

禽流感防控涉及对野生禽类源头进行监测,对家禽养殖场等重点场所实施干预,疫情暴发后扑杀处理等措施。在此过程中,政策支持及国家林业和草原局、农业农村部、国家卫生健康委员会和财政部等跨部门合作是实现禽流感有效防控的重要因素。考虑人类-动物-生态环境的一体性,在国家层面促进跨部门协作联防联控的全健康策略逐渐被各国认可并纳入实施,国际组织也不断在禽流感防控中融入全健康理念并发挥其领导作用推进全健康治理。

1. 国家层面全健康策略

禽流感防控涉及多环节、多维度、跨部门,国家政府作为政策建立实施的主导部门,应率先认识到联防联控的重要性,将全健康理念融入防控政策中施加干预。国家层面已有诸多国家将全健康策略应用于禽流感防控中并获得良好成效。

越南南部的湄公河三角洲是禽流感流行率最高的地区之一。越南政府与 FAO、WHO、WOAH、世界银行等国际组织合作,并建立了由农业与农村发展部、卫生部和财政部组成的领导小组。运用全健康理念与方法,实施针对 H5N1 型病毒多项措施并举的控制方法,在国内预防和应对一种新出现的传染病以及促进区域生物安全方面的技术能力有了显著提高。

新西兰政府运用全健康理念建立了由初级产业部牵头,生态保护部、环境部、卫生部、社会发展部、毛利人发展部以及新西兰鸟类学会等机构共同协作的整体政府系统,并相继出台了相关政策法规以加强禽流感预防及应对能力,这或许与新西兰未报告过禽流感疫情的优异表现有关。

美国农业部动植物卫生检验局(Animal and Plant Health Inspection service,APHIS) 同样承认人类、动物、生态环境的健康是相互关联的,将全健康方法纳入其根除和控制牲畜及野生动物疾病的过程中。其中野生鸟类监测计划为美国关注的禽流感病毒的引入和传播提供了一个早期预警系统,使得 APHIS 和家禽业能够及时迅速地采取行动,降低病毒传播到家禽业和其他人群的可能性[49]。

印度尼西亚于 2008 年 4 月进行了一次以全健康理念为核心的流感大流行的模拟演习。此次演习经过 8 个多月的规划,包括近 1 000 名规划者和参与者,以及 200 多名国际和当地观察员,参与演习的部门包括医院、国际机场、武装部队和警察部队、国家禽流感和大流行性流感委员会,以及卫生部、环境部、内政部、外交部、农业部、通信和信息部以及社会福利部。通过这次演习解决了在流感流行时部门间指挥与协调、风险沟通、监控、物资和服务的物流、基本医疗用品分发、非药物干预和区域隔离等关键问题。并将模拟演习中的经验教训,纳入禽流感疫情控制的最终指导方针、方案和操作程序,并加入地方管辖区的培训计划[50]。

2. 国际组织的策略与相关工作

禽流感防控现已成为全球性挑战,没有任何一个国家可以独自应对,迫切需要各国通力合作。国际组织在一定意义上充当国际社会共同事务的管理者,是全球治理和多边合作的重要主体和平台,在促进世界和平与发展中发挥着不可或缺的作用。相关国际组织现已将全健康策略落实到禽流感防控措施中,通过协调成员国的行动,动员成员国采取目标一致的行动,从而推动禽流感防控进程,维护国际社会的共同利益。

WOAH 作为全球领先的动物健康组织,明确其采用"全健康"措施从动物源头控制禽流感病毒的立场[51]。为了支持抗击禽流感,WOAH 陆生动物卫生法典委员会 1998 年首次发布禽流感国际标准,该标准在动物及动物产品国际贸易中举足轻重,是各国禽类及其产品出口的重要依据。随着近些年来全球禽流感疫情变化以及监测策略的完善,该标准一直在完善中。分别在 2003 年、2005 年、2008 年和 2021 年对该标准进行了几次大范围的更新,增加细化条款[52]。此外,WOAH 世界动物卫生信息系统(WOAH – WAHIS)[16]提供了一个了解全球疾病状况的窗口,该系统可传播有关禽流感暴发的信息并实时发送事件警报,这使国际社会能够跟踪病毒的演变,从而采取适当和及时的应对措施。

WHO 持续监测禽流感对人类健康的影响。2022 年是 WHO 全球流感监测与应对系统(Global Influenza Surveiuance Response System, GISRS)成立七十周年,自 1952 年成立以来,该系统在全球范围内持续监测包括禽流感病毒在内的多种病毒和疾病,并一直进行流感分离物检测,在国际层面提供流感菌株监测数据。2015 年至今,WHO 持续对人类禽流感病例情况每周进行一次更新报告[53]。

FAO 作为负责粮食和农业的联合国技术机构,关注食用肉鸡和其他家禽的禽流感防控。1994 年,FAO 成立了跨界动植物病虫害紧急预防系统[Emergency Prevention system (for Transboundary Animal and Plant Pests and Diseases), EMPRES][54],在全球范围内对抗持续存在或传播的高致病性禽流感等动物疾病。至今,FAO 已对 95 个国家提供了高致病性禽流感控制和防范支持。确保禽类作为人类食品是健康安全的,保持全球禽类食品生产与需求之间的最佳平衡,以及保障和促进家禽生产相关人员的生计[55]。

世界银行也一直致力于推广和实施"全健康"方法,在该项目中已投入超过 15 亿美元。2006 年,全球禽流感控制和人类大流行防范和应对计划在 62 个国家开展,并通过生物安全、监测、提高诊断、信息和通信以及应对能力,为避免禽流感大流行带来的高昂代价做出了贡献[56]。此外,如泛美卫生组织(Pan American Health Organization, PAHO)、促进非洲畜牧业发展、扶贫和可持续增长的伙伴关系、欧盟、非洲联盟-非洲动物资源局(African Union – Interafrican Bureau of Animal Resources, AU – IBAR)等区域性组织或伙伴关系也在致力于禽流感在地区的预防和控制[50]。

3. 组织机构间应对禽流感开展的全健康合作

2000 年初,H5N1 禽流感在世界范围内的传播及其对经济和健康的影响,加强了 FAO、WOAH 和 WHO 的联合工作,三方一致认为禽流感是全球健康的优先事项之一,需要用"全健康"方法应对,之后三方定期交换有关全球动物流感情况的后续信息,并与其他机构密切合作。

2005 年 4 月,WOAH/FAO 推出全球动物流感专业知识网络(WOAH/FAO network of experitise on animals influenza, OFFLU)以支持禽流感等动物界面健康问题[57],促进动物健康和人类健康部门间的有效合作来减少动物流感病毒的负面影响。OFFLU 收集了有关由

WOAH 与 FAO 从动物样本中分离的禽流感病毒的数据,确定哪些病毒毒株应该使用于相关人类疫苗中。并与 WHO 和科学界共享动物流感数据,这些数据继续为人类大流行前的准备工作和 WHO 了解动物种群中流行的流感病毒引起的潜在公共卫生风险的能力提供基石[58]。这一工作机制取得了显著成效,三方同意延长相关协议规定,继续致力于在人类-动物界面进一步密切合作。

三方达成战略共识后与世界各国广泛的全健康合作,在禽流感疫情上也做出了诸多工作。例如,2005 年 7 月 6 日,在吉隆坡举行的国际 FAO/WOAH/WHO 会议制定了抗击禽流感的战略[59]。自 2017 年 2 月以来,高致病性禽流感被认为在撒哈拉以南非洲国家具有大流行潜力,仅在 2021 年 12 月 8 日至 2022 年 1 月 8 日就报告有 53 起 HPAI 新事件。FAO/WOAH/WHO 三方合作,在全健康理念下,在刚果(金)(2021 年 1 月 19 日至 22 日)和塞内加尔(2020 年 12 月 15 日至 18 日)国家部门和"全健康平台"联合举办了针对高致病性禽流感和埃博拉病毒的联合风险评估国家研讨会。

2022 年 3 月 18 日,UNEP 正式与 FAO/WOAH/WHO 组成的全健康三方伙伴关系签署合作协议,宣布成为四方伙伴关系,并指出新扩大的联盟将会把工作集中在全健康联合行动计划中,未来 UNEP 也会在人畜共患病、微生物抗药性、食品安全风险等全球健康挑战上积极开展工作,将环境更好地融入"One Health"方法[60]。

五、全健康理念应对禽流感的实践

在全球化态势中,禽流感的局部流行可能随着全球贸易、人员往来和候鸟迁徙在短时间内跨洲传播形成大流行。近年来不断出现 LPAIV 感染人类病例,一般采取疫苗接种或扑杀等某一项单一措施都难以控制该病毒,这意味着需要一种综合的全健康预防策略,结合有效的教育、监测、生物安全、疫苗接种、快速诊断和扑杀策略,采用跨部门跨学科跨地区的合作方式来达到成本效益最佳的防控效果。

1. 防控实例

香港是全健康理念下禽流感防控的范例。1997 年 3 月在中国香港暴发 H5N1 型禽流感,导致当地家禽养殖场几乎所有鸡死亡,此时无人意识到家禽死亡与人类健康间存在联系。三个月后香港出现首例人类感染流感病毒而死亡的病例,分离出的流感病毒被 WHO 证实为 H5N1 型禽流感[61],并在四个月后确诊 18 人感染 H5N1 型禽流感,其中 6 人死亡。香港特别行政区政府随即采取一系列措施:① 加强监测系统,实施持续主动的监测。对出售家禽和家禽市场进行定期抽样检测,对每批家禽进行 H5 抗体血清学检测。② 鸭、鹅等水生禽类不得与陆生家禽一同饲养、出售。③ 养殖场必须符合新的卫生和生物安全标准。④ 卫生、农业、市场、环境等跨部门定期进行会议交流,并成立禽流感专责小组,包含卫生署、渔农自然护理署、食物环境卫生署、医院管理局和大学的相关专业人士。⑤ 在监测到禽流感存在的家禽养殖场和家禽市场中,对家禽采取迅速扑杀措施。其主要目标是预防人类再次感染,并降低病毒适应哺乳动物及人类传播的风险[62]。

香港禽流感防控模式在经验、实验和流行病学调查的互动过程不断完善,也逐渐强化全健康的理念,长期主动监测研究表明监测的重心是动物-人类界面之一水禽交易市场;其次,应加强监测连接野生动物和家养动物之间以及水和土地之间接口的鹅、鸭等物种[63]。尽管全球禽流感疫情反复,但 1997 年以来,香港没有再出现本土感染 H5N1 型禽流感人类病例。这些措施中包含了全健康理念的要素,这一成功几乎可以肯定地归因于为预防家禽感染和通过一系列循证干预措施尽量减少人群接触而采取的全健康措施(表 8-2)。

表 8-2　全健康理念下香港禽流感防控成果[62]

事　件	人类健康	动物健康	生态环境	结　果
1997 年禽流感	具有大流行潜力的致命人畜共患病	检测市场和农场家禽中的疾病和病毒	家禽生产和营销系统在病毒传播和持久性中的作用	① 生产和营销系统的变化 ② 加强人类和动物健康之间的协作和协调
2001 年至今禽流感	该地区可能的甲型流感(H5N1)输入病例和多例人类病例检测 H9N2 型禽流感感染病例	① 家鸭和野鸟在病毒传播和 H5N1 型禽流感持续存在中的作用 ② 禽流感病毒的快速进化和重组	野生鸟类贸易、迁徙模式、养鸭系统被证明是病毒传播的促成因素	加强与野生鸟类生态学家的互动
2009 年 H1N1 甲型流感	一种新型病毒在全球迅速传播,儿童感染发病率特别高	对猪的持续监测为大流行的出现提供了证据支持	逆转录病毒从人类到猪的人畜共患病,导致全球猪流感生态系统紊乱	① 亚洲不是流行病暴发的唯一中心 ② 大流行可能源自在人类中流行的流感病毒亚型 ③ 大流行防范的重要性和监测措施的有效性

2. 全健康应对禽流感的成本效益

成本效益是禽流感防控工作的考量因素之一,如何利用有限的公共资源发挥最大的效益,并获得长期的健康附加值,有研究认为全健康理念应对禽流感是最具成本效益的防控策略[64]。

2013 年 3 月中国疾病预防控制中心不明原因肺炎监测系统确认了 3 例人甲型流感(H7N9)病例。卫生部门积极应对,快速诊断和治疗;农业部门扑杀病禽并关闭活禽市场;H7N9 疫情信息及时发布并与国际社会共享。虽然整个干预过程更加透明和及时,但这种暴发后的被动响应模式带来了巨大的经济成本。据估计,仅在前三个月,H7N9 就给家禽业造成了 77.5 亿元的直接经济损失,导致直接医疗支出 1 642 万元[65]。

在公共卫生领域中暂时缺乏关于在疾病防控中引入"全健康"概念干预前后所节省成本的确切数据,但世界银行对其成员国中实施全健康方法,在疾病控制中可节约的成本进行了初步估计,该项调查表明在禽流感防控总增量预算中,有 55% 分配给经常性成本,45% 分配给投资成本,其中全健康方法在疾病控制中可实现的潜在成本节约如表 8-3 所示[66],这些成本节约可占全球监测和疾病控制系统总成本的 10%~15%。此项研究表明实施全健康理念的联防联控防控方法不仅可有效解决卫生支出,还可为降低全球传染病大流行的风险、提升全球公共卫生水平、构建有效的动物人群健康系统等长期健康收益,带来额外成本的潜在节约[67]。

表8-3 世界银行成员国在疾病控制中实施"全健康"概念可实现的潜在成本节约[66]

防控阶段	成本分配(投资/经常性)	全健康节约成本
监测	投资(55%) 经常性(45%)	10%~30% 20%~40%
生物安全	投资(55%) 经常性(45%)	5%~20% 10%~30%
诊断	投资(55%) 经常性(45%)	2%~25% 15%~30%
控制(疫苗接种、医疗、响应)	投资(55%) 经常性(45%)	5%~15% 10%~30%
消除/赔偿	投资/经常性	0

六、小 结

全健康理念近年来逐渐被认可,应用于解决人畜共患病、微生物抗药性问题并取得良好成效[68,69]。它为解决大量复杂健康问题提供了系统性解决方案,在防控成效以及防控根源上,是保护人类-动物-生态环境整体健康的最有效和最经济的方式。从香港范例中已经证实将全健康概念运用于禽流感防控中能够获得收益,以往禽流感对人类健康与动物健康影响研究相互割裂的局面也将因此而改变,且将全健康理念应用于禽流感防控中,还有几方面需要关注。

(1)未报告禽流感暴发地区不等同于该地区不存在禽流感,未来仍有暴发风险,仍需要各部门协作建立持续主动监测系统,早期监测控制更具有成本效益。

(2)国际组织制定的在人类-动物-生态环境界面进行协调预防和控制禽流感的全球层面战略,各国家、区域应根据实际情况制定实施适当的个性化政策。

(3)以WHO和WOAH为代表的人类健康与动物健康部门的交流合作已经建立,呼吁环境和生态领域积极参与,共同推进禽流感防控,形成长效机制。

参 考 文 献

[1] OIE. High pathogenicity avian influenza (HPAI)-Situation report 24/02/2022[R/OL].[2022-2-24]. https://www.oie.int/app/uploads/2022/03/hpai-situation-report-20220224.pdf.
[2] FAO. H7N9 situation update[R/OL][2022/03/21]. https://www.fao.org/ag/againfo/programmes/en/empres/H7N9/situation_update.html.
[3] 刘婧姝,张晓溪,郭晓奎. 全健康的起源、内涵及展望[J]. 中国寄生虫学与寄生虫病杂志,2022:1-11.
[4] WHO. Tripartite and UNEP support OHHLEP's definition of "One Health"[R]. Institution,2021.https://www.who.int/news/item/01-12-2021-tripartite-and-unep-support-ohhlep-s-definition-of-one-health,2021-12-01.

［5］陈国强. 中国开展"全健康"理论与实践研究势在必行［J］. 科技导报,2020,38(5)：1.

［6］Alexander D J. An overview of the epidemiology of avian influenza［J］. Vaccine, 2007, 25(30)：5637 – 5644.

［7］OIE. High pathogenicity avian influenza (HPAI) – Situation report 17/01/2022［R］. 2022. https://www.oie.int/app/uploads/2022/01/hpai-situation-report-20220117.pdf,2022-1-17.

［8］Olsen B, Munster V J, Wallensten A, et al. Global patterns of influenza a virus in wild birds［J］. Science, 2006, 312(5772)：384 – 388.

［9］OIE. Avian influenza (including infection with high pathogenicity avian influenza viruses)［R］. 2021. https://www.oie.int/fileadmin/Home/eng/Health_standards/tahm/3.03.04_AI.pdf.

［10］Yoon S W, Webby R J, Webster R G. Evolution and ecology of influenza A viruses［J］. Current Topics in Microbiology and Immunology, 2014, 385：359 – 375.

［11］Lee D H, Criado M F, Swayne D E. Pathobiological origins and evolutionary history of highly pathogenic avian influenza viruses［J］. Cold Spring Harbor Perspectives in Biology, 2021, 11(2)：a038679.

［12］Jing J, Wang L, Wang G, et al. A human infection case with avian-origin H10N3 influenza virus［J］. Quantitative Imaging in Medicine and Surgery, 2021, 11(10)：4508 – 4510.

［13］Philippon D A M, Wu P, Cowling B J, et al. Avian influenza human infections at the human-animal interface［J］. Journal of Infectious Diseases, 2020, 222(4)：528 – 537.

［14］FluTrackers［R］. Institution, 2006. https://flutrackers.com/forum/, 2022 – 03 – 23.

［15］Liu W J, Xiao H, Dai L, et al. Avian influenza A (H7N9) virus：from low pathogenic to highly pathogenic［J］. Frontiers of Medicine, 2021, 15(4)：507 – 527.

［16］OIE. World animal health information system (WAHIS)［R］. Institution, 2022. https://wahis.oie.int/#/home, 2022/03/23.

［17］刘智婷,李伟强,王霞,等. 当前全球禽流感流行状况与流行特点分析［J］. 中国家禽,2017,39(24)：1 – 4.

［18］Dijk J G B V, Hoye B J, Verhagen J H, et al. Juveniles and migrants as drivers for seasonal epizootics of avian influenza virus［J］. Journal of Animal Ecology, 2014, 83(1)：266 – 275.

［19］Ferenczi M, Beckmann C, Warner S, et al. Avian influenza infection dynamics under variable climatic conditions, viral prevalence is rainfall driven in waterfowl from temperate, south-east Australia［J］. Veterinary Research, 2016, 47：23.

［20］Yu W Q, Ding M D, Dai G H, et al. Analysis of 15 cases of avian influenza virus (H7N9) infection［J］. Zhonghua jie he he hu xi za zhi = Zhonghua jiehe he huxi zazhi = Chinese journal of tuberculosis and respiratory diseases, 2018, 41(7)：534 – 538.

［21］Bai T, Zhou J, Shu Y. Serologic study for influenza A (H7N9) among high-risk groups in China［J］. New England Journal of Medicine, 2013, 368(24)：2339 – 2340.

［22］Quan C S, Wang Q L, Zhang J, et al. Avian influenza a viruses among occupationally exposed populations, China, 2014 – 2016［J］. Emerging Infectious Diseases, 2019, 25(12)：2215 – 2225.

［23］Webster R G, Krauss S, Hulse-Post D, et al. Evolution of influenza a viruses in wild birds［J］. Journal of Wildlife Diseases, 2007, 43(3)：S1 – S6.

［24］Hill S C, Lee Y J, Song B M, et al. Wild waterfowl migration and domestic duck density shape the epidemiology of highly pathogenic H5N8 influenza in the Republic of Korea［J］. Infection Genetics Evolution, 2015, 34：267 – 277.

［25］Bouwstra R, Heutink R, Bossers A, et al. Full-genome sequence of influenza A (H5N8) virus in poultry linked to sequences of strains from Asia, the Netherlands, 2014［J］. Emerging Infectious Diseases, 2015, 21(5)：872 – 874.

［26］Tian H, Zhou S, Dong L, et al. Avian influenza H5N1 viral and bird migration networks in Asia［J］.

Proceedings of the National Academy of Sciences, 2015, 112(1)：172 − 177.

[27] Promkuntod N, Antarasena C, Prommuang P, et al. Isolation of avian influenza virus A subtype H5N1 from internal contents (albumen and allantoic fluid) of Japanese quail (Coturnix coturnix japonica) eggs and oviduct during a natural outbreak[J]. Annals of the New York Academy of Sciences, 2006, 1081：171 − 173.

[28] WHO. Questions and answers on avian influenza in relation to animals, food and water[R], 2007. https://www.who.int/foodsafety/micro/AI_QandA_Apr07_EN.pdf.

[29] 中华人民共和国国务院办公厅.《全国高致病性禽流感应急预案》[R]：Institution, 2004. http://www.gov.cn/gongbao/content/2004/content_63152.htm.

[30] 刘婷婷,周力. 食品安全事件冲击下信息与消费者购买意愿研究——以 H7N9 禽流感事件为例[J]. 中国食品安全治理评论,2019,(2)：93 − 94,110 − 132.

[31] Chmielewski R, Swayne D E. Avian influenza：public health and food safety concerns[J]. Annual Review of Food Science and Technology, 2011, 2：37 − 57.

[32] Zhou L, Li L Z, Lei L. Avian influenza, non-tariff measures and the poultry exports of China[J]. Australian Journal of Agricultural and Resource Economics, 2019, 63(1)：72 − 94.

[33] 王吉忠. 我国家禽养殖的现状及发展趋势[J]. 畜牧兽医科技信息,2021,(10)：174.

[34] Gupta S D, Fournie G, Hoque M A, et al. Factors influencing chicken farmers' decisions to implement prevention and control measures to reduce avian influenza virus spread under endemic conditions[J]. Transboundary and Emerging Diseases, 2021, 68(1)：194 − 207.

[35] Chaiban C, Re D D, Robinson T P, et al. Poultry farm distribution models developed along a gradient of intensification[J]. Preventive Veterinary Medicine, 2021, 186：105206.

[36] Leung Y H C, Luk G, Sia S F, et al. Experimental challenge of chicken vaccinated with commercially available H5 vaccines reveals loss of protection to some highly pathogenic avian influenza H5N1 strains circulating in Hong Kong/China[J]. Vaccine, 2013, 31(35)：3536 − 3542.

[37] Long N T, Thanh T T, van Doorn H R, et al. Recent avian influenza virus A/H5N1 evolution in vaccinated and unvaccinated poultry from farms in Southern Vietnam, January-March 2010[J]. Transboundary and Emerging Diseases, 2011, 58(6)：537 − 543.

[38] Su S, Bi Y, Wong G, et al. Epidemiology, evolution, and recent outbreaks of avian influenza virus in China[J]. Journal of Virology 2015, 89(17)：8671 − 8676.

[39] Pu J, Wang S, Yin Y, et al. Evolution of the H9N2 influenza genotype that facilitated the genesis of the novel H7N9 virus[J]. Proceedings of the National Academy of Sciences, 2015, 112(2)：548 − 553.

[40] 财政部、农业部 中.《农业部、财政部关于调整完善动物疫病防控支持政策的通知》[R]. Institution, 2016. http://www.jsnc.gov.cn/zcfg/gjzcfg/2016/07/27084442491.html. 2022 − 03 − 21.

[41] Liu S, Zhuang Q, Wang S, et al. Control of avian influenza in China：strategies and lessons[J]. Transboundary and Emerging Diseases, 2020, 67(4)：1463 − 1471.

[42] WHO. Cumulative number of confirmed human cases for avian influenza A(H5N1) reported to WHO, 2003 − 2016[R]. 2016. https://www.who.int/influenza/human_animal_interface/2016_02_25_tableH5N1.pdf.

[43] Shanta I S, Hasnat M A, Zeidner N, et al. Raising backyard poultry in rural Bangladesh：financial and nutritional Benefits, but persistent risky practices[J]. Transboundary and Emerging Diseases, 2017, 64(5)：1454 − 1464.

[44] Cui B, Liu Z P, Ke J, et al. Determinants of highly pathogenic avian influenza outbreak information sources, risk perception and adoption of biosecurity behaviors among poultry farmers in China[J]. Preventive Veterinary Medicine, 2019, 167：25 − 31.

[45] Verhagen J H, Fouchier R A M, Lewis N. Highly pathogenic avian influenza viruses at the wild-domestic bird interface in Europe：future directions for research and surveillance[J]. Viruses, 2021, 13(2)：212.

[46] Poulson R L, Brown J D. Wild bird surveillance for avian influenza virus[J]. Methods in Molecular Biology,

2020, 2123: 93 - 112.

[47] 贾永朝,罗兴,徐霞,等. 2008—2017 年广元市家禽职业暴露人群和外环境禽流感病毒监测分析[J]. 预防医学情报杂志,2018,34(6): 780 - 786.

[48] 王璐璐,孙海波,孙佰红,等. 辽宁省外环境禽流感病毒监测结果[J]. 预防医学,2019,31(03): 221 - 224.

[49] AGRICUTURE U S D O. Animal health [R]. Institution, 2022. https://www. aphis. usda. gov/aphis/ourfocus/animalhealth/SA_One_Health, 2022 - 03 - 22.

[50] BANK W. Global program for avian influenza control and human pandemic preparedness and response: project accomplishments[R]. 2014. https://openknowledge.worldbank.org/bitstream/handle/10986/21541/940430WP0Box385430B0GPAI0Final00PUBLIC0.pdf? sequence = 1&isAllowed = y.

[51] OIE. One Health[R]. Institution, 2022. https://www.oie.int/en/what-we-do/global-initiatives/one-health/#ui-id-1.

[52] 王岩,邴睿,王涛,等. OIE 禽流感标准变迁及简介[J]. 中国动物检疫,2022,39(2): 67 - 73.

[53] WHO. Surveillance-Avian influenza[R]. nstitution, 2022. https://www.who.int/westernpacific/emergencies/surveillance/avian-influenza, 2022 - 03 - 21.

[54] FAO. Emergency prevention system for animal health(EMPRES - AH) [R]. Institution, 1994. https://www.fao.org/ag/againfo/programmes/en/empres/about.html, 2022 - 03 - 21.

[55] FAO. FAO's response to avian flu[R]. Institution, 2022. https://www.fao.org/avianflu/en/response.html, 2022 - 03 - 21.

[56] BANK W. Safeguarding animal, human and ecosystem health: one health at the World Bank[R]. Institution, 2022. https://www. worldbank. org/en/topic/agriculture/brief/safeguarding-animal-human-and-ecosystem-health-one-health-at-the-world-bank? qterm_test = GPAI#, 2022 - 03 - 24.

[57] OFFLU. Joint OIE - FAO Scientific Network on Animal Influenza[R]. Institution, 2005. https://www.offlu.org/, 2022 - 03 - 23.

[58] OFFLU. OFFLU strategy assessment: objectives, actions and outcomes[R]. 2020. https://www.offlu.org/wp-content/uploads/2020/09/OFFLU_strategy_table_2020.pdf.

[59] FAO. International OIE/WHO/FAO conference in Kuala Lumpur draws up strategy to fight avian influenza [R]. Institution, 2005. https://www. oie. int/en/international-oie-who-fao-conference-in-kuala-lumpur-draws-up-strategy-to-fight-avian-influenza/, 2022 - 03 - 21.

[60] PROGRAMME(UNEP) U E. UNEP joins alliance to implement One Health approach[R]. Institution, 2022. https://www.unep.org/news-and-stories/press-release/unep-joins-alliance-implement-one-health-approach, 2022 - 03 - 24.

[61] Claas E C, Osterhaus A D, van Beek R, et al. Human influenza a H5N1 virus related to a highly pathogenic avian influenza virus[J]. Lancet, 1998, 351(9101): 472 - 477.

[62] Sims L D, Peiris M. One health: the Hong Kong experience with avian influenza[J]. Current Topics in Microbiology and Immunology, 2013, 365: 281 - 298.

[63] Wan X F. Lessons from emergence of A/goose/Guangdong/1996-like H5N1 highly pathogenic avian influenza viruses and recent influenza surveillance efforts in southern China[J]. Zoonoses Public Health, 2012, 59 Suppl 2: 32 - 42.

[64] Narrod C, Zinsstag J, Tiongco M. A One Health framework for estimating the economic costs of zoonotic diseases on society[J]. Ecohealth, 2012, 9(2): 150 - 162.

[65] Qi X, Jiang D, Wang H, et al. Calculating the burden of disease of avian-origin H7N9 infections in China [J]. BMJ Open, 2014, 4(1): e004189.

[66] Bank W. People, pathogens and our planet volume 2: The economics of one health[R]. 2012. https://documents1.worldbank.org/curated/en/612341468147856529/pdf/691450ESW0whit0D0ESW120PPPvol120

web.pdf.

［67］周晓农. 以全健康理念推进人兽共患病预防与控制［J］. 中国寄生虫学与寄生虫病杂志,2022,1－8.

［68］费思伟,许靖姗,吕山,等. 全健康:人兽共患病防控的新思考［J］. 中国血吸虫病防治杂志,2022,34
　　　（1）：1－6.

［69］郭超一,许靖姗,朱泳璋,等.“全健康”理念下的人兽共患病防控研究——基于 CiteSpace 的文献计量
　　　分析［J］. 中国病原生物学杂志,2021,16(8)：909－915,921.

第九章
全健康与国家生物安全治理

何　健[1,2]　熊彦红[3]　周晓农[1,2,3]*

一、前　言

　　生物安全(biosafety 或 biosecurity)，从广义上而言，指的是与一切生物因素相关的安全问题，包括新发突发传染病、新生物技术滥用和谬用、实验室生物安全、国家重要遗传资源和基因数据流失、生物武器与生物恐怖主义威胁等[1]。生物安全作为国家安全的重要组成部分，是国家核心利益的重要保证，事关民众健康、经济有序发展、社会安定及国家战略安全[2]，生物安全具有全球属性，在国际生物安全不断发展和日益严峻的大背景下，拓展了生物安全概念的内涵与外延[1]。生物安全可成为大国博弈的战略工具[3]。全健康最新定义为一种综合的、增进联合的方法，在假设人类、家养和野生动物、植物以及更广的环境(包括生态系统)的健康是紧密联系和相互依赖的前提下，旨在帮助人类、动物(包括植物)和生态环境健康之间取得平衡[4]。全健康在其早期经历的生态健康时期，已联合了生物安全的概念[5]。

　　随着全球生物安全治理进入新的变革期，生物安全无国界，急需使用人类、动植物以及生态环境健康相关风险的战略性综合方法对生物安全进行治理[1,6]。就全球属性及研究方法而言，生物安全和全健康具有十分紧密的联系。生物安全是在人类、动植物和生态环境三元结构的框架下一种整体性、综合性策略，它的基础是联通不同部门之间的关系，需要认识到风险在部门内部和部门之间转移的可能性，并因此可能导致的全系统后果。此外，生物安

1. 上海交通大学医学院-国家热带病研究中心全球健康学院，上海(200025)

2. 上海交通大学-爱丁堡大学全健康研究中心，上海(200025)

3. 中国疾病预防控制中心寄生虫病预防控制所，国家热带病研究中心，国家卫生健康委员会寄生虫病原与媒介生物学重点实验室，世界卫生组织热带病合作中心，国家级热带病国际联合研究中心，上海(200025)

*通讯作者

全虽然更注重健康风险因素的识别、评价、处理,但其最终目标是提高和保护人类健康、农业生产系统以及依赖这些系统的人民和产业的能力,实现人类、动植物和环境的和谐发展,这与全健康的理念相符合。生物安全的英语表述主要有 biosafety 和 biosecurity 两种方式,前者指"为防止无意间接触或意外释放的病原体和毒素所实施的控制原则、技术和措施";后者则为"旨在防止病原体和毒素丢失、盗窃、滥用、转移或故意释放而被机构和个人采用的安全措施"[7]。两者的主要区别主要来源于危险产生的动机。本篇主要论述广义上的生物安全中的研究进展,即包括 biosafety 和 bosecurity。

二、全健康在生物安全领域的现状

生物安全的重要性逐渐得到了从国家到个人各层面的重视,在生物安全领域运用全健康理念,保护和促进人类、动植物和环境健康,逐渐在国际层面上得到认可,包括 WHO、WOAH、FAO 和 UNEP 等[8]。同时,人们日益认识到,对待生物威胁甚至包括蓄意生物威胁,无论其起源如何,需要培养有效预防、发现、防范和应对疾病的能力,才能确保全健康目标的实现。

1. 强化全健康理念对生物安全的影响

根据 2005 年《国际卫生条例》规定,各国有义务对生物事件进行监测和报告,并加强对国际关注的公共卫生风险和突发公共卫生事件做出迅速有效反应的能力[9]。2011 年,世界卫生大会通过了一项决议,敦促所有会员国:"将所有突发卫生事件和灾害风险管理方案(包括减少灾害风险)纳入国家或国家以下各级卫生计划,并提升卫生协调和跨部门行动的能力,以开展风险评估、主动减少风险,并为应为紧急情况、灾害和其他危机做好准备、应对和恢复工作[10]。"2015 年,WOAH 发布了《减少生物威胁战略:加强全球生物安全》,旨在通过加强现有的监测、早期发现和快速反应系统,建立促进生物安全的科学网络,以建立可持续和有效的保护措施,防止蓄意和意外释放动物(包括人畜共患病原体)的威胁[11]。为了提升兽医服务部门对识别疾病暴发原因的能力,WOAH 制定了一份关于调查与动物健康有关的可疑生物事件的指导性文件[12]。此外,WOAH 还发布了模拟演习指南,可用于促进应对生物安全的跨部门合作[13]。2007 年出版的《联合国粮农组织生物安全工具包》(*FAO Biosecurity toolbit*)提倡采取全健康的理念,使用综合方法管理对食品安全、人畜共患病、引进和生产转基因生物及其产品和引进、管理外来入侵物种相关的生物风险[14]。该工具包旨在加强相关部门和组织在食品安全、公共卫生、农业、林业、渔业和环境保护领域的能力,以便在发生生物事件时进行有效的跨部门协调与合作[13]。

一些国家通过成立全健康专门机构,统筹其全健康工作。美国疾病预防控制中心成立的全健康办公室,致力于在美国和世界各地宣传全健康理念,提高人们对于全健康的认识。该办公室与美国、其他国家和国际组织的人类、动物和生态环境卫生伙伴密切合作,促进全健康的发展。同时,利用美国疾病预防控制中心的专业知识和全健康理念,帮助提升合作伙伴能力[15]。一些国家和地区的政府部门中,全健康也在作为其指导理念开展工作,例如,澳洲全球农业研究中心联合周边国家相关部门,通过在印太地区开展全健康项目,保护地区食品安全。欧盟疾病预防控制中心则发布了基于全健康理念的耐药性评价工具(表 9-1)。

表 9-1 全健康理念在部分国家和地区部门发展情况

发展情况	国家/地区	
成立专门机构	美国	疾病预防控制中心全健康办公室(CDC's One Health Office)[15]
作为指导理念	美国	食品药品管理局(U. S. Food and Drug Administration)[16]
		农业部(U. S. Department of Agriculture)[17]
	澳大利亚	澳洲全球农业研究中心(Australian Centre for International Agricultural Research)[18]
	欧盟	欧盟疾病预防控制中心(European Center for Disease Control and Prevention)[19]
	英国	兽医管理局(Veterinary Medicines Directorate)[20]
		环境、食物及农村事务部(Department for Environment, Food & Rural Affairs)[21]
	爱尔兰	卫生部(Department of Health)[22]

2. 我国重视生物安全的新理念

我国于 2020 年 10 月 17 日,十三届全国人民代表大会常务委员会第二十二次会议表决通过了《中华人民共和国生物安全法》[23]。这部法律自 2021 年 4 月 15 日起施行,并标志着生物安全被纳入国家安全体系。其中,"共同、综合、合作、可持续"理念契合全健康理念,是我国统筹国际安全和国内安全两个大局,站在共建共享、建设一个普遍安全世界的人类命运共同体高度提出的安全理念,是对总体国家安全观内涵的进一步拓展。"共同,就是要尊重和保障每一个国家安全。综合,就是要统筹维护传统安全领域和非传统安全领域安全。合作,就是要通过对话合作促进各国和本地区安全。可持续,就是要发展和安全并重以实现持久安全[24]。"我国充分认识到,构建国家生物安全治理体系不仅要促进各国合作解决安全问题,走出一条共建、共享、共赢、共护的安全新路,还要协调、处理好自身安全(国家治理)和共同安全(全球治理)的关系,即一方面,要全面提高国家生物安全治理能力,不断增强驾驭风险、迎接挑战的本领;另一方面,要维护国际法治、推进生物安全全球合作共治,夯实全球生物安全治理的合作之基[25]。因此,为了能使我国生物安全体系构建更具整体性、科学性和统领性,亟须以全健康的视角,将人、动植物、生态伦理观念,以及共同、综合、合作、可持续理念与国家生物安全制度相融合。

三、全健康在生物安全理论发展的作用

1. 全健康作为应对生物安全"免疫悖论"主要手段

一些科学家将应对生物安全威胁的过程比作免疫反应,并在其实施过程中发现了"免疫

悖论"。2009年4月,一种新的流感病毒在美国和墨西哥出现。在接下来的几周里,"墨西哥流感"[后来被称为"H1N1猪流感病毒",以其血凝素(H)和神经氨酸酶(N)表面抗原的亚型编号命名]迅速传播到世界各地。2009年6月11日,WHO正式将其宣布为21世纪第一次流感大流行[26,27]。一些科学家认为该疫情的严重性可以与1918年西班牙流感大流行的程度相当[28],这不仅在生物医学领域(疫苗和抗病毒药物的开发和分发)而且在社会层面(公共卫生措施:监测、检疫、卫生等)暴发了相关的"免疫反应"。一般来说,病毒学通常能够出现"有效免疫反应"。例如,在H1N1型禽流感病例中,病毒学研究揭示了H1N1型禽流感的遗传特征、传播力等,以便就如何控制和抵消病毒的传播做出决策。此外,病毒学研究显然增加了我们对病毒、基因、毒力与宿主的相互作用以及传播的了解。这种渐进式的理解也使我们更加意识到我们面临的潜在新风险[29]。为研究病毒的作用和预防未来潜在的流感大流行,病毒学家已经可以在实验室制造流感病毒突变体,以便更深入地了解流感的进化,并准备生产未来的疫苗和抗病毒药物。但与此同时,对于病毒基因的了解可能会导致发现更危险和致命的病毒"重组",若这种实验室培育的病毒或技术被实验室泄漏或被恐怖分子滥用,就极有可能导致产生一种新的流感病毒株暴发流行[30]。上述观点表明,对于病毒的研究不仅不能实现一劳永逸地免受病毒的侵害的目的。相反,对病毒的了解增加导致新的和以前未知的威胁的出现,可能会面临一种更具毒性的病毒威胁。此外,如果采用这种策略,人们需要考虑这种最丰富的生物实体的进化速度和重组可能性,以及随之而来的无穷无尽的潜在病毒威胁,那就极易导致人与病毒无限期的斗争。

另一种情况是出现"自体免疫",即在应对生物安全威胁所采取的措施对社会的破坏大于该危险因素的影响。H1N1型禽流感疫情及其在全世界的迅速蔓延重新引发了关于预防传染病的辩论,对其大流行的反应的特点是在社会政治和科学层面上存在很大的模糊性,一些人认为大流行不会那么严重[31]。在事后看来,H1N1型禽流感大流行较为温和,许多人(专家和普通人)所预料到的大流行并没有发生。H1N1型禽流感毒力较低和流行程度相对温和导致许多国家都储备了大量未使用的H1N1型禽流感疫苗。因此,许多政府因将纳税人的钱浪费在不需要的物资上而受到批评。一些批评者指责科学家和WHO"反应过度"[32,33]。

如果以全健康角度来看待生物安全,则可有效避免上述情况的产生。全健康强调人是自然的一部分,认为共存作为我们生存的基础,无论是生物学还是政治上。它阐明了人类对与其他物种(包括病毒)的相互关系的根本依赖性,以及对所有其他事物的脆弱性,从而在实际上赋予了我们个人生活的意义[34]。全健康作为一种综合的方法,面对生物安全的威胁并非一味地对抗,而是基于"免疫环境"背景,即在整体情况下对危险评估。对于出现的生物威胁,通过自身的组织协作,与外来物不断进行"对话",通过这种方式,免疫系统识别并决定什么是需要保护和治愈的,什么是外来的,必须被攻击和摧毁。基于这些原因,全健康理念在生物安全中可以产生更加微妙和复杂的"免疫反应",并考虑到发生这些反应的背景,这种背景不仅涉及病毒威胁出现的气候和生态因素,还涉及政治背景和社会经济条件,从而实现全系统的健康。因此,全健康的方法不仅可以防止"免疫应答"演变成"自身免疫"应答,而且还可以提高生物安全措施的有效性。

2. 全生物安全(One Biosecurity,1B)理论

为了加强生物安全的执行效率,生物安全策略必须利用更加一致、普遍的方法,在国家

和国际层面寻求卫生、农业和环境部门之间的协同作用，并应致力从传统聚焦于单个生物体或部门的风险转向对总体风险管理[35]。如今，随着社会的发展，生物安全领域面临的挑战越来越复杂。例如，在城市化进程中，以往研究表明，人口密度高的城市地区往往更容易受到新发流行病和人畜共患病的影响[36]。城市发展是疾病从野生动物向人类和家畜溢出的主要驱动因素之一，也是从家畜向野生动物蔓延的主要驱动因素之一[37]。此外，外来物种在城市生态系统生物多样性中所占的比例越来越大[38]，通过外来物种直接传播给人类或通过驯养动物传播的可能性很高。然而，对于世界各地引进的大多数脊椎动物来说，它们作为人畜共患病原体宿主的有效性尚不清楚，这对未来人畜共患风险管理埋下了隐患。此外，人员和货物的国际流动、国际上应对卫生危机能力的不平衡、日益集约化的农业和不同地区的卫生管理理念差异等挑战均提示生物安全问题日趋需要一个整体的方法进行应对。

随着全健康理念的发展，人们越来越认识到应该采取更全面的生物安全管理方法。在2020年，One Biosecurity 理论被首次提出，该理论进一步提升了全健康框架下的生物安全问题，特别是入侵害虫、植物和病原体相互交织，迅速在全球扩散，对人类福祉以及公众和环境健康构成重大威胁。One Biosecurity 是一种跨学科的生物安全政策和研究方法，它建立在人类、动物、植物和生态环境健康之间的相互联系之上，以更有效地预防和减轻外来入侵物种的影响[39]。

One Biosecurity 理论起源于 2008 年对澳大利亚检疫和生物安全安排的审查，该评估旨在鼓励联邦和州政府之间建立更强有力的伙伴关系，并以法律框架为基础，以支持国家应对与农业相关的外来病虫害[40]。该理念提供了一个统一的框架，以应对超越动物、植物、人类和生态环境健康之间的传统界限的众多生物安全风险（图 9 - 1）。虽然并非所有物种都必然会对所有部门产生影响，但毫无疑问，大多数的物种将影响至少两个部门。然而，尽管对人类、动物、植物和生态环境健康进行了大量研究，但这些部门之间的科学联系仍然相当有

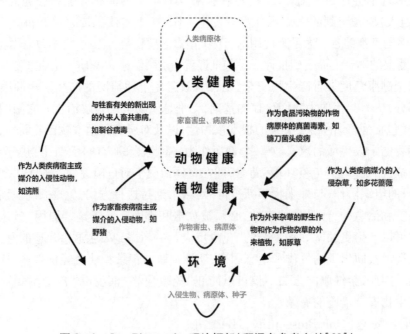

图 9 - 1 **One Biosecurity** 理论框架（翻译自参考文献[39]）

限,并且相关产出远远低于预期。即使全健康理念将这些部门相互联系起来,但在人类和动物健康领域发表的研究中,只有不到 1% 涉及这些部门之间的联系。因此,该理论的一个关键目标是推动一个更全面的研究框架,研究外来入侵物种对卫生、农业和环境部门的影响。

目前,新西兰和澳大利亚等已经拥有强大生物安全法规的一些国家对 One Biosecurity 理论框架开展了实践尝试。One Biosecurity 作为一项创新计划,在澳大利亚南部地区对畜牧生产者实行,以满足 21 世纪生产系统日益增长的需求和挑战(https://onebiosecurity.pir.sa.gov.au/One-Biosecurity-program)。该计划首先让生产商认识到生物安全对于生产健康的牲畜、保持产品进入高端市场的机会以及应对外来疾病和地方病的持续威胁均具有十分重要的作用。该计划还建立了一个在线系统,监测农场生物安全和牲畜健康的概况。该计划通过鼓励生产商创建企业生物安全计划,并对计划进行星级评定,制定行业标准进行排名。随着生产商陆续制定生物安全计划并与其他生产商相互比较,生产商可以采用更为明智的策略来建立其生物安全能力。对于国家而言,"One Biosecurity"计划可以帮助南澳地区提供强大的联合防御措施,抵御牲畜疾病威胁(外来和地方病)并在经济上促进优质市场准入基本要求的发展,随着参与的生产者成员的数量日益增多,愈发有利于畜牧业和个体生产者。

四、全健康在降低生物安全风险中的作用

随着全球化的发展、食品和贸易增加、人员跨境旅行和流动增加、新的农业生产和食品加工技术、生物安全信息可及性的进步、国家独立转向国家联合应对生物安全危机等因素的影响,生物安全的时空因素、内部和外部因素比过去更复杂,生物安全风险以多种方式不断威胁着国家安全,维护生物安全比以往任何时期都更具必要[41]。普遍认为,当前面临的主要生物安全风险包括外来生物入侵(alien species invasion, ASI)、食品安全、EID、超级耐药细菌、生物泄漏事故、生物武器和生物恐怖主义威胁及生物技术滥用等,使用全健康这一综合性的理念和方法来应对生物安全问题被认为是有效的应对手段之一。

1. 全健康与外来生物入侵

气候、生境和生物多样性的变化正在影响生态环境中的生物和非生物,而社会和经济变化(例如,在全球化世界中,特大城市的发展以及人员和货物流动的增加)则为物种流动和传播提供了多种途径[42,43]。这些外部驱动因素共同增加了日益严重的生物入侵风险,对全球生物多样性和生态系统形成了巨大威胁[44]。来自外来物种的威胁主要包括动植物、致病微生物和寄生虫,以及对人类、驯养动物和野生动物种群构成重大威胁的病媒(如节肢动物媒介:蚊子)[45]。在过去的几个世纪里,全世界记录了 16 000 多个外来生物入侵活动,这个数字仍呈上升趋势[46]。外来生物入侵影响十分广泛,其主要包括:

(1)造成大量的经济损失。外来入侵生物对经济的影响是衡量入侵与否的一个重要标志,全球大多数的国家和地区都受到了或正遭受着外来生物入侵的危害,生物入侵给世界各地都带来了不同程度的经济损失,这也是生物入侵问题受到重视的首要原因。在美国,外来入侵物种每年对其造成的经济损失为 1 380 亿美元,约占美国 GDP 的 1.37%。美国每年的艾滋病给人类健康造成的经济损失为 65 亿美元,而外来宠物造成的经济损失则为 60 亿美

元[47]。根据一项保守估计，外来生物入侵对北美地区造成经济损失高达 1.26 万亿美元[48]。而我国因外来生物入侵带来的年均经济损失超过 2 000 亿元[49]。例如，水葫芦作为有意引进的物种，现已在我国广东、江苏、福建、浙江、上海等 17 个省市泛滥成灾，其造成的直接经济损失近 100 亿元；全国每年用于打捞水葫芦的费用就多达 5 亿~10 亿元[50]。

（2）导致生物多样性丧失。外来物种已被证明会导致本地物种灭绝概率增加，本地种群的遗传组成、行为模式、物种丰富度、系统发育和分类多样性、营养网络、生态系统生产力、养分和污染物循环、水文、栖息地结构以及受到影响的各种组成部分也会出现显著变化[51-54]。由于这些原因，大多数科学家和保护组织认为外来物种是生态系统的不良补充，并经常投入大量资源来预防或减轻其影响。例如，互花米草入侵福建等地沿海滩涂，导致红树林湿地生态系统遭到破坏，红树林消失，滩涂鱼虾蟹贝类以及其他生物生存环境改变，原有的 200 多种生物减少到 20 多种[55]。互花米草入侵崇明东滩盐沼湿地后，降低了土著植物芦苇和海三棱藨草的丰度，甚至造成局部海三棱藨草的灭绝。在崇明东滩，该外来物种的入侵，打破了湿地中固有的自然植物群落的演替进程，迅速向外排挤海三棱藨草群落，加快了芦苇群落在高潮滩的定植，因而严重改变了湿地土著植被的空间分布格局[56]。

（3）威胁人类及动植物健康。由于很多入侵物种自身带有大量人类及动植物的病原，可以作为在入侵地区的病原媒介，如具有合适的传播的条件，可能会引起疾病的大面积暴发，极大地损害了人类的健康和动植物的生存。例如，进食生的或者未熟的福寿螺可能会使人感染螺体内的寄生虫——广州管圆线虫而罹患嗜酸性脑膜炎，褐云玛瑙螺、福寿螺等入侵螺类可成为广州管圆线虫的中间宿主，并已在北京、广州、云南等地引发多次疫情[57,58]；豚草在入侵我国后，部分人群因对其花粉过敏而患"枯草热"疾病[50]。

生物入侵对于人类、动物、生态环境乃至社会均有严重的影响，因此，在应用全健康理念应对生物入侵威胁时，除考虑其影响外，还应对其作用机制也进行识别，从而能更有效地对其进行防控。生物入侵呈现出"1/10 法则"结果，即"大约 10% 的入侵生物总能成功地扎根生长"[59]。各国学者从入侵者的角度或被入侵的生态系统角度去考察研究，先后提出了内禀优势、增强竞争力进化、天敌逃逸、化学武器、多样性阻抗及空生态位等诸多假说[60]，这些假说主要从遗传进化、天敌、化学防御、生物多样性、生态位等不同角度阐述生物入侵的机制。然而在现实情况中，很多情况下是多种机制在协同作用。因此，针对生物入侵的特点和机制，使用全健康理念应对生物入侵时，也应采用整体和综合的方法（图 9-2）。

首先应开展国家间和部门间的联防联控。生物入侵往往是不同国家或地区之间生物流动，因此开展国家或地区间的合作，共享生物情报对于及时了解入侵生物信息十分重要，从而提高防控效率。此外，由于入侵生物威胁到社会运作中的各个方面，不能仅限于单一的或个别几个部门，应成立包括农、林、环、卫、司法、国防、贸易、检疫、海洋、教育等多个主管部门在内的联合委员会，从整体全面管理外来入侵物种。尽快出台针对外来物种的入侵法和入侵物种的管理法，依法解决生物入侵过程中存在的问题。加强管理水平，对那些可能带来危害的外来生物发布禁令，针对性地制订相关的规章制度，防制引发破坏的入侵物种。

其次为构建监测预警体系。检验检疫作为第一关，可以减少外来有害物种的入侵危害，通过加强落实外来入境生物的防疫检疫，对具有危险性的病菌、害虫、杂草、宠物等加强检疫，能及时有效地限制其危害。此外，还要建立入侵生物的预警与风险评估机制，从源头减

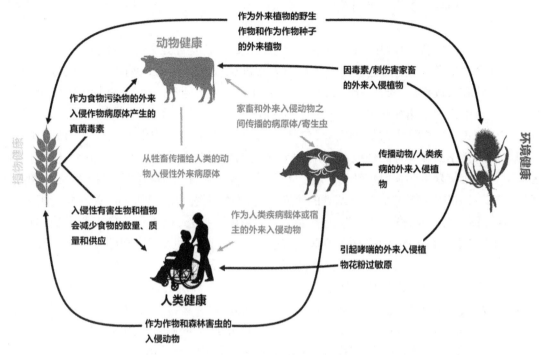

图 9-2　全健康框架下入侵生物在人类-动物-环境界面传播示意图（翻译自参考文献[61]）

少外来有害生物入侵。尽可能地减少外来物种的引进,加大对本地物种的开发利用力度。慎重引进、防控或清除那些可能危害到经济生产、生态环境的外来物种。通过成立生物入侵信息中心,加快外来入侵物种摸底排查、动态监测、风险评估,构建预警机制,提高防治外来有害物种响应速度和治理能力,对外来物种进行科学有效的风险评估,列出禁止传入的物种名录,建立其动态变化数据库。

最后为研发生物入侵治理新方法。通过核查各地现有的危害入侵物种的种类、分布状况和侵害情况,加强对这些现存的外来有害物种进行综合治理工作,采取科学有效的方法控制外来入侵物种。根据不同地区的实际情况,采用符合当地现状的各种有效防治措施,常用的如机械防治、物理防治、化学防治和生物防治等方法,做到根除各地外来有害物种[62]。

2. 全健康与食品安全

获取足够和营养的食物是维持人和动物健康的关键因素,被污染的食品对于人类健康和社会产生了巨大危害,据估计全世界每年有 6 亿人(几乎每 10 人中就有 1 人)在食用受污染的食物后生病,致使 42 万人死亡,并造成 3 300 万伤残调整生命年(disability-adjusted life year, DALY)损失[63]。另一方面,随着人口的持续增长,人们获得安全、营养和健康食物的挑战越来越大。到 2050 年,粮食产量将需要增加至 2012 年产量水平的 150%以上才能满足需求。随着发展中国家收入的持续增长和生活条件的改善,对肉类、乳制品和水果、坚果和蔬菜等特色作物的需求也在增加[64]。对食品需求的增加已经使自然资源紧张,导致土壤侵蚀,生物多样性景观的丧失以及世界各地环境的污染,对食品安全和可持续食品生产提出了新的挑战[65]。因此,在处理食品安全问题时,可以借助全健康理念,组建由学术、行业和政府机构等多方专家组成的跨学科团队,采取整体和系统的方法解决这些问题。

在过去 10 年中,食物不足问题取得了重大进展,然而食品安全面临着严峻的挑战,主要包括:

(1) 灾害。灾害不仅可以破坏社区基础设施,更可造成人员受伤、精神创伤和死亡,严重影响社会发展[66]。此外,这些灾害会加剧人类健康、动物健康和生态环境健康方面的生物安全风险和造成疾病流行。例如,腹泻病暴发通常发生在飓风之后,在卡特里娜飓风之后的撤离人员中出现了诺如病毒(norovirus)、大肠埃希菌、沙门菌和霍乱弧菌的暴发疫情[67]。自然事件和灾害以多种方式影响农业,包括动物和作物的损失;农业和农村基础设施的破坏;病原体、化学品和碎片的环境污染;牲畜和作物的负面健康后果等[68,69]。此外,牲畜也容易受到动物疾病暴发和饲料短缺的影响。灾害对于发展中国家影响更大,在 FAO 进行的一项对 2003~2013 年自然灾害进行调查的研究中,他们发现农业部门损失占灾害相关损失的25%,这些损失对农业、商业和制造业产生了负面影响。此外,就业和粮食安全也受到负面影响,因为与农业有关的就业减少,粮食供应减少,导致家庭收入下降和粮食价格上涨。粮食不安全可能导致购买的粮食质量较低,从而导致营养不良,进一步形成恶性循环[66]。

(2) 跨地区疾病。跨地区疾病是对人类、动物和生态环境的健康和福祉的另一个全球性威胁。高度传染性动物疾病的流行会严重影响社会、经济贸易、粮食安全和公共卫生。非洲猪瘟(African swine fever, ASF)是一种影响家猪和野猪的跨地区疾病,其致死率接近100%[70]。ASF 是一种 DNA 虫媒病毒,可引起家猪和野猪的严重出血热[71]。ASF 于 20 世纪初在撒哈拉以南非洲首次被发现,当时作为地方性疾病,通过蜱虫传播给疣猪。疣猪是撒哈拉以南非洲地区这种病毒的天然宿主,它们可以在没有任何症状的情况下持续感染。由于没有针对该疾病的可用疫苗或治疗方法,并且可用的诊断方法有限,因此防控依赖于早期发现和生物安全措施[72]。然而,这些方法仍然难以实现,因为 ASF 可在环境中长期存在,并且很容易通过污染物、泔水、受污染的肉制品、直接接触等方式传播[73]。ASF 随后传播到欧洲、俄罗斯和中国。作为野生动物传染源的野猪、泔水喂养、受污染的肉制品和生物安全体系不健全在病毒的暴发和持续传播中发挥了作用。2018 年 8 月,ASF 在中国暴发疫情,导致估计生猪库存减少 14%,4 500 万头猪被扑杀,母猪库存减少 13%[74]。根据中国海关总署的数据,这些损失导致猪肉价格大幅上涨,1 年内中国肉类进口量增加了 45%,猪肉、羊肉、牛肉和鸡肉等肉类进口创下纪录。虽然,中国的 ASF 疫情将对全球肉类贸易和价格产生什么影响还有待观察,但 ASF 有可能扰乱全球猪肉生产,使贸易问题进一步复杂化,并影响全球最低社会经济阶层的粮食不安全。

灾害和跨地区疾病等因素可能导致食品安全危机,危及人类、动物和生态环境健康与福祉的稳定,并对人类生活和粮食安全产生持久影响。有时这些疾病可能成为人畜共患症状,从而构成公共卫生风险。粮食和农业部门的中断,可能对全球经济产生破坏性影响。由于食品安全的问题涉及面广且影响深远,保护农业生产和公共卫生免受自然灾害和跨界疾病的侵害,需要跨学科团队合作,通过调动农民、消费者、研究人员、政府机构和消费者权益保护团体等利益相关者的积极性,共同预防、应对并从这些事件中恢复过来。最终,人类、动物和生态环境都参与其中,并遵循全健康的理念[75]。

采用全健康理念保障食品安全往往可以在整体的角度发现最有效的干预手段。开展于坦桑尼亚和赞比亚一项粮食和营养安全项目,通过联合政府、社区、高校、非政府组织(Non-

Governmental Organizations,NGO)等各方力量,召集动物、作物和人类健康专家、经济学家、生态学家和社会科学家与参与社区合作,针对当地农村儿童营养不良这一问题,依托全健康理念,对影响儿童发育的关键因素进行了识别。项目发现家禽在当地家庭农业生产中占显著地位(拥有率70%~99%),可以通过使用鸡新城疫(Newcastle disease,ND)疫苗改善家庭家禽生产情况,从而提供肉类和鸡蛋直接增加儿童营养效果,也可以通过增加养殖收入间接增加营养效果。此外,项目通过帮助改善作物种植结构,帮助种植作物能更好地应对环境变化并为家庭提供更广泛的营养元素。项目还建立了监督小组,分析食品不安全和营养不良的原因并对其及时作出反应,通过开展跨学科协作和可持续性管理,从而增强循证政策制定的能力[76]。项目以全健康的方法解决家庭食品安全问题的同时,对人类、动植物和生态环境健康一并进行了改善,并在社区到政府各级,也实现了良好的经济和社会效益。

3. 全健康与新发传染病

EID是指人群中新出现的传染病,或过去存在但在发病率或者地理分布上在增加的传染病[77]。随着人类社会发展或由于人类与野生动物的接触机会不断增多,突破物种屏障传播到人和家畜,造成EID的发生。新近十年来相继出现了甲型H1N1流感、高致病性H5N1禽流感、高致病性H7N9禽流感、发热伴血小板减少综合征、中东呼吸综合征、登革热、埃博拉、寨卡等重大新发突发传染病疫情。在全球化背景下,全球范围内,人类、动物EID呈现存量多、增速快、传播广、危害重等趋势,是国家生物安全首要威胁。WHO提出未来将会有多种源头的大流行"X疾病",大流行传染病是事关国家安全和发展的重大风险挑战[78]。

防治EID不是一个国家能解决的事,WHO呼吁国际合作,着力推动全健康[79]。全健康策略是当前国际上公认的应对EID的有效途径,强调人类、动物和生态环境的整体健康,促进EID防控关口前移,进而解决当前公共卫生安全领域面临的难题,能有效应对我国EID防控的复杂形势,变被动防控为主动应对[80]。

4. 全健康与超级耐药细菌

超级耐药细菌的出现暴露出了日益严峻的全球性细菌耐药问题,成为全球所关注的热点,也是目前国内外抗感染领域所面临的严重问题,已引起WHO和各国政府部门的高度重视[81]。如何以全健康理念出发从人类、动物、生态环境整体视角,加强多机构、跨学科、跨地域的协作,解决这一复杂问题,已列入各国及国际组织重要的议事日程中。

WHO一直倡导控制细菌耐药问题,2011年世界卫生日主题为"控制细菌耐药,今天不采取行动,明天将无药可用";2015年出台抗生素抗药性全球行动计划,要求所有成员国在2017年5月之前实行国家行动计划。2016年9月,G20杭州峰会公报承诺将"推动谨慎使用抗生素"。抗生素耐药性的话题已经上升到了国际高度,成为世界性议题。同月,出席联合国大会的193个成员国签署宣言承诺加强管制抗生素。中国各部门也一直在积极行动,体现了全健康的联防联控理念。例如,2015年8月,国家卫计委修订并发布《抗菌药物临床应用指导原则(2015年版)》;2016年8月,14个部委联合发布《遏制细菌耐药国家行动计划(2016—2020年)》;2022年2月,农业农村部制定了《2017年动物源细菌耐药性监测计划》。

要控制"超级细菌"的问题,须分别从发现更好的杀菌方法和预防耐药问题上入手。在发现更好的杀菌方法方面,科学家在了解了超级细菌耐药机制的前提下,人们开始寻找以毒攻毒的办法,提出了"生物杀菌"新概念。细菌会通过四种途径来化解危机,一是抗生素外排泵机制;二是抗生素降解酶机制;三是抗生素修饰酶机制;四是自我救护机制。为此,噬菌体、溶葡萄球菌酶、抗菌酶、抗菌肽已开始取代部分抗生素和化学消毒剂;新发现的噬菌体裂解酶 AB09、GK 抗菌肽也有希望攻克"超级细菌"。在预防耐药问题上,监测发现动物成为耐药菌和耐药基因的重要贮库(人体病原菌 60% 以上来源于动物),因此预防措施主要针对养殖场等耐药菌发源地进行抗生素使用的控制及封闭式管理等措施。同时,要不断加强研发新型杀菌机制的抗菌药物,合理使用传统抗生素等措施。

5. 全健康与生物泄漏事故、生物武器和生物恐怖主义威胁及生物技术滥用

当前,国际生物反恐怖斗争形势日趋严峻复杂。生物科技快速发展使生物武器研发更为隐蔽、危险和多样。当前各种类别的烈性菌株毒株来源渠道广泛,将在农业、生态、卫生健康等领域对生物安全构成威胁,需要密切关注,加强防范[1]。生物技术发展带来的双刃剑效应与风险加大。科学家已在哺乳动物中首次实现"基因驱动",基因驱动系统使变异基因的遗传概率从 50% 提高到 99.5%,可用于清除特定生物物种。基因编辑、合成生物学、人工智能等现代技术不断融合发展,生物技术误用、谬用导致出现灾难性后果已成为可能,可以全健康理念来促进合作,提升发展中国家对生物科技负面作用的管控体系和能力的欠缺,解决生物科技在许多战略方向存在"卡脖子"现象,严防泄露、滥用与谬用[78]。以全健康理念做好生物风险识别,有效地收集生物威胁信息,早期预警并做好积极防御。

五、小 结

作为联通人类、动植物和生态环境健康的桥梁,生物安全对于人类健康和福祉的改善具有十分重要的作用[82]。生物安全事件影响范围已经从民众健康拓展到国家安全和战略利益,生物安全对于国家的治理能力、科学技术乃至人才体系均形成了严峻的挑战[83]。生物安全作为非传统安全领域,已发展成国家的核心利益之一,采用更加协调和综合的全健康理念应对日益复杂的生物安全威胁的好处已经显而易见。通过贯彻总体国家安全观、提升生物安全认识、促进社会各部门和各界开展合作、开发敏感高效的监测与预警技术、完善生物安全法治以及培养相关人才,是切实筑牢国家生物安全屏障的重要保障。近年来的教训也使我们知道生物安全事件并非只是一个国家所能解决的问题[84],跨越国界的信息共享、技术进步和研究的互联互通,都将促进各国人民享受健康而又安全的生活[85],从而能最终实现"人类命运共同体"和人与自然的和谐共生。

参 考 文 献

[1] 武桂珍. 全面贯彻生物安全法,筑牢国家生物安全防线[N]. 人民日报,2021-4-14.
[2] 贺福初,高福锁. 生物安全:国防战略制高点[J]. 政工学刊,2014(6):2.
[3] 中国科学院武汉文献情报中心. 生物安全发展报告[J]. 生物安全发展报告,2015.

［4］WHO. Tripartite and UNEP support OHHLEP's definition of "One Health"［Z］. 2021.

［5］周晓农. 以全健康理念推进人兽共患病预防与控制［J］. 中国寄生虫学与寄生虫病杂志,2022,40 (1)：12.

［6］WHO. Biosecurity：An integrated approach to manage risk to human, animal and plant life and health ［EB/OL］. (2010 - 3 - 3). https://lms.su.edu.pk/download? filename = 1588595986-who-biosecurity.pdf&lesson = 25988.

［7］WHO. WHO publishes latest manual on biosafety in laboratories［EB/OL］. (2021 - 1 - 14). https://www.who.int/news/item/14-01-2021-who-publishes-latest-manual-on-biosafety-in-laboratories #：~：text = The%20WHO% 20Laboratory%20Biosafety% 20Manual% 20% 28LBM% 29% 20has% 20been, the% 20release% 20of% 20its% 20first%20edition%20in%201983.

［8］Sixteenth Session. Commission on phytosanitary measures［EB/OL］. (2022 - 4 - 5). https://assets.ippc.int/ static/media/files/publication/en/2022/02/24 _ CPM _ 2022 _ AdoptionISPMs _ NotingDPs _ LRGS _ AcknowledgementExperts-2022-02-03_MQDbVIh.pdf.

［9］WHO. International Health Regulations (2005). Second Edition［J］, 2008.

［10］Board E. Strengthening national health emergency and disaster management capacities and resilience of health systems［J］. World Health Organization, 2011.

［11］Mehlhorn H. Encyclopedia of Parasitology［M］. Berlin：Springer, 2015.

［12］World Organisation for Animal Health. Guidelines for investigation of suspicious biological events (Guidelines for national veterinary services)［Z］. 2018.

［13］Novossiolova T A, Whitby S, Dando M, et al. The vital importance of a web of prevention for effective biosafety and biosecurity in the twenty-first century［J］. One health outlook, 2021, 3(1)：17.

［14］FAO. FAO biosecurity toolkit［EB/OL］. (2007). https://www.fao.org/3/a1140e/a1140e00.htm.

［15］CDC. One Health［EB/OL］. (2021 - 5 - 30). https://www.cdc.gov/onehealth/index.html.

［16］USFDA. One Health：It's for All of Us［EB/OL］. (2021 - 1 - 14). https://www. fda. gov/animal-veterinary/animal-health-literacy/one-health-its-all-us.

［17］USDA. One Health Home［EB/OL］. (2021 - 1 - 1) https://www.usda.gov/topics/animals/one-health.

［18］ACIAR. One Health［EB/OL］. (2021 - 1 - 1). https://www.aciar.gov.au/one-health.

［19］ECDC. The European Union One Health 2020 Zoonoses Report［EB/OL］. (2021 - 12 - 9). https://www. ecdc.europa.eu/en/publications-data/european-union-one-health-2020-zoonoses-report.

［20］Directorate V M. UK One Health Report：antibiotic use and antibiotic resistance in animals and humans［EB/OL］. (2019 - 1 - 31). https://www.gov.uk/government/publications/uk-one-health-report-antibiotic-use-and-antibiotic-resistance-in-animals-and-humans.

［21］VETS G. One Health Day［EB/OL］. (2021 - 11 - 3). https://vets.blog.gov.uk/2021/11/03/one-health-day/.

［22］Velazquez-Meza ME, Galarde-López M, Carrillo-Quiróz B, et al. Antimicrobial resistance：One Health approach. Vet World. 2022 15(3)：743 - 749.

［23］陈婷,王磊,李丽娟,等. 从科技角度落实《生物安全法》提升应对公共卫生安全能力探讨［J］. 中国公共卫生,2021,37(9)：4.

［24］习近平. 积极树立亚洲安全观,共创安全合作新局面：在亚洲相互协作与信任措施会议第四次峰会上的讲话［J］. 北京周报：英文版,2014(26)：I0001 - I0015.

［25］王景云,齐枭博. 总体国家安全观视域下的生物安全法治体系构建［J］. 学习与探索,2021(2), 69 - 73.

［26］Butler D. Flu experts rebut conflict claims［J］. Nature, 2010, 465(7299)：672 - 673.

［27］Margaret Chan. World now at the start of 2009 influenza pandemic［EB/OL］. (2009 - 6 - 11). https://apps. who.int/mediacentre/news/statements/2009/h1n1_pandemic_phase6_20090611/en/index.html.

［28］Barry J M. Pandemics：avoiding the mistakes of 1918［J］. Nature, 2009, 459(7245)：324 - 325.

［29］Hayden E C. Avian influenza aided readiness for swine flu［J］. Nature, 2009, 459(7248)：756 - 757.

［30］ Medina R A, Garcia-Sastre A. Influenza a viruses: new research developments［J］. Nature Reviews Microbiology, 2011, 9(8): 590 - 603.

［31］ Listed N. How to win trust over flu［J］. Nature, 2009, 461(7265): 698.

［32］ Cohen D, Carter P. WHO and the pandemic flu "conspiracies"［J］. BMJ, 2010, 340: c2912.

［33］ Lessons from a pandemic［J］. Nature. 2010 Jan 14; 463(7278): 135 - 136.

［34］ Butler J. Precarious life: the power of mourning and violence verso［M］. London: Verso, 2004.

［35］ Heikkil J. Economics of biosecurity across levels of decision-making［M］. Netherlands Springer, 2011.

［36］ Kodera S, Rashed E A, Hirata A. Correlation between COVID - 19 morbidity and mortality rates in Japan and local population density, temperature, and absolute humidity［J］. International journal of environmental research and public health, 2020, 17(15): 5477.

［37］ Gordon C A, McManus D P, Jones M K, et al. The increase of exotic zoonotic helminth infections: the impact of urbanization, climate change and globalization［J］. Advances in Parasitology. 2016, 91: 311 - 397.

［38］ Ossola A, Irlich U M, Niemelä J. Bringing urban biodiversity research into practice［J］. Rout. Assoc. GSE Res, 2018, 1: 1 - 17.

［39］ Hulme P E. One Biosecurity: A unified concept to integrate human, animal, plant, and environmental health ［J］. Emerging Topics in Life Sciences, 2020, 4(5): 539 - 549.

［40］ Durant S, Faunce T. Analysis of Australia's new biosecurity legislation［J］. Journal of law and medicine, 2018, 25(3): 647 - 654.

［41］ Zhou D, Song H, Wang J, et al. Biosafety and biosecurity［J］. Journal of biosafety and biosecurity, 2019, 1 (1): 15 - 18.

［42］ Tatem A J, Hay S I, Rogers D J. Global traffic and disease vector dispersal［J］. Proceedings of the National Academy of Sciences, 2006, 103(16): 6242 - 6247.

［43］ Hulme P E, Bacher S, Kenis M, et al. Grasping at the routes of biological invasions: a framework for integrating pathways into policy［J］. Journal of Applied Ecology, 2008, 45(2): 403 - 414.

［44］ Pysek P, Richardson D M. Invasive species, environmental change and management, and health［J］. Annual Review of Environment and Resources, 2010, 35: 25 - 55.

［45］ Ogden N H, Wilson J R, Richardson D M, et al. Emerging infectious diseases and biological invasions: a call for a One Health collaboration in science and management［J］. Royal Society Open Science, 2019, 6 (3): 181577.

［46］ Chinchio E, Crotta M, Romeo C, et al. Invasive alien species and disease risk: an open challenge in public and animal health［J］. PLoS Pathogens, 2020, 16(10): e1008922.

［47］ Pimentel D, Lach L, Zuniga R, et al. Environmental and economic costs of nonindigenous species in the United States［J］. BioScience, 2000, 50(1): 53 - 65.

［48］ Crystal-Rystal-Ornelas R, Hudgins E J, Cuthbert R N, et al. Economic costs of biological invasions within North America［J］. NeoBiota, 2021, 67: 485.

［49］ 高峰. 不得不防的灾害——物种污染［J］. 国土绿化,2016(2): 1.

［50］ 余细红,李韶山. 我国生物入侵现状与防制分析［J］. 生物学教学,2022,47(2): 95 - 96.

［51］ Jones E J, Kraaij T, Fritz H, et al. A global assessment of terrestrial alien ferns (Polypodiophyta): species' traits as drivers of naturalisation and invasion［J］. Biological Invasions, 2019, 21(3): 861 - 873.

［52］ Hejda M, Sádlo J, Kutlvasr J, et al. Impact of invasive and native dominants on species richness and diversity of plant communities［J］. Preslia, 2021, 93: 181 - 201.

［53］ Reilly M J, Mccord M G, Brandt S M, et al. Repeated, high-severity wildfire catalyzes invasion of non-native plant species in forests of the Klamath Mountains, northern California, USA［J］. Biological invasions, 2020, 22(6): 1821 - 1828.

［54］ Suarez A V, Tsutsu N D. The evolutionary consequences of biological invasions［J］. Molecular Ecology,

2008, 17(1): 351 - 360.

［55］ 左平,刘长安,赵书河,等.米草属植物在中国海岸带的分布现状［J］.海洋学报(中文版),2009,31(5): 101 - 111.

［56］ Li B. Spartina alterniflora invasions in the Yangtze River estuary, China: An overview of current status and ecosystem effects［J］. Ecological Engineering, 2009, 35(4): 511 - 520.

［57］ Lv S, Zhang Y, Liu H X, et al. Invasive snails and an emerging infectious disease: results from the first national survey on angiostrongylus cantonensis in China［J］. Plos Neglected Tropical Diseases, 2009, 3(2): e368.

［58］ 汪丽波,姜进勇,杜尊伟,等.云南省广州管圆线虫宿主分布及感染情况调查［J］.中国病原生物学杂志, 2015,10(9): 3.

［59］ 张恒庆,张文辉. 保护生物学-第2版［M］. 北京:科学出版社,2009.

［60］ 王明娜,戴志聪,祁珊珊,等. 外来植物入侵机制主要假说及其研究进展［J］.江苏农业科学,2014,42(12): 5.

［61］ Hulme P E. Advancing one biosecurity to address the pandemic risks of biological invasions［J］. BioScience, 2021, 71(7): 708 - 721.

［62］ 姜培燕,艾尼瓦尔·阿不都瓦依提,夏雪梅. 浅谈生物入侵危害与应对策略［J］.新疆农业科技,2021,(4): 3.

［63］ Pal M. Paneer: A very popular milk product in Indian sub-continent［J］. Beverage and Food World, 2019, 46: 23 - 25.

［64］ FAO. The future of food and agriculture — trends and challenges. Rome［EB/OL］. (2017). https://www.fao.org/3/i6583e/i6583e.pdf.

［65］ Tilman D, Balzer C, Hill J, et al. Global food demand and the sustainable intensification of agriculture［J］. Proceedings of the National Academy of sciences, 2011, 108(50): 20260 - 20264.

［66］ Otte M, Nugent R, Mcleod A. Transboundary animal diseases: Assessment of socio-economic impacts and institutional responses［J］. Food and Agriculture Organization (FAO), 2004: 119 - 126.

［67］ Watson J T, Gayer M, Connolly M A. Connolly. Epidemics after natural disasters［J］. Emerging Infectious Diseases, 2007, 13: 1 - 5.

［68］ Shields D A. Federal crop insurance: Background［Z］. Congressional Research Service Washington, DC, 2015.

［69］ Maclachlan M, Ramo S, Hungerford A, et al. Federal natural disaster assistance programs for livestock producers, 2008 - 16［R］, 2018.

［70］ FAO. ASF situation in Asia & Pacific update［EB/OL］. (2021 - 5 - 18). https://www.swineweb.com/asf-situation-in-asia-pacific-update/.

［71］ Garigliany M, Desmecht D, Tignon M, et al. Phylogeographic analysis of African swine fever virus, Western Europe, 2018［J］. Emerging infectious diseases, 2019, 25(1): 184.

［72］ Sánchez-Vizacaíno J, Mur L, Gomez-Villamandos J, et al. An update on the epidemiology and pathology of African swine fever［J］. Journal of comparative pathology, 2015, 152(1): 9 - 21.

［73］ Sánchez-Vizcaíno J, Mur L, Martínez-López B. African swine fever: an epidemiological update［J］. Transboundary and emerging diseases, 2012, 59: 27 - 35.

［74］ Li M, Xiong T, Ji Y, et al. African swine fever in China: An update［J］. Center for Agricultural and Rural Development (CARD) Publications, 2019.

［75］ Garcia S N, Osburn B I, Jay-Russell M T. One health for food safety, food security, and sustainable food production［J］. Frontiers in sustainable food systems, 2020, 4: 1.

［76］ Alders R, de Bruyn J, Li M, et al. Using a One Health approach to promote food and nutrition security in Tanzania and Zambia［J］, 2014.

［77］Lu P X, Zhou B P. Diagnostic imaging of emerging infectious diseases［M］. Berlin：Springer, 2015.

［78］王小理,周冬生. 面向 2035 年的国际生物安全形势［J］. 新华文摘,2020,7：3.

［79］应对新发传染病,One Health 策略势在必行［J］. 传染病信息,2018,31(1)：5.

［80］侯云德. 重大新发传染病防控策略与效果［J］. 新发传染病电子杂志,2019,4(3)：4.

［81］赵敏. 细菌耐药现状及治疗——从超级细菌谈起［J］. 解放军医学杂志,2011,36(2)：5.

［82］Richardson L. Expanding the scope of biosecurity through one health［M］. Applied Biosecurity：Global Health, Biodefense, and Developing Technologies. Berlin：Springer. 2021：35 – 49.

［83］赵丛浩. 加强生物安全建设　筑牢生物安全屏障［J］. 新湘评论,2021(24)：2.

［84］Meyerson L A, Reaser J K. Bioinvasions, bioterrorism, and biosecurity［J］. Frontiers in Ecology and the Environment, 2003, 1(6)：307 – 314.

［85］Fletcher J. The case for international cooperation as a strategy to achieve crop biosecurity［M］. Berlin：Springer, 2008：111 – 120.

第四篇

动物健康与食品安全

第十章
全健康视角下的人类与动物整体健康

郭超一[1,2] 郭晓奎[1,2] 朱泳璋[1,2]*

一、引　言

　　全健康理念强调人类、动物和生态环境间的相互影响，具有跨学科、跨部门、跨区域合作等特点，旨在实现"人类-动物-生态环境"整体健康[1,2]。全健康视角下把人类与动物的健康作为提升整体健康的目标，必须要深入认识人类与动物之间的关系和纽带，整体解决人类-动物健康错综复杂的问题，应用全健康理念实现人类-动物共同健康。

二、动 物 健 康

　　动物健康（animal health）指在动物个体层面，机体结构和功能处于正常状态；在群体层面，物种间生态平衡，能维持稳定的生物多样性。受贸易全球化、全球气候变暖、人口增长和农业集约化等因素影响，人类、动物和生态环境之间联系越来越紧密，动物健康比以往任何时候都更加重要。动物健康对于可持续畜牧生产是不可或缺的。动物产品不仅是优质食品的来源，也是发展中国家许多农民和动物饲养者的主要收入来源，畜牧业对农业国的国内生产总值的贡献很大。动物健康和人类健康是相互依存，人类每10种已知的传染病中至少有6种是由动物传播，而人类每4种EID中有3种是由动物传播[3]，人畜共患病的暴发及大流

1. 上海交通大学医学院-国家热带病研究中心全球健康学院，上海（200025）
2. 上海交通大学-爱丁堡大学全健康研究中心，上海（200025）
* 通讯作者

行对人类健康造成严重危害。新冠肺炎疫情大流行就是一场由潜在动物源性病毒引起的全球突发公共卫生事件,对人类和动物健康、动物福利、全球食品安全与全球经济产生了严重影响,包括全球食品供应链中断、粮食危机、饥饿和贫困加剧等[4,5]。动物健康是实现食品安全、生态环境保护、人类健康的重要因素,有助于实现联合国可持续发展目标,动物健康是人类社会可持续发展的重要驱动力[6]。从全健康角度来看,动物健康有着诸多复杂的影响因素,其中最主要的是当前全球性的、多方位的人类-动物相互关系。

三、人类-动物相互关系

自从人类出现之后,人类-动物复杂的关系随着人类社会的发展而不断变化。至今,人类-动物关系仍在不断发生剧变,环境变化、人为因素等都发挥着巨大的催化作用。近年来,影响着全球人口及环境的诸多变化使畜牧业、水产养殖业、城市化及现代化达到了前所未有的水平,形成了一种独特的、全球性的、多方位的人类-动物层面[7]。根据人类行为及与动物相互作用的原则,当前可将动物类型分为食用性动物、伴侣动物、野生动物、共生动物四类。

全球人口急速增长导致对肉类、乳制品及其他产品的需求不断增长。动物生产对于提供足够的优质蛋白质至关重要,到 2050 年,动物蛋白的产量增加约 80% 才可满足彼时全球人口需求[8]。为了满足对动物蛋白的高需求,畜牧业实行高密度集中式动物饲养模式(concentrated animal-feeding operation, CAFO)[9,10]。家畜高密度饲养模式最大限度提高了产量,但也增加了人畜共患病从动物传播给人类的风险。猪肉是全球消费量最大的肉类,占全球肉类消费量的 35%[11]。近年来,非洲猪瘟已成为猪肉行业的重大危机,导致猪群大量损失并产生严重的经济后果。由于没有有效的疫苗,这种疾病不仅阻碍了动物的健康和福利,而且对农民的生计和粮食安全产生了有害影响。

相比之下,野生动物往往容易被忽略,然而野生动物影响人类健康是显而易见的。大多数新发的人畜共患病都与野生动物有关,这主要是人类行为模式的改变而导致的。人畜共患病出现的重要驱动因素就是野生动物贸易[12]。无论合法与否,野生动物贸易都容易导致引入人畜共患病或影响家畜(或当地野生物种)的外来动物疾病。除了存在这种风险,野生动物从环境健康、食品安全与保障到生计等多个方面都与人类密切相关[13]。

当代社会,宠物被视为具有高情感价值的人类亲密伴侣,如猫、犬等宠物。一方面人类与伴侣动物的互动对人类健康和教育产生了诸多积极的影响;另一方面也增加了人类感染病原体的概率。伴侣动物数量的增长同时也推动了全球宠物食品市场的发展,宠物食品可能与动物和人类感染肠杆菌科、沙门菌属和其他病原体的风险有关[14,15]。城市化发展导致人类破坏了自然栖息地,同时也创造了有利于共生动物生存的环境,为它们提供了遮风挡雨的居所和丰富的食物来源,为它们持续扩大的种群提供了便利条件。城镇都被某些哺乳动物和鸟类占领,这促进了人畜共患病的出现或复发[16]。

四、人类-动物健康挑战

通过全健康视角看人类与动物层面之间复杂多样的联系,涵盖了食品安全、微生物抗药性等诸多健康问题,给人类健康带来严峻的挑战,需要对人类和动物健康采取综合方法,应用全健康理念参与健康问题治理,实现人类-动物的整体健康。

食品安全是全球公共卫生的优先事项,也是实现粮食安全的重要因素之一[17]。据估计,不安全的食品可诱发 200 多种疾病,全球每年约发生 6 亿例食源性疾病[18],婴幼儿是主要的患病人群,对人类健康和全球经济构成严重威胁。食品安全原则旨在防止最终可能导致食源性疾病的食品污染。食品安全意味着以一种保持完全安全且不受污染的方式处理、准备和储存食品以供人们食用。食品安全面临的挑战包括微生物病原体、化学污染物、重金属、食品添加剂、农药残留和药物残留物的污染等[19]。从初级生产、加工、运输、储存、处理到最终消费环节,食品可能在不同的阶段通过多种途径发生致病性和非致病性微生物污染。养殖中非法和不合理使用杀虫剂、生长激素和化学防腐剂等增加了农业生产中食品污染的风险。在水产养殖生产中使用 N -亚硝基会增加鼻咽癌的风险[20]。在屠宰场中,由于屠宰前或屠宰后肉类的混合,肉类可能被病原体污染[21]。在运输过程中也可能发生与病原体的接触,不适当的储存温度会加剧危害。污染的风险从农场到餐桌都存在,需要应用全健康方法在整个食品供应链中进行预防和控制[22,23]。

五、小　　结

微生物抗药性是一项全球性健康挑战,微生物抗药性通常被列为兽医和公共卫生方面需要合作的首要问题之一。为了预防疾病和促进生长,在食品生产养殖等过程中可能会使用抗生素和激素,一些抗生素被用作牲畜的生长促进剂。鸡饲料中的四环素和青霉素可显著提高产蛋产量和孵化率,并提高饲料效率[24]。在集约化水产养殖中,抗生素滥用导致养殖的水产品中出现抗生素残留和细菌耐药性,水产品中的抗生素残留量可对人类构成潜在风险,包括过敏、毒性和抗生素耐药性[25]。在食用动物中使用抗菌素具有严重的潜在危险性或副作用,因为耐药细菌可能通过动物进入食物链传播给人类,对疾病预防和控制构成挑战。WHO 和美国疾病预防控制中心指出,动物抗生素的使用可能高于人类,美国 70%～80%的抗生素使用发生在动物身上,对人类健康造成威胁[24]。因此,从长远来看,在动物生产养殖中大量使用抗生素是不可持续的,必须寻求改进方法。噬菌体生物防治,这是一种绿色生态的方法,使用从环境中分离的裂解噬菌体来特异性靶向致病菌或耐药菌,并从食物中消除它们或降低水平。噬菌体在食品工业中用作生物控制剂,以减少细菌的负荷,从而减少人类感染的可能性[26]。噬菌体已被用于有效减少肉制品、牛奶(奶制品)中细菌的活体数量,并且批准用于食品安全应用的含有噬菌体的市售产品数量也在稳步增加[27]。尽管仍然存在一些挑战,但噬菌体生物防治越来越被认为是一种具有吸引力的方式,用于安全自然地消除食物中的致病细菌。

从人畜共患病控制到全球食品安全再到抗生素耐药性全球传播,靠单一学科已不足以防控这些重大的全球健康风险,需要在人类和动物部门建立充分合作,构建全健康卫生体系,应用全健康方法解决人畜共患病传播、动物健康、食品安全等问题,最大限度提高人与动物整体健康。

参 考 文 献

[1] Zinsstag J, Schelling E, Waltner-Toews D, et al. From "one medicine" to "one health" and systemic approaches to health and well-being[J]. Preventive Veterinary Medicine, 2011, 101(3−4): 148−156.

[2] Centers for Disease Control and Prevention. One Health [EB/OL]. (2021). https://www.cdc.gov/onehealth/.

[3] Wolfe N D, Daszak P, Kilpatrick A M, et al. Bushmeat hunting, deforestation, and prediction of zoonoses emergence[J]. Emerging Infectious Diseases, 2005, 11(12): 1822−1827.

[4] Hashem N M, González-Bulnes A, Rodriguez-Morales A J. Animal welfare and livestock supply chain sustainability under the COVID−19 outbreak: An overview[J]. Frontiers in veterinary science, 2020, 7: 582528.

[5] Rahimi P, Islam M S, Duarte P M, et al. Impact of the COVID−19 pandemic on food production and animal health[J]. Trends in food science & technology, 2022, 121: 105−113.

[6] World Organisation for Animal Health. Animal health and welfare[EB/OL]. (2022). https://www.woah.org/en/what-we-do/animal-health-and-welfare/.

[7] Reperant L A, Cornaglia G, Osterhaus A D. The importance of understanding the human-animal interface: from early hominins to global citizens[J]. Current Topics in Microbiology and Immunology, 2013, 365: 49−81.

[8] Ehrlich P R, Harte J. Opinion: To feed the world in 2050 will require a global revolution[J]. Proceedings of the National Academy of Sciences of the United States of America, 2015, 112(48): 14743−14744.

[9] Hu Y, Cheng H, Tao S. Environmental and human health challenges of industrial livestock and poultry farming in China and their mitigation[J]. Environment International, 2017, 107: 111−130.

[10] Feng Y, Xiao L. Molecular epidemiology of cryptosporidiosis in China[J]. Frontiers in Microbiology, 2017, 8: 1701.

[11] FAO and OIE. Global control of African swine fever: A GF-TADs initiative. 2020−2025. Paris[Z], 2020.

[12] Rostal M K, Olival K J, Loh E H, et al. Wildlife: the need to better understand the linkages[J]. Curr Top Microbiol Immunol, 2013, 365: 101−125.

[13] Chomel B B, Belotto A, Meslin F X. Wildlife, exotic pets, and emerging zoonoses[J]. Emerging Infectious Diseases, 2007, 13(1): 6−11.

[14] Centers for Disease Control and Prevention (CDC). Notes from the field: Human Salmonella infantis infections linked to dry dog food — United States and Canada, 2012[J]. MMWR Morb Mortal Wkly Rep, 2012, 61(23): 436.

[15] Dobson R L, Motlagh S, Quijano M, et al. Identification and characterization of toxicity of contaminants in pet food leading to an outbreak of renal toxicity in cats and dogs[J]. Toxicological Sciences, 2008, 106(1): 251−262.

[16] Deplazes P. Ecology and epidemiology of Echinococcus multilocularis in Europe[J]. Parassitologia, 2006, 48(1−2): 37−39.

[17] Gallo M, Ferrara L, Calogero A, et al. Relationships between food and diseases: What to know to ensure food safety[J]. Food Research International, 2020, 137: 109414.

[18] Food and Agriculture Organization of the United Nations. Food safety and quality[EB/OL]. (2022). https://www.fao.org/food-safety/background/en/.

[19] Fung F, Wang H S, Menon S. Food safety in the 21st century[J]. Biomed J, 2018, 41(2): 88-95.

[20] Pham D K, Chu J, Do N T, et al. Monitoring antibiotic use and residue in freshwater aquaculture for domestic use in vietnam[J]. Ecohealth, 2015, 12(3): 480-9.

[21] Chapman B, Gunter C. Local food systems food safety concerns[J]. Microbiology Spectrum, 2018, 6(2).

[22] Pouokam G B, Foudjo B U S, Samuel C, et al. Contaminants in foods of animal origin in Cameroon: A One Health vision for risk management "from Farm to Fork"[J]. Frontiers in Public Health, 2017, 5: 197.

[23] Boqvist S, Söderqvist K, Vågsholm I. Food safety challenges and One Health within Europe[J]. Acta Veterinaria Scandinavica, 2018, 60(1): 1.

[24] Lammie S L, Hughes J M. Antimicrobial resistance, food safety, and One Health: The need for convergence [J]. Annual Review of Food Science and Technology, 2016, 7: 287-312.

[25] Chen J, Sun R, Pan C, et al. Antibiotics and food safety in aquaculture[J]. Journal of Agricultural and Food Chemistry, 2020, 68(43): 11908-11919.

[26] Vikram A, Woolston J, Sulakvelidze A. Phage biocontrol applications in food production and processing[J]. Current Issues in Molecular Biology, 2021, 40: 267-302.

[27] López-Cuevas O, Medrano-Félix J A, Castro-Del Campo N, et al. Bacteriophage applications for fresh produce food safety[J]. International Journal of Environmental Health, 2021, 31(6): 687-702.

第十一章
全健康与食用养殖动物健康

钱 璟[1,2] 吴哲元[1,2] 刘 畅[1,2*]

一、引 言

人类与动物界面的病原、耐药基因和微生物组通常随着两者活动而处于不断变化的状态,其中食用养殖动物与人之间病原的流行和物种间传播的风险也将随之发生变化。事实上,自工业革命以来全球家禽和养殖牲畜的数量的增加与人类中人畜共患流感病毒感染频率的增加有关[1]。人类和动物的密切联系,也使两者间微生物群落组成逐渐出现相似性。人与动物可以通过直接/间接接触等方式接触病原和兽药抗生素残留,也可以通过食用或直接/间接接触包括肉、蛋、奶及其制品以及动物皮毛等其他副产品在内的各种动物产品(animal product)病原和兽药抗生素残留。从全健康的角度了解和认识人类、动物和生态环境的微生物群之间的联系对应对这一全球性公共健康挑战至关重要[2]。本章以全健康视角揭示了人与食用养殖动物在病原、耐药基因、微生物组上的协同演化过程和途径(图11-1)。

二、食用养殖动物及其产品与主要病原谱

1. 细菌性病原体

根据2015年WHO的报道,2010年有近6亿起因食品污染引起的疾病暴发,其中3.5亿

1. 上海交通大学医学院-国家热带病研究中心全球健康学院,上海(200025)
2. 上海交通大学-爱丁堡大学全健康研究中心,上海(200025)
*通讯作者

起由致病菌引发[3]。弯曲杆菌、沙门菌、小肠结肠炎耶尔森菌、单核细胞增生李斯特菌等同时存在于禽畜、鱼类、宠物甚至野生动物中,引起食源性感染和一系列并发症,无论在发达国家或发展中国家都造成了巨大的健康威胁和经济负担[4]。

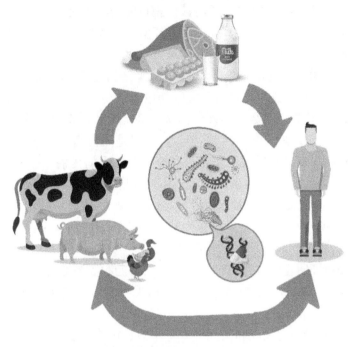

图11-1 人与食用养殖动物在病原、耐药基因、微生物组上的协同演化过程和途径

弯曲杆菌(*Campylobacter* spp.)通常存在于禽、牛、猪肉制品,其引发的感染是目前全球发病率最高的食源性细菌人畜共患病,食用野生鸟类也可能造成弯曲菌病[5]。也有研究发现弯曲杆菌存在于牛、羊等反刍动物蹄子和鬃毛表面[6]。弯曲杆菌是全球细菌性食源性腹泻病的主要原因之一[7]。弯曲杆菌感染的症状从水样腹泻到带血便,伴有发热、腹痛、呕吐和脱水,此外可能引发周围神经病变、反应性关节炎、肠易激综合征等。在动物中弯曲杆菌的传播主要通过鸟类(如鸡、鸭、火鸡、鹌鹑和乌鸦)和家畜(如猪、牛、绵羊和山羊)与养殖场工作人员的接触,养殖场内水、饲料和空气等环境介质等水平传播为主,几乎没有证据表明弯曲杆菌在家禽中通过鸡蛋垂直传播[8]。总体来说,弯曲杆菌可以在养殖、运输、屠宰、肉类加工、零售市场和鸡肉消费的整个家禽产品生产链持续存在。几乎所有类别的动物源性食品都是人体引起弯曲菌病的重要危险因素,包括奶和奶制品(未经巴氏消毒)、鸡蛋及蛋制品(生鸡蛋和蛋黄酱)、肉制品(未煮熟)和水产(生海鲜)等[9]。肉鸡、肉鸡尸体和零售鸡体内可检测到弯曲杆菌[10],且从家禽中分离出的弯曲杆菌表现出多药耐药(multiple drug resistance,MDR)。Abay 等[11]对从100名弯曲杆菌感染阳性患者中随机分离出200株空肠杆菌菌株和从零售店购买的鸡中随机分离出100株空肠杆菌菌株均针对九种抗菌素进行了测试,发现92%的人源分离株对至少一种抗菌素具有耐药性,96%的鸡肉分离株对至少一种抗菌素具有耐药性,且94%的鸡肉分离株对两种或多种抗菌素具有耐药性,最常见的耐药类型是环丙沙星、恩诺福沙星、萘啶酸和/或四环素耐药。应采取严格的生物安全措施防止将弯曲杆菌通过其他动物、养殖场工作人员和访客引入集中饲养的鸡群[12]。

能引起人类食物中毒的非伤寒沙门菌(nontyphoidal Salmonella spp.)的主要来源是鸡蛋、蛋制品和禽肉,其次是猪牛肉制品和乳制品。鸡蛋通过致病母鸡生产过程被感染,或者通过蛋壳接触粪便和外界环境被感染,同时沙门菌可能会渗入蛋壳内部[13]。禽畜动物通过摄入被污染的蔬菜、饲料,接触粪便、其他动物和环境等交叉感染,出现腹泻、发热、流产等或成为无症状携带者,其肉制品加工后给人类健康及养殖业经济带来巨大损害[14]。除食物中毒典型症状外,5%~10%的人体非伤寒沙门菌感染还可能引起菌血症和一些局灶性感染[15]。在家庭、兽医诊所、动物园、农场环境或其他公共场所中,人们可以通过直接或间接接触动物感染沙门菌,但是大多数人类沙门菌病病例是由动物或人类粪便污染后通过食物传播的[16]。沙门菌之所以是一个公共卫生问题,不仅是因为每年的病例数,还因为多种抗菌耐药沙门菌菌株的出现以及这些耐药基因在全球范围内的传播[17]。食物链是抗菌素耐药性传播的最重要途径之一[18]。Elbediwi 等对中国养猪场和屠宰场中表型健康的食用猪的沙门菌分离株进行基因组测序和抗菌素耐药性测试发现,四种分离株均属于具有多药耐药表型的第 34 序列类型(ST34);四个分离株中有三个在 IncHI2 质粒中携带黏菌素耐药基因 mcr - 1;收集整个食物链(农场动物、动物源性食物和人类)中所有携带 mcr - 1 的菌株后利用系统基因组学分析证明食物链在携带 mcr 的多药耐药表型鼠伤寒沙门菌的传播中起着至关重要的作用[19]。Paudyal 等对养牛场中食用牛中肠沙门菌亚种都柏林肠道血清型 (Salmonella enterica subsp. enterica serovar Dublin, S. Dublin)进行研究发现,牛分离株对四环素、氯霉素、氨苄西林、磺胺甲恶唑和头孢菌素等中国食用养殖动物中最常用的抗生素耐药性更强。Iwu 等对两个南非养猪场的 500 头成年猪的粪便样本中分离的沙门菌进行研究发现所有菌株均对四环素和土霉素耐药,75%的菌株对氨苄西林、磺胺甲恶唑、甲氧苄啶、萘啶酸和链霉素耐药,且所有菌株均表现出多药耐药,并得出健康的猪是多重耐药沙门菌的潜在宿主,可通过食物链传染给人类的结论[20]。

人感染小肠结肠炎耶尔森菌(Yersinia enterocolitica)主要来源是食品,尤其是生的或未完全煮熟的猪肉,以及未处理或经巴氏杀菌后的牛奶及乳制品[21]。也有研究从野猪身上分离到耶尔森菌[22]。耶尔森菌可以分布于猪的舌头、口腔、扁桃体、淋巴结和胃肠道内,并随粪便排出[23]。在肉类屠宰加工过程中,致病菌可以从受感染的组织转移到其他组织部位,尤其头部和胸骨附近的肉最易受感染[24]。小肠结肠炎耶尔森菌可引起肠系膜淋巴结炎、心内膜炎等其他临床表现,主要感染儿童。

单核细胞增生李斯特菌(Listeria monocytogenes)引起的李斯特菌病并不常见,但十分凶险,死亡率高达 20%~30%。通常可以从动物源性食品中分离到,包括肉制品(牛肉、火鸡肉、猪肉)、牛奶、奶制品(巴氏杀菌奶或生奶)、鱼(腌鱼、熏鱼或生鱼片)等[25]。此菌更易感染老人、小孩、孕妇和其他免疫力低下的人群,导致孕妇流产、新生儿败血症和脑膜炎等[26]。

产志贺氏毒素大肠埃希菌(shiga toxin - producing escherichia coli, STEC)是唯一具有明确人畜共患起源的大肠埃希菌致病菌,以牛为主的反刍动物是引起人感染的来源[27,28]。虽然食用受污染的牛肉是人感染 STEC O157:H7 的主要原因[29],但是食用受污染新鲜农产品引起的食源性疾病暴发对人群健康也构成了极大威胁[30],例如,食用含有 STEC 的叶类蔬菜、水果、未经巴氏杀菌的乳制品和豆芽等比食用受污染的熟食(牛肉、家禽和其他肉类)的发病率更高[29]。与农业环境接触是人类 STEC 感染的另一个重要危险因素,STEC 可以长期存在于土壤中[31],受含有粪便污染的土壤中 STEC 也经降水淋滤进入水源[29]。和人类一样,牛可以通过摄入受污染的食物和水或通过接触其他动物的粪便感染 STEC[32]。80%的 STEC O157∶H7 的传播发生在 20%的可以排出含高浓度 STEC 的粪便的动物中[33],且针对这些动物采取干预措施(如疫苗接种、益生菌和噬菌体)可以减少环境中 STEC 的污染[34]。在大型养殖场中大量使用抗生素促进动物生长也会导致可以稳定地整合到其宿主菌基因组中提高毒力的 stx2 噬菌体传播[35-37]。

抗甲氧西林金黄色葡萄球菌(methicillin resistant Staphylococcus aureus,MRSA)于 1962 年被发现,已成为全球重大医疗卫生问题[38]。根据 MRSA 的来源,可将其分为三种类型:医疗保健相关 MRSA(HA - MRSA)、社区相关 MRSA(CA - MRSA)和家畜相关 MRSA(LA - MRSA)[39]。动物是人畜共患金黄色葡萄球菌感染的来源,动物与人之间的传播通过直接接触、环境污染或处理受感染动物食品传播,食品中存在的 MRSA 对人类健康和动物健康的威胁迫在眉睫。在美国每年因食用受金黄色葡萄球菌污染的动物食品而导致葡萄球菌食物中毒的患者高达 241 000 人[40]。在引起感染的金黄色葡萄球菌分离株中,"超级细菌"MRSA 菌株占比超过 20%[41]。LA - MRSA 于 1972 年首次从比利时的奶牛中分离出来[42],其中 ST398 菌株起源于猪,然后传播到其他物种[43],而 LA - MRSA CC398 起源于获得四环素和甲氧西林耐药性的人类 MSSA 菌株[44],且 CC398 在全球犬、猫、绵羊、奶牛、山羊、家禽、兔子和马等多物种中广泛存在[45,46]。牲畜接触的人群中的 LA - MRSA 检出率更高,且接近 40%的 MRSA 菌株属于 CC398 谱系的 spa 型[47]。除了直接的身体接触外,LA - MRSA 也通过养殖场内动物粪便污染的土壤、水源和空气等环境介质传播[48]。LA - MRSA 可以通过被污染的肉和肉制品传播[49]。荷兰食品和安全局对 2 217 份零售生牛肉、猪肉、小牛肉、羊肉/羊肉、鸡肉、火鸡、家禽和野味样品分析发现 264 份样品(11.9%)被 MRSA 污染,且 ST398 是主要菌株[50]。徒手处理生肉可能会使在皮肤和软组织上仍有生存能力的 MRSA 绕过烹饪过程,通过与其他人的直接接触而传播。从全健康角度出发,加强对兽医抗生素用药的监测,并应用良好生产规范(good manufacturing practice,GMP)、良好卫生规范(good hygiene practice,GHP)和危害分析和关键控制点(hazard analysis and critical control point,HACCP)系统均可防止(或至少限制)金黄色葡萄球菌对食品的污染。

布鲁氏菌病,也称为"地中海热",是主要人畜共患病之一[51],在人群中的流行也与牲畜和野生动物中动物布鲁氏菌病的流行有关[52]。布鲁氏菌病主要通过食用受污染的生牛奶和乳制品传播给人类[53]。此外,布鲁氏菌病也可以通过直接接触受感染的动物传播,因而被 WOAH、WHO 和 FAO 列为全球最重要的被忽视的职业危害之一[54]。虽然一些发达国家已经通过建立有效的疫苗接种计划和疾病预防控制方法(定期检测、监测和屠宰受感染的牲畜等)成功地根除了布鲁氏菌病[55],但全球范围内每年报告约 50 万例[56]新的人类布鲁氏菌病病例也使这种疾病成为中东、拉丁美洲、南亚和中亚以及北非和东非等地区的主要健康问题[57]。人群感染布鲁氏菌的程度取决于饮食习惯、加工牛奶和奶制品的方法、饲养方式和环境卫生等多因素[58],这些因素都与消费者和生产者对该疾病的认识有关。布鲁氏菌病在这些国家流行情况的复杂性使得全健康理念的应用十分必要,为了实现立法、政策、投资以及跨部门参与、跨学科行动的战略布局,立法者、国家和地方负责任的决策当局、兽医从业人员和工人、医生和医疗保健提供者、牲畜生产者、乳制品加工商和供应商、偏远游牧和农村小农以及客户都应联合起来参与政策的规划和执行[59]。

除上述外,近年来还发现了与腹泻、菌血症和败血症有关的 *Aliarcobacter butzleri*,并在许多禽畜产品中均分离出弓形杆菌(*Arcobacter* spp.)[60,61]。肉毒梭状芽孢杆菌(*Clostridium botulinum*)、蜡样芽孢杆菌(*Bacillus cereus*)等在禽畜甚至野生动物及其制品均有发现[62]。

2. 病毒、真菌和寄生虫

近年在全球食源性疫情中,动物源性食物病毒疫情呈上升趋势。一般病毒不能在动物产品中生长,但可以在其加工和储存过程中存活,受病毒污染的动物产品可以感染人类,对人体造成健康损害。

猪流感(swine influenza,SI)是由甲型流感病毒引起的猪呼吸道疾病,会引起以咳嗽、呼吸困难、流鼻涕、打喷嚏和发热为典型临床体征的人类疾病[63]。因为甲型流感病毒可以在人类、猪、鸟、马、牛、鲸鱼、海豹、老虎、犬、猫和雪貂等多物种中引起严重疾病,所以是临床上最重要的流感病毒[64]。甲型猪流感病毒(swine influenza virus,SIV)可以给畜牧业和人类医疗卫生方面带来重大经济损失,而且基因重组型猪流感病毒可以在猪、禽和人群中广泛传播,造成包括由 H1N1/2009 病毒引起的大流行在内的全球大流行[65]。SIV 在猪之间通过直接接触传播和气溶胶间接传播[66]。SIV 在鸟类、猪和人类之间传播的 HA 亚型包括 H1~H16,不同物种间传播亚型不同,野生水禽是 H1~H16 的天然宿主,家禽主要感染 H5、H7 和 H9 亚型,H1~H3 主要在人和猪中传播[67]。美国 H1N1 疫情影响了全球 10%~20% 的人类。同时在巴西、德国、意大利、英国、越南、泰国、日本、韩国、中国等国家检出了可感染猪和人类道德新毒株 H1N1 pdm09 病毒[68,69]。2009 年在越南进行的一项调查显示,在屠宰场取样的猪中,H1N1 pdm09 的最大血清阳性率为 55.6%(95%CI:38.1~72.1),农场级血清阳性率为 29%(95%CI:23.2~35.7)[70]。无独有偶,研究人员于 2009 年首次在中国猪群中分离出 H1N1 pdm09 病毒,并在接下来的几年里,在猪身上发现了与大流行 H1N1/2009 病毒的内部基因重组的基因[71,72]。HPAI H5N1 病毒于 1997 年在香港首次在人类身上发现,并在这次爆发期间导致 18 人感染、6 人死亡,是世界许多地方家禽中流行的唯一一种高致病性禽流感病毒谱系,对人类和动物健康构成重大威胁[73]。HPAI H5N1 病毒的传播与斗鸡、非法鸟类交易、活禽市场和使用家禽粪便喂鱼等活动有关[74]。不仅如此,Ding 等使用机器学习模型研究发现,养殖场内猪群的密度、鸡群密度、鸭群密度和该地人口密度、年累积降水量和海拔高度等环境因素均与猪流感病毒的流行有关[75]。人类流感病毒感染或大流行的出现与动物健康、生态环境因素密切相关,采取从全健康理念出发的跨部门协同行动对提高人们对流感病毒等人畜共患病认识并预防大流行的发生有着重要意义。

动物产品中最常报道的食源性病毒是诺如病毒和甲型肝炎病毒(hepatitis A virus,HAV)[76]。全球 16% 的急性肠胃炎由诺如病毒引起[77],具有高传染性,引起胃肠道症状和高热等,除接触和摄入被污染水源和蔬菜水果外,人体通过食用生的双壳贝类(牡蛎等)和鱼类感染诺如病毒[78];甲型肝炎病毒通过摄入贝类等生海鲜以及牛奶传播给人,导致甲型肝炎,除胃肠道不适、发热、黄疸、乏力等,同时引起人体免疫力下降,特别是在发展中国家[79];除此以外,生贝类等海鲜水产中还存在人类轮状病毒(human rotavirus,HRV)、爱知病毒

（Aichi virus, AiV）、札幌病毒（Sapovirus, SaV）、人类腺病毒（human adenovirus, HAdV）、肠病毒（enterovirus, EV）等，除肠道疾病外，还能引起呼吸道疾病、结膜炎、败血症、脑膜炎等[80]；野生动物制品中携带的病毒也极大程度地影响人类健康。像戊肝病毒（hepatitis E virus, HEV）可存活于未煮熟的野生动物肉制品中，如野猪、野鹿、骆驼等的肉、肝脏和其他内脏中，同时受感染的动物粪便污染水源后，也可能污染贝类[81]。另外，在生鲜市场、动物屠宰加工厂等场所，除去食源性感染，人体也可能通过直接/间接接触一些污染的动物制品而感染病毒，如埃博拉病毒（Ebola virus）、冠状病毒（coronavirus）、猴痘病毒（monkeypox virus）、尼帕病毒（Nipah virus）等[82]。这些野生动物及其制品来源的病毒十分凶险，给人类和动物健康和全球公共卫生带来巨大挑战。

动物产品中的真菌毒素残留主要与摄入受污染的动物饲料或牧草有关，其中最受关注的真菌毒素是黄曲霉毒素（aflatoxin, AF）[83]。黄曲霉毒素是剧毒的致肝癌物质，主要残留于动物肝脏、肾脏、血液、奶、蛋和肉类及其制品中，这些动物产品的消费是人类摄入真菌毒素的最重要来源之一。此外，赭曲霉毒素（ochratoxin, OTA）、烟霉素毒素（fuminosins）、展青霉素（patulin, PAT）、桔霉素（citrinin CIT）和玉米赤霉烯酮（zearalenone, ZEA）等也对人体健康造成损害，如玉米赤霉烯酮影响女性生殖等。

同样地，动物产品中的寄生虫可能导致重大公共卫生问题。就我国而言，生或腌制的鱼和甲壳类动物产品中的华支睾吸虫（Clonorchis sinensis）、颚口线虫（gnathostoma），猪、牛肉中的旋毛虫（trichinella）、绦虫（taenia）等。由绦虫引起的棘球蚴病和囊尾蚴病已成为我国最严重的食源性寄生虫病，对人体肝、肺、脑、骨骼等造成严重损害[84]。世界范围内，食用被刚地弓形虫（Toxoplasma gondii）、隐孢子虫（Cryptosporidium spp.）、贾第鞭毛虫（Giardia duodenalis）污染的肉类等动物产品也受到广泛关注[85,86]。

三、耐药基因在食用养殖动物与人之间的传播

人们在医疗活动、医药产品制造、农业、畜牧业、水产养殖业中因自我用药、出于清洁目的滥用抗生素产品、未遵守抗生素配药指南、抗生素处方不当、促进动植物生长、抗生素监管不力而过度使用抗生素药物，导致抗生素及其代谢活性产物排入环境，或经食物链富集，再次经农副产品被人类摄入，致使抗生素耐药微生物和抗生素耐药基因因人类医疗活动和生产实践而在人类-动物-生态环境界面传播。在这种情况下，与不同疾病流行相关的许多不同病原菌已发展为多药耐药病原体，造成更为严峻的抗生素耐药性危机。同时，随着全球范围内的人类旅行和迁移的增加、动物和动物产品进出口的增加、不受限制的食品贸易、部分国家将粮食生产等劳动生产外包给拥有廉价劳动力的发展中国家来实现以粮食生产为代表的劳动生产的经济性，全球化带来经济增长和社会发展的同时，也促进了耐药性的全球传播[87]。

在畜牧业中广泛使用抗生素的原因有以下四点：一是使用抗生素作为治疗动物疾病的药物；二是在大型集约化养殖场内对由单个牲畜引起整个畜群的疾病的治疗；三是为预防养殖场内可能会暴发的疾病；四是促进牲畜生长。欧洲养殖业在集约养殖品种（如猪和家禽）

中使用抗生素较多,而在广泛养殖的牛和羊中使用较少[88]。在动物身上持续使用抗生素会促进抗生素耐药微生物的出现并加强对微生物群落的选择压力[89]。同时,黏菌素等用于抗菌的最后一道防线药物的使用增加导致人畜共患病原体中抗生素耐药性的出现成为人类医疗卫生不得不面对的一个重要挑战[90]。目前,欧洲以及完全禁止抗生素作为生长促进剂给予牲畜,美国也禁止在家禽养殖业使用喹诺酮类抗生素。尽管有这些禁令,全球范围内仍有很多国家定期以预防为目的添加抗生素喂饲牲畜[91]。

1. 食用养殖动物耐药基因的直接接触传播

在缺乏生物安全措施的小规模动物食品加工厂中,从事家禽牲畜养殖的工作人员也可以通过直接接触促进抗生素耐药性由动物向人的传播。例如,在埃塞俄比亚的屠宰厂,屠宰期间没有使用肥皂、自来水和消毒剂,同时使用同一水桶清洁刀具、洗手、清洗尸体和洗涤地板,屠宰后,动物废弃物通常被丢弃在开阔的土地上,然后被犬、野鸟和家禽捡拾[92]。而且,在欠发达地区或农村地区,家庭成员通常与牲畜共用生活区和睡眠区[93]。据研究表明,在孟加拉国农村,半数家庭的家禽睡在卧室里[94],这为抗生素耐药性的传播提供了可能。

2. 食用养殖动物耐药基因的食源性传播

弯曲杆菌属和沙门菌属的菌株对喹诺酮类药物的耐药性提示人类通过食用动物类食品而摄入的食源性病原体的抗生素耐药问题也值得关注[95]。2013 年,全球食用动物所有抗菌素的消费量估计为 131 109 吨,预计到 2030 年将达到 200 235 吨[96]。早在 2001 年,White 等就对从三家超市购买的鸡肉、牛肉、火鸡和猪肉样品中分离出来的沙门菌进行血清分型、抗菌药敏试验、噬菌体分型、脉冲场凝胶电泳、聚合酶链反应(polymerase chain reaction,PCR)和 DNA 测序发现具有抗生素耐药性的沙门菌菌株在零售碎肉中很常见,来自 4 种血清型的 18 个分离株具有对氨基糖苷类、磺胺类、甲氧苄啶和 β-内酰胺类药物的耐药基因整合子[97]。2020 年 Doster 等从 6 家零售店购买的 16 种绞碎牛肉产品,一半产品贴上了传统饲养的标签,一半产品贴上了不食用抗生素(raised without antibiotics,RWA)饲养的标签,但是所有样本经过 16S rRNA 扩增子测序发现带有 RWA 包装标签的零售绞碎牛肉产品的抗药性和微生物群与未声明在牛养殖过程中接触抗菌药物的产品没有区别[98]。

3. 食用养殖动物耐药基因通过土壤传播

土壤是抗生素耐药细菌从牲畜传播到农作物、动物和人类的潜在途径,对人类健康、动物健康、植物健康和生态环境健康起着重要的作用[99]。但是人类在医学和农业中过度使用抗生素导致抗生素耐药基因的传播和扩散。抗生素既可以直接施用在农田中来预防和治疗农作物疾病,也可以通过在畜牧业中使用并对动物肠道微生物群中的抗生素耐药微生物进行选择后随粪便排出,作为肥料施用于农田中。在畜牧业广泛使用抗生素会通过尿液和粪便从动物体内排出,有 58%[100]会通过土壤、地表径流、地下水等转移到环境中[100],然后在环境中广泛传播[101],同时也会促进对抗生素耐药微生物的选择,而这些微生物也很容易传播到人类[96]。Dishon Muloi 等采用 9 种抗生素类别的 13 种抗菌药物的易感性测试对肯尼亚内罗毕的 99 个家庭中的居民(n = 321)以及与他们共同生存的牲畜(n = 633)样本中的大肠埃希菌分离株进行检测发现,分别有 47.6% 和 21.1% 的分离株对三种或更多和五种或更多抗生素类别具有耐药性。与牲畜相比,人类大肠埃希菌分离株对磺胺类、甲氧苄啶、氨基糖苷类和青霉素的耐药性水平更高,而家禽大肠埃希菌分离株对四环素类药物的耐药性更高。

同时,人类的抗生素耐药微生物的携带与人类居住密度和牲畜粪便的存在相关,但饲养牲畜对人类抗生素耐药微生物没有影响。由此提出抗生素耐药性可能通过动物粪便传播的观点。Zhang 等通过对宁夏奶牛场新鲜粪便和粪便的宏基因组分析得出,在自然条件下将奶牛排出的未腐烂的粪便堆积干燥用作垫料可显著增加致病菌的多样性和丰度,并利于粪便中的病原体扩散到植物环境中。同时,随着微生物和病原体的富集,微生物的毒力基因和抗生素耐药基因的水平也不断增加,而堆积的奶牛粪便也成为抗生素耐药基因交换的场所和转移到土壤和水环境中的媒介[102]。不仅如此,应用特定抗生素可促进噬菌体介导的抗生素耐药基因和可移动基因元件在农业土壤微生物群中的转移。Wu 等从位于中国 3 个城市的 9 个养猪场附近的农田土壤样本中检测发现了 15 个四环素耐药基因(tetA、tetG、tetM、tetO、tetQ、tetW 等)[103]。但是,Popowska 等对波兰不同类型农业土壤进行检测发现,粪便和非粪便改良的土壤都对四环素、链霉素和红霉素具有耐药性,这表明没有动物粪便干扰的农业土壤也产生了抗生素耐药微生物[104]。

4. 食用养殖动物耐药基因空气传播

环境中存在的抗生素耐药基因已受到广泛关注。人类感染、免疫反应和呼吸道症状的出现与暴露于空气传播的病原体或机会性病原体有关,特别是具有抗生素耐药性的病原体。除了物理和化学成分外,空气中颗粒物还可能含有微生物或其他部分,这也可能导致对健康的不利影响[105]。在室内环境和户外环境中检测到含有抗生素耐药微生物和抗生素耐药基因的 $PM_{2.5}$ 和 PM_{10}。He 等认为抗生素耐药基因可以通过空气中的气溶胶传播,该研究团队使用宏基因组学检测了一家城区医院、附近社区和最近郊区社区中的 $PM_{2.5}$ 和 PM_{10},鉴定出了分属于 22 种抗生素耐药基因型的 643 个亚型,且医院空气颗粒中发现了包括 bla_{NDM}、bla_{KPC}、bla_{IMP}、bla_{VIM} 和 bla_{OXA-48} 在内的碳青霉烯酶基因[106]。畜牧业养殖场空气中也可以促进抗生素耐药性的传播,而且抗生素耐药性在空气中的传播会受到紫外线辐射强度、温度和湿度等天气条件的影响[107]。Davis 等在美国北卡罗来纳州通过养猪场中经空气传播的细菌分离株进行研究发现,几乎所有分离株(62/63)都是耐多药的,他们对红霉素(100%)、青霉素(100%)、大观霉素(100%)、克林霉素(67%)和四环素(21%)表现出耐药性[108]。而且 McEachran 等的研究发现与来自上风位置的生物气溶胶相比,下风空气传播的生物气溶胶中抗生素耐药微生物和四环素耐药基因的浓度更高[109]。来自荷兰的 de Rooij 等也认为农场可能使远达 3 000 米外的住宅暴露于抗生素耐药基因 tetW 和 mecA[110] 中。

四、食用养殖动物与人类微生物组的相关性

"全健康"理念对加强人类的健康与动物和环境的健康息息相关这一观念的深入人心至关重要。哺乳动物肠道被数万亿种微生物定植,随着技术发展,微生物组(microbiome)的概念突破了从单一病原体到微生物群落整体的研究壁垒。构成人体微生物群的细菌、古菌、微生物真核生物群落包括非致病性的生物体,它们可以通过营养和药物代谢、合成必需维生素、防御病原体、免疫调节、改变易感性等机制来影响人体健康和保持体内平衡[111]。

人体肠道微生物组(human gut microbiome)是人体中最丰富的微生物组,也是目前各相关领域的研究热点。动物源性食品极大程度地塑造了人体肠道微生物群。人体肠道微生物群落主要是出生时决定的,出生后,选择喂养母乳或配方奶也会影响肠道菌群,研究发现,双歧杆菌的数量是两种喂养方式最大的差别,相同条件下,配方奶喂养的婴儿肠道中双歧杆菌的数量只有母乳喂养的50%[112]。

在饮食上,动物源性食品比其他食品对人体肠道微生物组的塑造影响更大。研究发现,经常摄入富含动物蛋白和脂肪的人群中,代谢植物多糖的厚壁菌门(Firmicutes)和普氏菌属(Prevotella)的水平较低。短期大量的动物性食品摄入会迅速改变肠道微生物群落结构,使肠内去氧胆酸浓度水平提高,导致能够引发炎症性肠病的微生物生长[113]。动物源性食品对人体健康的影响千差万别,取决于食品种类和数量。例如,动物中饱和脂肪酸(猪、牛、羊等)和不饱和脂肪酸(鱼类)对人体肠道微生物组的影响截然不同,影响人体肥胖、代谢、癌症等方面。动物源性食品是优质蛋白质的主要来源,色氨酸是一种必需氨基酸,必须从红肉、鱼和鸡蛋等食物中获得。表达色氨酸酶的共生菌将色氨酸分解为吲哚等衍生物,其中一些可以激活芳香烃受体,调节细胞因子 IL-22 的产生,两者在黏膜免疫对抗病原体中发挥关键作用,乳酸菌和梭状芽孢杆菌参与了这一转化[114]。此外,像酸奶、奶酪等奶制品中存在乳酸菌、低聚半乳糖(galactooligosaccharides,GOS)等益生元,能选择性地支持胃肠道有益菌群的生长(如双歧杆菌)[115]。总之,动物源性食品微生物群与健康之间的关系是复杂的,很难根据食物对肠道菌群的调节来判断它们对人体健康是有益或无益的。

此外,从分类学和遗传学的角度即系统发育/分类组成或微生物组遗传物质角度分析,人类和食用养殖动物微生物组还可以通过不同的疾病状态产生联系[116]。Van Gompel 等调查了荷兰因牲畜养殖而职业暴露于抗生素耐药基因的人群(即猪和家禽养殖场主、工作人员和家庭成员以及猪屠宰场工人)和一个对照人群中的相关微生物组,结果发现与肉鸡养殖者和对照组相比,猪屠宰场工人和养猪场工作人员在粪便微生物组抗生素耐药基因的总丰度更高,且微生物组和抗生素耐药基因组存在显著相关性,直接或间接与牲畜接触是人类抗生素耐药基因传播的决定因素[117]。

人类和食用养殖动物微生物组也可以通过空气等环境介质来产生联系。Luiken 等对猪和家禽养殖场内空气中颗粒物进行研究发现养殖场中的粉尘中细菌微生物组可检测到丰富的抗生素耐药基因组[118]。除了空气中的颗粒物,人类在土地利用方面对环境的改变不仅会改变动物物种的多样性,也会影响动物肠道微生物组[119]。

随着养殖业的发展,人和动物也在影响着其生存环境的微生物组。在养猪场的影响下,井水、鱼塘、蔬菜养殖和田间土壤的微生物组都发生了变化[120]。将人类-动物-生态环境视为整体的"全健康"理念是跨学科对话以解决现有食用养殖动物与人之间病原、耐药基因以及微生物组的协同演化问题的重要方法论。

五、小 结

食用养殖动物是与人类关系最为密切的动物群体,它们通过直接接触或一系列动物制品以及各种环境介质在菌群、病原和耐药性等方面与人类进行"协同演化",相互影响和塑造着各自的微生物群构成和微生物组多样性。人类对食用养殖动物的微生物组的"塑造",最终会通过直接接触或食物链等方式,影响人类自身的微生物组构成,本质上说是人类微生物组的"自我塑造"。随着时间变化,我们对于这两者本身和两者之间菌群、病原和耐药基因等方面的研究逐渐深入,相关政策和法规也逐渐落实,而"全健康"理念基于联合人类、动物、生态环境界面的思考方式,是今后在微生物层面研究食用养殖动物及其制品与人类关系上的突破口。目前对于食用养殖动物食品安全方面的研究已经较为深入,未来对于通过直接接触或其他环境介质等非食品安全方面的研究可能会成为新的研究热点。

参 考 文 献

[1] Reperant L A, Cornaglia A G, Osterhaus A D. The importance of understanding the human-animal interface: from early hominins to global citizens[J]. Current Topics in Microbiology and Immunology, 2013, 365: 49 – 81.

[2] Ackenzie J S, Jeggo M. The One Health approach—why is it so important? [J]. Tropical Medicine and Infectious Disease, 2019, 4(2): 88.

[3] World Health Organization. WHO estimates of the global burden of foodborne diseases: foodborne disease burden epidemiology reference group 2007 – 2015[EB/OL]. (2015). https://apps. who. int/iris/handle/10665/199350.

[4] Chlebicz A, Slizewska A K. Campylobacteriosis, Salmonellosis, Yersiniosis, and Listeriosis as zoonotic foodborne diseases: A review[J]. International Journal of Environmental Research and Public Health, 2018, 15(5): 863.

[5] Hald B, Skov M N, Nielsen E M, et al. Campylobacter jejuni and Campylobacter coli in wild birds on Danish livestock farms[J]. Acta Veterinaria Scandinavica, 2016, 58: 11.

[6] Szczepanska B, Andrzejewaka M, Śpica D, et al. *Campylobacter* spp. – niedoceniany w Polsce czynnik etiologiczny zakażeń przewodu pokarmowego[J]. Problemy Higieny i Epidemiologii, 2014, 95(3): 574 – 579.

[7] Havelaar A H, Haagsma J A, Mangen M J, et al. Disease burden of foodborne pathogens in the Netherlands, 2009[J]. International Journal of Food Microbiologyogy, 2012, 156(3): 231 – 238.

[8] Sahin O, Kassem, I I, Shen Z, et al. Campylobacter in poultry: ecology and potential interventions[J]. Avian Diseaseseases, 2015, 59(2): 185 – 200.

[9] Fravalo P, Kooh P, Mughini-Gras L, et al. Risk factors for sporadic campylobacteriosis: A systematic review and meta-analysis[J]. Microbial Risk Analysis, 2021, 17.

[10] European Food Safety Authority. Scientific opinion on quantification of the risk posed by broiler meat to human campylobacteriosis in the EU[EB/OL]. (2010 – 1 – 18). https://www. efsa. europa. eu/en/efsajournal/pub/1437.

[11] Abay S, Kayman T, Otlu B, et al. Genetic diversity and antibiotic resistance profiles of Campylobacter jejuni isolates from poultry and humans in Turkey [J]. International Journal of Food Microbiologyogy, 2014, 178: 29 – 38.

[12] Fraser R W, Williams N T, Powell L F, et al. Reducing Campylobacter and Salmonella infection: two studies of the economic cost and attitude to adoption of on-farm biosecurity measures[J]. Zoonoses and Public Health, 2010, 57(7 – 8): e109 – e115.

[13] Whiley H, Ross K. Salmonella and eggs: from production to plate[J]. International Journal of Environmental Research, 2015, 12(3): 2543 – 2556.

［14］Oueslati W, Rjeibi M R, Mhadhbi M, et al. Prevalence, virulence and antibiotic susceptibility of *Salmonella* spp. strains, isolated from beef in Greater Tunis (Tunisia)［J］. Meat Science, 2016, 119: 154－159.

［15］POPA G L, POPA M I. *Salmonella* spp. infection-a continuous threat worldwide［J］. Germs, 2021, 11(1): 88－96.

［16］Parry C M, Threlfall E J. Antimicrobial resistance in typhoidal and nontyphoidal salmonellae［J］. Current Opinion in Infectious Diseases, 2008, 21(5): 531－538.

［17］Elbediwi M, LI Y, Paudyal N, et al. Global burden of colistin-resistant bacteria: mobilized colistin resistance genes study (1980－2018)［J］. Microorganisms, 2019, 7(10): 461.

［18］Exner M, Bhattacharya S, Christiansen B, et al. Antibiotic resistance: What is so specia l about multidrug-resistant Gram-negative bacteria? ［J］. GMS Hygiene and Infection Control, 2017, 12: Doc05.

［19］Elbediwi M, Beibei W, Pan H, et al. Genomic characterization of mcr-1-carrying *Salmonella enterica* serovar 4,［5］, 12: i: -ST 34 clone isolated from pigs in China［J］. Frontiers in Bioengineering and Biotechnology, 2020, 8: 663.

［20］Iwu C J, Iweriebor B C, Obi L C, et al. Multidrug-resistant salmonella isolates from swine in the eastern cape province, south africa［J］. Journal of Food Protection, 2016, 79(7): 1234－1239.

［21］Bursova S, Necidova L, Harustiakova D, et al. Growth potential of Yersinia enterocolitica in pasteurised cow's and goat's milk stored at 8 degrees C and 24 degrees C［J］. Food Control, 2017, 73: 1415－1419.

［22］Arrausi-Subiza M, Gerrikagoitia X, Alvarez V, et al. Prevalence of *Yersinia enterocolitica* and *Yersinia pseudotuberculosis* in wild boars in the Basque Country, northern Spain［J］. Acta Veterinaria Scandinavica, 2016, 58: 4.

［23］Riahi S M, Ahmadi E, Zeinali T. Global prevalence of yersinia enterocolitica in cases of gastroenteritis: a systematic review and meta-analysis［J］. International Journal of Microbiology, 2021, 2021: 1499869.

［24］van Damme I, de Zutter L, Jacxsens L, et al. Control of human pathogenic Yersinia enterocolitica in minced meat: Comparative analysis of different interventions using a risk assessment approach［J］. Food Microbiologyogy, 2017, 64: 83－95.

［25］Dos Santos J S, Biduski B, Dos Santos L R. Listeria monocytogenes: health risk and a challenge for food processing establishments［J］. Arch Microbiol, 2021, 203(10): 5907－5919.

［26］Zhu Q, Gooneratne R, Hussain M A. Listeria monocytogenes in Fresh Produce: Outbreaks, Prevalence and Contamination Levels［J］. Foods, 2017, 6(3): 21.

［27］Ferens W A, Hovde C J. *Escherichia coli* O157: H7: animal reservoir and sources of human infection［J］. Foodborne Pathogens and Disease, 2011, 8(4): 465－487.

［28］Tarr P I, Gordon C A, Chandler W L. Shiga-toxin-producing Escherichia coli and haemolytic uraemic syndrome［J］. Lancet, 2005, 365(9464): 1073－1086.

［29］Heiman K E, Mody R K, Johnson S D, et al. Escherichia coli O157 outbreaks in the United States, 2003－2012［J］. Emerging Infectious Diseases, 2015, 21(8): 1293－1301.

［30］Frand C, Werber D, Cramer J P, et al. Epidemic profile of Shiga-toxin-producing *Escherichia coli* O104: H4 outbreak in Germany［J］. New England Journal of Medicine, 2011, 365(19): 1771－1780.

［31］García A, Fox J G, Besser T E. Zoonotic enterohemorrhagic Escherichia coli: A One Health perspective［J］. Ilar Journal, 2010, 51(3): 221－232.

［32］Besser T E, Richards B L, Rice D H, et al. *Escherichia coli* O157: H7 infection of calves: infectious dose and direct contact transmission［J］. Epidemiology and Infection, 2001, 127(3): 555－560.

［33］Chase-Topping M, Gally D, Low C, et al. Super-shedding and the link between human infection and livestock carriage of Escherichia coli O157［J］. Nature Reviews Microbiol, 2008, 6(12): 904－912.

［34］Matthews L, Low J C, Gally D L, et al. Heterogeneous shedding of *Escherichia coli* O157 in cattle and its implications for control［J］. Proceedings of the National Academy of Sciences of the United States of America,

2006, 103(3): 547 - 552.

[35] Köhler B, Karch H, Schmidt H. Antibacterials that are used as growth promoters in animal husbandry can affect the release of Shiga-toxin-2-converting bacteriophages and Shiga toxin 2 from Escherichia coli strains [J]. Microbiology (Reading), 2000, 146(Pt 5): 1085 - 1090.

[36] Allison H E. Stx-phages: drivers and mediators of the evolution of STEC and STEC-like pathogens[J]. Future Microbiol, 2007, 2(2): 165 - 174.

[37] Wagner P L, Livny J, Neely M N, et al. Bacteriophage control of Shiga toxin 1 production and release by *Escherichia coli*[J]. Molecular Microbiology, 2002, 44(4): 957 - 970.

[38] Rossolini G M, Arena F, Pecile P, et al. Update on the antibiotic resistance crisis[J]. Current in Opinion Pharmacology 2014, 18: 56 - 60.

[39] Abolghait S K, Fathi A G, Youssef F M, et al. Methicillin-resistant Staphylococcus aureus (MRSA) isolated from chicken meat and giblets often produces staphylococcal enterotoxin B (SEB) in non-refrigerated raw chicken livers[J]. International Journal of Food Microbiologyogy, 2020, 328: 108669.

[40] Zeaki N, Johler S, Skandamis P N, et al. The role of regulatory mechanisms and environmental parameters in staphylococcal food poisoning and resulting challenges to risk assessment[J]. Frontiers in Microbiology, 2019, 10: 1307.

[41] Dupre J M, Johnson W L, Ulanov A V, et al. Transcriptional profiling and metabolomic analysis of Staphylococcus aureus grown on autoclaved chicken breast[J]. Food Microbiology, 2019, 82: 46 - 52.

[42] Devriese L A, van Damme L R, Fameree L. Methicillin (cloxacillin)-resistant Staphylococcus aureus strains isolated from bovine mastitis cases[J]. Zentralbl Veterinarmed B, 1972, 19(7): 598 - 605.

[43] Weese J S. Methicillin-resistant Staphylococcus aureus in animals [J]. ILAR Journal, 2010, 51(3): 233 - 244.

[44] Price L B, Stegger M, Hasman H, et al. Staphylococcus aureus CC398: host adaptation and emergence of methicillin resistance in livestock[J]. mBio, 2012, 3(1): e00305 - 311.

[45] Graveland H, Wagenaar J A, Bergs K, et al. Persistence of livestock associated MRSA CC398 in humans is dependent on intensity of animal contact[J]. PLoS One, 2011, 6(2): e16830.

[46] Cuny C, Friedrich A, Kozytska S, et al. Emergence of methicillin-resistant Staphylococcus aureus (MRSA) in different animal species[J]. International Journal of Medical Microbiology, 2010, 300(2-3): 109 - 117.

[47] Becker K, Ballhausen B, Kahl B C, et al. The clinical impact of livestock-associated methicillin-resistant Staphylococcus aureus of the clonal complex 398 for humans [J]. Veterinary Microbiology, 2017, 200: 33 - 38.

[48] Vanderhaeghen W, Hermans K, Haesebrouck F, et al. Methicillin-resistant Staphylococcus aureus (MRSA) in food production animals[J]. Epidemiol Infect, 2010, 138(5): 606 - 625.

[49] van Rijen M M, Kluytmans-van den Bergh M F, Verkade E J, et al. Lifestyle-associated risk factors for community-acquired methicillin-resistant staphylococcus aureus carriage in the Netherlands: an exploratory hospital-based case-control study[J]. PLoS One, 2013, 8(6): e65594.

[50] de Boer E, Zwartkruis-Nahuis J T, Wit B, et al. Prevalence of methicillin-resistant Staphylococcus aureus in meat[J]. International Journal of Food Microbiology, 2009, 134(1-2): 52 - 56.

[51] Negrón M E, Kharod G A, Bower W A, et al. Notes from the field: Human brucella abortus RB51 infections caused by consumption of unpasteurized domestic dairy products-United States, 2017 - 2019[J]. MMWR Morb Mortal Wkly Rep, 2019, 68(7): 185.

[52] Dadar M, Alamian S, Behrozikhah A M, et al. Molecular identification of Brucella species and biovars associated with animal and human infection in Iran [J]. Veterinary Research Forum, 2019, 10(4): 315 - 321.

[53] Dadar M, Shahali Y, Whatmore A M. Human brucellosis caused by raw dairy products: A review on the

occurrence, major risk factors and prevention[J]. International Journal of Food Microbiology, 2019, 292: 39 - 47.

[54] Franc K A, Krecek R C, Häsler B N, et al. Brucellosis remains a neglected disease in the developing world: a call for interdisciplinary action[J]. BMC Public Health, 2018, 18(1): 125.

[55] Falenski A, Mayer-Scholl A, Filter M, et al. Survival of Brucella spp. in mineral water, milk and yogurt[J]. International Journal of Food Microbiology, 2011, 145(1): 326 - 330.

[56] Dadar M, Shahali Y, Wareth G. Molecular diagnosis of acute and chronic Brucellosis in humans[M]. Springer Singapore, 2019: 223 - 245.

[57] Oliveira M S, Dorneles E M S, Soares P M F, et al. Molecular epidemiology of Brucella abortus isolated from cattle in Brazil, 2009 - 2013[J]. Acta Tropica, 2017, 166: 106 - 113.

[58] Gwida M, al Dahouk S, Melzer F, et al. Brucellosis-regionally emerging zoonotic disease? [J]. Croatian Medical Journal, 2010, 51(4): 289 - 295.

[59] Hermesh B, Rosenthal A, Davidovitch N. Rethinking "One Health" through Brucellosis: ethics, boundaries and politics[J]. Monash Bioeth Rev, 2019, 37(1 - 2): 22 - 37.

[60] Fusco V, Chieffi D, Fanelli F, et al. Microbial quality and safety of milk and milk products in the 21st century[J]. Comprehensive Reviews in Food Science and Food Safety, 2020, 19(4): 2013 - 2049.

[61] Mateus C, Martins R, Luis A, et al. Prevalence of arcobacter: from farm to retail—a systematic review and meta-analysis[J]. Food Control, 2021, 128.

[62] Rasetti-Escargueil C, Lemichez E, Popoff M R. Public health risk associated with botulism as foodborne zoonoses[J]. Toxins, 2020, 12(1): 17.

[63] Kothalawala H, Toussaint M J, Gruys E. An overview of swine influenza[J]. Veterinary Quarterly, 2006, 28 (2): 46 - 53.

[64] Mehle A. Unusual influenza a viruses in bats[J]. Viruses, 2014, 6(9): 3438 - 3449.

[65] Vijaykrishna D, Smith G J, Pybus O G, et al. Long-term evolution and transmission dynamics of swine influenza A virus[J]. Nature, 2011, 473(7348): 519 - 522.

[66] Hemmink J D, Morgan S B, Aramouni M, et al. Distinct immune responses and virus shedding in pigs following aerosol, intra-nasal and contact infection with pandemic swine influenza A virus, A (H1N1) 09 [J]. Veterinary Research, 2016, 47(1): 103.

[67] Short K R, Richard M, Verhagen J H, et al. One health, multiple challenges: The inter-species transmission of influenza A virus[J]. One Health, 2015, 1: 1 - 13.

[68] Abe H, Mine J, Parchariyanon S, et al. Co-infection of influenza a viruses of swine contributes to effective shuffling of gene segments in a naturally reared pig[J]. Virology, 2015, 484: 203 - 212.

[69] Kong W, Wang F, Dong B, et al. Novel reassortant influenza viruses between pandemic (H1N1) 2009 and other influenza viruses pose a risk to public health[J]. Microbial Pathogenesis, 2015, 89: 62 - 72.

[70] Trevennec K, Leger L, Lyazrhi F, et al. Transmission of pandemic influenza H1N1 (2009) in Vietnamese swine in 2009 - 2010[J]. Influenza and Other Respiratory Viruses, 2012, 6(5): 348 - 357.

[71] Chen Y, Zhang J, Qiao C, et al. Co-circulation of pandemic 2009 H1N1, classical swine H1N1 and avian-like swine H1N1 influenza viruses in pigs in China[J]. Infection Genetics and Evolution, 2013, 13: 331 - 338.

[72] Qiao C, Liu L, Yang H, et al. Novel triple reassortant H1N2 influenza viruses bearing six internal genes of the pandemic 2009/H1N1 influenza virus were detected in pigs in China[J]. Journal of Clinical Virology, 2014, 61(4): 529 - 534.

[73] de Jong J C, Claas E C, Osterhaus A D, et al. A pandemic warning? [J]. Nature, 1997, 389(6651): 554.

[74] Peiris J S, de Jong M D, Guan Y. Avian influenza virus (H5N1): a threat to human health[J]. Clinical Microbiology Reviews, 2007, 20(2): 243 - 267.

[75] Ding F, Li Y, Huang B, et al. Infection and risk factors of human and avian influenza in pigs in south China

[J]. Preventive Veterinary Medicine, 2021, 190: 105317.

[76] Shukla S, Cho H, Kwon O J, et al. Prevalence and evaluation strategies for viral contamination in food products: Risk to human health-a review[J]. Critical Reviews in Food Science and Nutrition, 2018, 58(3): 405-419.

[77] Liao Y, Hong X, Wu A, et al. Global prevalence of norovirus in cases of acute gastroenteritis from 1997 to 2021: An updated systematic review and meta-analysis[J]. Microbial Pathogenesis, 2021, 161: 105259.

[78] Guix S, Pinto R M, Bosch A. Final consumer options to control and prevent foodborne norovirus infections [J]. Viruses-Basel, 2019, 11(4): 333.

[79] Randazzo W, Sanchez G. Hepatitis A infections from food[J]. Journal of Applied Microbiology, 2020, 129 (5): 1120-1132.

[80] Pexara A, Govaris A. Foodborne viruses and innovative non-thermal food-processing technologies[J]. Foods, 2020, 9(11): 1520.

[81] di Cola G, Fantilli A C, Belen Pisano M, et al. Foodborne transmission of hepatitis A and hepatitis E viruses: A literature review[J]. International Journal of Food Microbiology, 2021, 338: 108986.

[82] Naguib M M, Li R, Ling J, et al. Live and wet markets: food access versus the risk of disease emergence[J]. Trends in Microbiology, 2021, 29(7): 573-581.

[83] Adegbeye M J, Reddy P R K, Chilaka C A, et al. Mycotoxin toxicity and residue in animal products: Prevalence, consumer exposure and reduction strategies-a review[J]. Toxicon, 2020, 177: 96-108.

[84] Song L, Xie Q, Lv Z. Foodborne parasitic diseases in China: A scoping review on current situation, epidemiological trends, prevention and control[J]. Asian Pacific Journal of Tropical Medicine, 2021, 14 (9): 385-400.

[85] Stelzer S, Basso W, Silvan J B, et al. Toxoplasma gondii infection and toxoplasmosis in farm animals: Risk factors and economic impact[J]. Food and Waterborne Parasitology, 2019, 15: e00037.

[86] de Aquino M C C, Inacio S V, Rodrigues F D S, et al. Cryptosporidiosis and Giardiasis in Buffaloes (Bubalus bubalis)[J]. Frontiers in Veterinary Science, 2020, 7: 557967.

[87] Cabello F C, Godfrey H P, Buschmann A H, et al. Aquaculture as yet another environmental gateway to the development and globalisation of antimicrobial resistance[J]. Lancet Infectious Diseases, 2016, 16(7): e127-e133.

[88] European Medicines Agency. Sales of veterinary antimicrobial agents in 25 EU/EEA countries in 2011 Third ESVAC report [EB/OL]. [2011]. https://www.ema.europa.eu/en/documents/report/sales-veterinary-antimicrobial-agents-25-european-union/european-economic-area-countries-2011-third-european-surveillance-veterinary-antimicrobial_en.pdf.

[89] Laxminarayan R, Duse A, Wattal C, et al. Antibiotic resistance-the need for global solutions[J]. Lancet Infectious Diseases, 2013, 13(12): 1057-1098.

[90] Liu Y Y, Wang Y, Walsh T R, et al. Emergence of plasmid-mediated colistin resistance mechanism MCR-1 in animals and human beings in China: a microbiological and molecular biological study [J]. Lancet Infectious Diseases, 2016, 16(2): 161-168.

[91] Cantas L, Shah S Q, Cavaco L M, et al. A brief multi-disciplinary review on antimicrobial resistance in medicine and its linkage to the global environmental microbiota[J]. Frontiers in Microbiology, 2013, 4: 96.

[92] Shanta I S, Hasnat M A, Zeidner N, et al. Raising backyard poultry in rural bangladesh: financial and nutritional benefits, but persistent risky practices[J]. Transboundary and Emerging Diseases, 2017, 64(5): 1454-1464.

[93] Stalsby Lundborg C, Diwan V, Pathak A, et al. Protocol: a "One health" two year follow-up, mixed methods study on antibiotic resistance, focusing children under 5 and their environment in rural India[J]. BMC Public Health, 2015, 15: 1321.

[94] Roess A A, Winch P J, Akhter A, et al. Household animal and human medicine use and animal husbandry practices in rural bangladesh: risk factors for emerging zoonotic disease and antibiotic resistance[J]. Zoonoses Public Health, 2015, 62(7): 569 - 578.

[95] Engberg J. Quinolone and macrolide resistance in campylobacter jejuni and C. coli: resistance mechanisms and trends in human isolates[J]. Emerging Infectious Diseases, 2001, 7(1): 24 - 34.

[96] van Boeckel T P, Glennon E E, Chen D, et al. Reducing antimicrobial use in food animals[J]. Science, 2017, 357(6358): 1350 - 1352.

[97] White D G, Zhao S, Sudler R, et al. The isolation of antibiotic-resistant salmonella from retail ground meats [J]. New England Journal of Medicine, 2001, 345(16): 1147 - 1154.

[98] Doster E, Thomas K M, Weinroth M D, et al. Metagenomic characterization of the microbiome and resistome of retail ground beef products[J]. Frontiers in Microbiology, 2020, 11: 541972.

[99] Tyrrell C, Burgess C M, Brennan F P, et al. Antibiotic resistance in grass and soil[J]. Biochem Soc Trans, 2019, 47(1): 477 - 486.

[100] Xie W Y, Shen Q, Zhao F J. Antibiotics and antibiotic resistance from animal manures to soil: a review[J]. European Journal of Soil Science, 2018, 69(1): 181 - 195.

[101] Bartlett J G, Gilbert D N, Spellberg B. Seven ways to preserve the miracle of antibiotics[J]. Clinical Infectious Diseases, 2013, 56(10): 1445 - 1450.

[102] Zhang X, Ma C, Zhang W, et al. Shifts in microbial community, pathogenicity-related genes and antibiotic resistance genes during dairy manure piled up[J]. Microbial Biotechnology, 2020, 13(4): 1039 - 1053.

[103] Wu N, Qiao M, Zhang B, et al. Abundance and diversity of tetracycline resistance genes in soils adjacent to representative swine feedlots in China[J]. Environmental Science & Technology, 2010, 44(18): 6933 - 6939.

[104] Popowska M, Rzeczycka M, Miernik A, et al. Influence of soil use on prevalence of tetracycline, streptomycin, and erythromycin resistance and associated resistance genes[J]. Antimicrobial Agents and Chemotherapy, 2012, 56(3): 1434 - 1443.

[105] Liu D, Mariman R, Gerlofs-Nijland M E, et al. Microbiome composition of airborne particulate matter from livestock farms and their effect on innate immune receptors and cells[J]. Science of the Total Environment, 2019, 688: 1298 - 1307.

[106] He P, Wu Y, Huang W, et al. Characteristics of and variation in airborne ARGs among urban hospitals and adjacent urban and suburban communities: A metagenomic approach[J]. Environment International, 2020, 139: 105625.

[107] Karimi H, Nikaeen M, Gholipour S, et al. PM (2.5)-associated bacteria in ambient air: Is PM (2.5) exposure associated with the acquisition of community-acquired staphylococcal infections? [J]. Journal of Environmental Health Science and Engineering, 2020, 18(2): 1007 - 1013.

[108] Davis M F, Pisanic N, Rhodes S M, et al. Occurrence of Staphylococcus aureus in swine and swine workplace environments on industrial and antibiotic-free hog operations in North Carolina, USA: A One Health pilot study[J]. Environmental Research, 2018, 163: 88 - 96.

[109] Mceachran A D, Blackwell B R, Hanson J D, et al. Antibiotics, bacteria, and antibiotic resistance genes: aerial transport from cattle feed yards via particulate matter[J]. Environmental health perspectives, 2015, 123(4): 337 - 343.

[110] de Rooij m M T, Hoek G, Schmitt H, et al. Insights into livestock-related microbial concentrations in air at residential level in a livestock dense area[J]. Environmental Science & Technology, 2019, 53(13): 7746 - 7758.

[111] Trinh P, Zaneveld J R, Safranek S, et al. One Health relationships between human, animal, and environmental microbiomes: a mini-review[J]. Frontiers in Public Health, 2018, 6: 235.

[112] Cabrera-Rubio R, Carmen Collado M, Laitinen K, et al. The human milk microbiome changes over lactation and is shaped by maternal weight and mode of delivery[J]. American Journal of Clinical Nutrition, 2012, 96(3): 544 - 551.

[113] David L A, Maurice C F, Carmody R N, et al. Diet rapidly and reproducibly alters the human gut microbiome[J]. Nature, 2014, 505(7484): 559 - 563.

[114] Wu Y, Wan J, Choe U, et al. Interactions between food and gut microbiota: impact on human health[J]. Annual Review of Food Science and Technology, 2019, 10: 389 - 408.

[115] Petrova P, Ivanov I, Tsigoriyna L, et al. Traditional bulgarian dairy products: ethnic foods with health benefits[J]. Microorganisms, 2021, 9(3): 480.

[116] Berry D, Loy A. Stable-isotope probing of human and animal microbiome function [J]. Trends in Microbiology, 2018, 26(12): 999 - 1007.

[117] van Gompel L, Luiken R E C, Hansen R B, et al. Description and determinants of the faecal resistome and microbiome of farmers and slaughterhouse workers: A metagenome-wide cross-sectional study [J]. Environment International, 2020, 143: 105939.

[118] Luiken R E C, van Gompel L, Bossers A, et al. Farm dust resistomes and bacterial microbiomes in European poultry and pig farms[J]. Environment International, 2020, 143: 105971.

[119] San Juan P A, Hendershot J N, Daily G C, et al. Land-use change has host-specific influences on avian gut microbiomes[J]. ISME Journal, 2020, 14(1): 318 - 321.

[120] He L Y, He L K, Liu Y S, et al. Microbial diversity and antibiotic resistome in swine farm environments [J]. Science of the Total Environment, 2019, 685: 197 - 207.

第十二章
全健康与水产养殖动物健康

李　敏[1,2]　郭晓奎[1,2]　朱泳璋[1,2*]

一、引　言

在过去几十年中,随着全球人口、自然资源的需求和竞争不断增长,水产养殖业得以快速发展。据 FAO 报道,水生动物占全球动物蛋白消费量的 17%,并且对于超过 40% 的世界人口来说,鱼类贡献了近 20% 的人均动物蛋白消费量,从 1960 年至 2018 年,供人类消费的水产动物产量从 2 180 万吨增加到 1.564 亿吨[1,2]。如此大规模的市场需求,促使水生动物由物种捕捞方式向集约型生产模式转变,自 2001 年以来,全球水产养殖业每年增长 5.8%,仅在 2014 年一年中,新增人工养殖的水生动物就有 580 种[3,4]。大规模的密集型水产动物养殖必然会增加传染病感染风险,因此大多数养殖户都会选择采用抗菌药物和化学消毒剂来预防或者治疗细菌感染,从而达到预防水生养殖动物疾病暴发的目的[5,6]。但是肆无忌惮地使用抗菌药物,将会出现物种选择性作用,届时一系列细菌、病毒、真菌和寄生虫随着时间的推移而发生变化并且不再对药物产生反应时,即出现了微生物抗药性。从而使得感染更难以治疗,并增加疾病传播、严重疾病和死亡的风险。不管是何领域、何地区的微生物耐药都是全球性公共卫生问题,因此采取必要措施控制微生物耐药,否则将会危害人类身体健康。本文从水产养殖业微生物耐药现状入手,剖析水产养殖耐药性对人的影响,并提出基于全健康策略控制水产养殖动物微生物耐药的具体举措。

1. 上海交通大学医学院-国家热带病研究中心全球健康学院,上海(200025)
2. 上海交通大学-爱丁堡大学全健康研究中心,上海(200025)
＊ 通讯作者

二、水产养殖业微生物耐药现状

据统计,自 2000 至 2019 年发表的 343 篇关于亚洲水生食用动物病原体及微生物耐药性文章中,最常见的五大分离细菌属为弧菌属、气单胞菌属、链球菌属、爱德华菌属和大肠埃希菌属,加起来占了分离菌株总数的 68.5%[7]。因此,为了加强水产病害防治效果,在养殖过程中使用预防性抗生素是一种普遍做法。但是由于部分国家对抗生素使用监管不足以及养殖户缺乏相关意识,往往易造成抗生素滥用的情况。2020 年,比利时科学家 Daniel Schar 团队发表一篇关于水产养殖中使用抗菌药物的全球趋势分析[8],他们指出:2017 年,全球水产养殖抗菌药物消费量估计为 10 259 吨,预计到 2030 年全球抗生素消费量将增长 33%,其中亚太地区占全球消费的绝大多数(93.8%),预计这一比例在 2017 至 2030 年将保持稳定。其中,就全球各地区而言,亚太地区为抗生素使用大国,包括中国(57.9%)、印度(11.3%)、印度尼西亚(8.6%)。就所有水产品种类而言,全球在鲶鱼养殖中使用抗生素量最多,占全球抗生素消费量的 8.3%,预计到 2030 年,鲇鱼的抗生素使用量将达到 157 mg/kg,将超过食用动物以及人类的使用量。

由于水生养殖中抗生素使用量明显增加,水产动物中各种微生物抗药性也逐渐出现。就亚洲地区水产养殖和渔业而言,大肠埃希菌对黏菌素耐药率为 5.2%,弧菌属对黏菌素耐药率为 42.7%,气单胞菌属对黏菌素耐药率为 51.5%[7]。由此可见,亚洲地区水生动物耐药性已非常严重,其主要原因有三点。第一,亚洲提供了全世界食用鱼产量的 2/3,是主要的水产养殖生产地,也是大量使用抗生素的地方;第二,关于抗生素在水产养殖业中的使用条例及监管不完善;第三,相对于陆生动物,抗生素在水产养殖中更易残留及传播。由于水产动物不能及时吃掉洒在水面上的抗生素药物,据估计多达 80% 的供给药物残留在施用地点附近的水和淤泥中,并且残留在水生环境中的活性代谢产物会在水生沉积物中长期存在,从而对水生细菌多样性施加选择性压力[9,10]。同时,水产食用动物供应链高度全球化,使得局部产生的耐药性在全球范围内传播[11]。

除了亚洲已报道从水产养殖和渔业中分离出重要抗生素耐药菌株外,全球各国科学家也相继报道,甚至从食用性水产品和海产品中分离出多重耐药细菌。2011 年,Sousa 团队[12]在一种海洋硬骨鱼金头鲷的粪便样本中分离出含超广谱 β-内酰胺酶(extend-spectrum β-lactamases,ESBL)的大肠埃希菌,其抗性基因包括 bl_{TEM-52}、bla_{SHV-12}、$cmlA$、$tetA$、$aadA$、$sul1$、$sul2$ 和 $sul3$。2016 年,中国科学家在上海水产市场购买的常见鲜虾中分离鉴定了 400 株副溶血弧菌,且抗生素耐药率很高[13],包括氨苄青霉素(99%)、链霉素(45.25%)、利福平(38.25%)和壮观霉素(25.50%),已出现多重耐药的情况。2017 年,有报道指出世界各地的许多养殖鱼类,如鲤鱼、鲑鱼、罗非鱼、鲶鱼和虾等甲壳类动物都具有抗微生物耐药性病原体[14]。

三、水产养殖耐药性对人的影响

全球范围内,73% 的抗生素是被用于动物,是人类临床使用量的 3 倍以上[15,16],因此有大量文献报道从动物体内检测出耐药基因。更为严重的是,畜牧业、水产养殖业中使用的几乎所有抗生素在结构和功能上都与人类医学中使用的抗生素具有相似性,抗生素在临床和动物的使用一直没有良好界限。

例如多黏菌素,一直被称为临床的最后一道防线,广泛用于治疗多重耐药的革兰氏阴性菌感染,但是食用动物对多黏菌素的使用量远远超过了人类的使用量,仅在 2014 年一年中,平均每千克食源性动物使用 10.0 mg,而人类临床使用量是 0.03 mg/kg。全球最早报道黏菌素耐药基因 mcr-1 及其传播机制的是中国农业大学的沈建忠教授团队[17],他们 2015 年首次在食用动物以及患者体内分离出质粒介导的黏菌素抗性基因,接着全球多地陆续报道了在肠杆菌科中检测到 mcr-1 阳性菌株[18-22]。

越来越多证据表明,水产动物中已出现多重耐药以及重要临床抗生素耐药性问题。这不仅会降低细菌性感染的治疗效果,而且增加细菌感染及向人群传播风险,这些耐药基因更是可以通过可移动的遗传元素转移到陆生动物及人类环境中,如质粒、整合子和转座子。Furushita 强调从日本养殖的鱼类和临床样本分离得到的菌株中,编码四环素抗性的基因表现出高度相似性,这表明二者很有可能是同一个来源[23]。接着通过实验证明来自海洋的光细菌、弧菌、交替单胞菌和假单胞菌的四环素耐药性可通过接合转移到大肠埃希菌中,这进一步证实耐药决定因素从海洋细菌转移到与人类肠道相关的细菌中是可行的。2013 年,中国研究者从浙江养鱼场沉积物中发现四环素类耐药基因[24],并且携带耐药基因的质粒中一些片段与来自人类病原体的转座子或质粒具有高度同一性,同样在多个河口沉积物中发现耐药基因种类多且丰富,从中国 7 个省的 18 个河口处检测到 248 个不同的抗性基因[25],这表明沉积物是耐药基因的富集场所,同时沉积物细菌可能在全球抗生素耐药性传播中发挥重要作用。Sanath Kumar 指出受污染的水用于再利用、饮用或农业会导致耐药性细菌在人类和动物种群中传播[26]。也有一些科学家认为水生食用动物供应链可能是一种潜在的,可将耐药细菌和耐药基因从水生动物及其环境传播到人类肠道菌群的重要途径[5,27-31]。

残留在水产养殖动物体内的抗菌药物不仅为耐药菌的筛选和富集提供了机制,导致水产养殖动物产生耐药基因,这种耐药基因更是会通过水源、土壤等方式传播,进而危害人体健康。因此水产耐药性已经是影响人类健康的重大公共卫生问题,解决水生动物耐药性迫在眉睫。

四、全健康理念在抗微生物耐药的应用

微生物耐药的出现已经由来已久,也是生物进化的必然结果。最先关注微生物耐药并意识到其危害的国家是瑞典,早在 1986 年,瑞典颁布法律明文规定禁止将抗生素作为食用性动物的促生长剂,这也是全球第一个规范停用抗生素作为促生长剂的国家[32]。1995 年瑞典加入欧盟后,在一段时间内该禁令受到其他欧盟成员国的质疑和挑战,但是在欧盟科学指导委员会提供大量证据以及瑞典代表为维持禁令而努力游说之下,欧盟于 1999 年开始逐步禁止将促生长剂类抗生素用于人类,并且成立了欧洲细菌耐药监测网(European Antimicrobial Resistance Surveillance System, EARSS),持续监测肺炎链球菌和金黄色葡萄球菌侵袭性感染的耐药率,自 2001 年以来,大肠杆菌的侵入性分离株和肠球菌耐药率也受到了监测,且面向

国家也逐渐增加[33]。然后在 2006 年全面禁止欧盟成员国使用抗生素作为食源性动物的促生长剂[34]。2011 年,欧盟发布了"欧盟行动计划"[35]开始采取更多更具体的抗微生物耐药行动,并且强调了应用全健康理念解决微生物耐药问题。WHO 以使全世界人民获得尽可能高水平的健康作为宗旨,于 2015 年通过了《AMR 全球行动计划》,旨在通过疾病预防措施降低感染发生率[36]。

瑞典经过 30 多年在微生物耐药领域的不懈努力,目前用于动物的抗生素销量和食用动物中微生物抗药性的流行率明显低于其他欧盟成员国[37,38]。此外,2019 年,动物用抗生素总销售额的 90% 以上是用于治疗个体动物,其中 58% 为窄谱苄青霉素,这说明目前对抗生素治疗的需求有限,用于治疗细菌性感染疾病的选择还很广。

五、基于全健康策略控制水产养殖微生物耐药

由于微生物耐药是一个影响全球各国家、各生态领域的严重问题,无论是动物、环境,还是人类,都无法避免受其影响。因此,必须以全健康理念控制微生物耐药的产生及传播,尤其是在水产养殖和渔业这类不受系统的食源性病原体监测的行业中。所谓全健康,即一种综合的、跨地区、跨部门的协作理念,通过结合兽医学、人类医学和环境科学以改善人类和动物生存、生活质量。目的是可持续地平衡和优化人类、动物和生态环境的健康。

1. 全健康理念在水产养殖的具体应用及问题

随着水生动物产品的养殖量和消费量的不断增加,水生动物的健康与否直接关系到世界粮食供应是否充足。WOAH 以改善全球动物和兽医公共卫生以及动物福利状况为宗旨。20 世纪 60 年代,WOAH 为响应国际鱼类贸易日益增长的重要性,创立了鱼类疾病委员会。并在 1968 年,将鱼类疾病纳入 WOAH 公布的第一个国际标准《动物卫生法典》[39],虽然该法典主要规定的是陆生动物,但是少有人知该法典也涉及水生动物。另外,WOAH 在 1995 年专门出台了《水生动物卫生法典》[40,41],为改善全球水生动物健康和福利提供了国际标准,包括病原体的预防、早期发现、报告和控制标准,以及防止其通过国际贸易传播的标准。同时,《水生动物卫生法典》还包括养殖鱼类福利标准,以及在水生动物中负责任和谨慎地使用抗菌剂的标准。2021 年 WOAH 提出《水生动物健康战略(2021—2025)》(OIE Aquatic Animal Health Strategy 2021 - 2025),呼吁在全球范围内对其进行战略管理。呼吁采取实际行动解决 WOAH 共同体在管理水生动物健康和福利方面面临的一些重大挑战。它将改进卫生法典的标准,确保其符合目的和时代要求,同时查明和协调处理最高优先共同需要的行动,并将资源集中用于将产生持久影响的活动[39]。

WOAH 在最新的 2020 年关于微生物耐药方面的指南和解决方案中,明确指出各成员国要在全球、区域和国家级以"全健康"伙伴关系开展工作,以实施 WHO、WOAH 和 FAO 联合制定的《AMR 全球行动计划》。但是并没有特别提及在水产养殖方面的工作,因此目前除了某些欧洲国家在 20 世纪就已经关注微生物耐药的问题,并在水产养殖方面也做了大量工作,其他大多数国家尚未关注水产养殖中的耐药性问题。

2. 基于全健康策略控制水产养殖耐药的具体举措

水产品中的耐药基因能通过水产环境传播到人类肠道菌群的理念已得到科学界广泛认

识。图 12-1 展示了水产养殖动物中耐药基因在水生环境和人类环境中的水平转移方式[42],并且构建了基于全健康理念控制微生物耐药的逻辑框架图。我们不再仅仅是关注人的健康,而是同时关注人的健康、动物的健康以及生态环境的健康。如果人类单纯为了加快养殖动物生长速度,而肆意在饲料和兽药中添加抗菌药物,那么残留微生物既可以通过食用性食物传回到人类体内,也可以通过排泄物污染环境进而通过水源、农作物土壤影响人类健康。因此微生物抗药性干预是一项跨部门的挑战,只有基于这种全健康策略,才能改善水产行业微生物耐药的问题。图片中红色字体代表现状及不足,蓝色字体代表可改进的措施。通过该图,可提出以下具体举措。

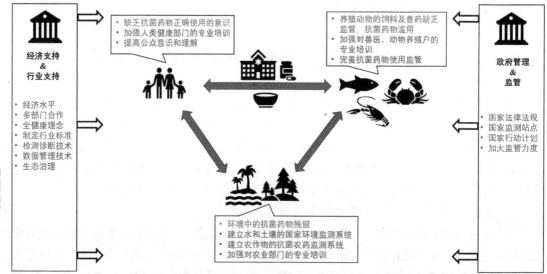

图 12-1　基于全健康理念控制微生物耐药的逻辑框架图

首先是建立健全相关政策法规,加大监管力度。水产养殖中微生物耐药现状日趋严重,其主要原因还是因为很多国家及地区对微生物耐药所产生的危害认识不足,没有制定健全的政策法律法规。例如,中国虽有《中华人民共和国食品卫生法》规定国家市场监督管理总局负责食品卫生监测和检测,以及调查食品污染和中毒事件,但是却忽略了食品生产的早期阶段,没能从源头控制抗生素使用量[42],尤其是水产养殖中药物制剂使用规范没有明文规定。印度作为第二大水产养殖生产国,其产量占全球水产总产量的 8%,但是在抗生素售卖和使用中都没有相关监管[43],更别提在水产养殖行业中。因此,从社会大众到政府官员,都应加大对微生物耐药的认识,政府需要发挥顶层设计的作用,通过制定国家级法律法规、国家级行动计划,强制限定抗生素的规范化使用;同时职能部门要加大监管力度,包括抗生素的使用和售卖。

其次是规范建立行业统一标准,多方面进行系统监测。若没有行业标准,水产养殖个体户只能通过自己已有的先前经验进行水产养殖,既不能保证养殖的"量",也不能保证"质",因此分管部门应当联合社会层面,得到行业支持,共同建立科学合理的行业统一标准;同时,加强专业从业人员培训,包括对兽医以及养殖户的专业培训,禁止使用临床重要抗生素;另外,多方面进行系统监测,包括水产行业中抗菌药物销售量、抗菌药物耐药率、水和土壤环境中抗菌药物残留量、食源性病原体的监测等,这些具体数据使有关抗菌药物使用的讨论更加具体,也为采取措施和行动以及对所采取行动的评价提供了基础。

最后是不断提高技术水平,跨部门合作解决水产养殖微生物耐药问题。随着渔业和水产养殖业的发展,其微生物耐药性愈加严重。但是产业发展和控制微生物耐药并不是不可调和的矛盾。例如挪威,作为全球三文鱼产量第一大国,依靠其不断提高的检测诊断技术,包括药敏检测、疫苗和益生菌的使用,既可以保证不降低食品质量和数量的情况下,将抗菌药物的使用减少到微不足道的水平[31,44];智利是仅次于挪威的第二大人工养殖三文鱼生产国,相比之下,二者在抗菌药物使用量方面却相差很大,据报道,在智利生产1吨三文鱼所用的抗菌剂为279克,而生产同样重量的鲑鱼在挪威只用了4.8克抗菌剂[45]。因此不断提升经济实力以及检测诊断技术也是解决微生物耐药的重要方法之一,而这种技术的提升往往是基于上述法律法规、行业标准、系统监测而言,这就要求跨部门合作,只有同时获得临床、动物、生态环境的相关具体数据,才能提出针对性方案。

六、小　结

总而言之,如何在保证水产品、海产品的质和量的同时,减少抗生素的使用是全球公共卫生问题,需要利用全健康理念,鼓励跨部门合作,多点发力减少抗生素使用总量,同时注重发展技术水平,推进疫苗、益生菌的研发和使用,在一定程度上也能代替抗生素的使用,最后,则是要发挥政府顶层设计的作用,跨部门联合监管和执法,加强抗生素的使用管理,只有在整个过程中遵循全健康原则,才能保证从渔场到餐桌的全体健康。

参 考 文 献

[1] FAO. The State of World Fisheries and Aquaculture 2020［EB/OL］.［2020］. https://www.fao.org/publications/sofia/2020/en/.

[2] FAO. Fisheries and aquaculture software. Fish Stat J-Software for Fishery and Aquaculture Statistical Time Series［EB/OL］.［2016］. https://www.fao.org/fishery/en/statistics/software/fishstatj/en.

[3] FAO. The State of World Fisheries and Aquaculture 2016. Contributing to food security and nutrition for all ［EB/OL］.［2016］. https://www.fao.org/publications/sofia/2016/en/.

[4] FAO. The State of World Fisheries and Aquaculture 2018-Meeting the sustainable development goals［EB/OL］.［2018］. https://www.fao.org/3/I9540EN/i9540en.pdf.

[5] Cabello F C, Godfrey H P, Tomova A, et al. Antimicrobial use in aquaculture re-examined: its relevance to antimicrobial resistance and to animal and human health［J］. Environmental Microbiology, 2013, 15(7): 1917–1942.

[6] ECDC, EFSA, EMA. ECDC/EFSA/EMA second joint report on the integrated analysis of the consumption of antimicrobial agents and occurrence of antimicrobial resistance in bacteria from humans and food-producing animals: Joint Interagency Antimicrobial Consumption and Resistance Analysis (JIACRA) Report［J］. Efsa Journal, 2017, 15(7): e04872.

[7] Schar D, Zhao C, Wang Y, et al. Twenty-year trends in antimicrobial resistance from aquaculture and fisheries in Asia[J]. Nature Communications, 2021, 12(1): 5384.

[8] Schar D, Klein E Y, Laxminarayan R, et al. Global trends in antimicrobial use in aquaculture[J]. Scientific Reports, 2020, 10(1): 21878.

[9] Chen C Q, Zheng L, Zhou J L, et al. Persistence and risk of antibiotic residues and antibiotic resistance genes in major mariculture sites in Southeast China[J]. Science of The Total Environment, 2017, 580: 1175 – 1184.

[10] Cabello F C, Godfrey H P, Buschmann A H, et al. Aquaculture as yet another environmental gateway to the development and globalisation of antimicrobial resistance[J]. The Lancet Infectious Diseases, 2016, 16(7): e127 – e133.

[11] Thornber K, Verner-Jeffreys D, Hinchliffe S, et al. Evaluating antimicrobial resistance in the global shrimp industry[J]. Reviews in Aquaculture, 2020, 12(2): 966 – 986.

[12] Sousa M, Torres C, Barros J, et al. Gilthead Seabream (Sparus aurata) as Carriers of SHV-12 and TEM-52 Extended-Spectrum Beta-Lactamases-Containing Escherichia coli Isolates [J]. Foodborne Pathogens and Disease, 2011, 8(10): 1139 – 1141.

[13] He Y, Jin L, Sun F, et al. Antibiotic and heavy-metal resistance of Vibrio parahaemolyticus isolated from fresh shrimps in Shanghai fish markets, China[J]. Environmental Science and Pollution Research, 2016, 23 (15): 15033 – 15040.

[14] Watts J E M, Schreier H J, Lanska L, et al. The Rising Tide of Antimicrobial Resistance in Aquaculture: Sources, Sinks and Solutions[J]. Marine Drugs, 2017, 15(6): 158.

[15] van Boeckel T P, Brower C, Gilbert M, et al. Global trends in antimicrobial use in food animals [J]. Proceedings of the National Academy of Sciences of the United States of America, 2015, 112(18): 5649 – 5654.

[16] van Boeckel T P, Pires J, Silvester R, et al. Global trends in antimicrobial resistance in animals in low- and middle-income countries[J]. Science, 2019, 365(6459): eaaw1944.

[17] Liu Y Y, Wang Y, Walsh T R, et al. Emergence of plasmid-mediated colistin resistance mechanism MCR-1 in animals and human beings in China: a microbiological and molecular biological study [J]. Lancet Infectious Diseases, 2016, 16(2): 161 – 168.

[18] Zeng K J, Doi Y, Patil S, et al. Emergence of the Plasmid-Mediated mcr-1 Gene in Colistin-Resistant Enterobacter aerogenes and Enterobacter cloacae[J]. Antimicrob Agents Chemother, 2016, 60(6): 3862 – 3863.

[19] Malhotra-Kumar S, Xavier B B, Das A J, et al. Colistin-resistant Escherichia coli harbouring mcr-1 isolated from food animals in Hanoi, Vietnam[J]. Lancet Infectious Diseases, 2016, 16(3): 286 – 287.

[20] Wang Y, Zhang R, Li J, et al. Comprehensive resistome analysis reveals the prevalence of NDM and MCR-1 in Chinese poultry production[J]. Nature Microbiology, 2017, 2: 16260.

[21] Falgenhauer L, Waezsada S E, Yao Y, et al. Colistin resistance gene mcr-1 in extended-spectrum beta-lactamase-producing and carbapenemase-producing Gram-negative bacteria in Germany[J]. Lancet Infectious Diseases, 2016, 16(3): 282 – 283.

[22] Hassen B, Abbassi M S, Ruiz-Ripa L, et al. High prevalence of mcr-1 encoding colistin resistance and first identification of blaCTX-M-55 in ESBL/CMY-2-producing Escherichia coli isolated from chicken faeces and retail meat in Tunisia[J]. International Journal of Food Microbiology, 2020, 318: 108478.

[23] Furushita M, Shiba T, Maeda T, et al. Similarity of tetracycline resistance genes isolated from fish farm bacteria to those from clinical isolates[J]. Applied and Environmental Microbiology, 2003, 69(9): 5336 – 5342.

[24] Yang J, Wang C, Shu C, et al. Marine sediment bacteria harbor antibiotic resistance genes highly similar to

those found in human pathogens[J]. Microb Ecol, 2013, 65(4): 975-981.

[25] Zhu Y G, Zhao Y, Li B, et al. Continental-scale pollution of estuaries with antibiotic resistance genes[J]. Nature Microbiology, 2017, 2: 16270.

[26] Kumar S, Lekshmi M, Parvathi A, et al. Antibiotic Resistance in Seafood-Borne Pathogens[J]. Foodborne Pathogens and Antibiotic Resistance, 2016: 397-415.

[27] Shen Y B, Lv Z Q, Yang L, et al. Integrated aquaculture contributes to the transfer of mcr-1 between animals and humans via the aquaculture supply chain[J]. Environment International, 2019, 130: 104708.

[28] Wellington E M H, Boxall A B A, Cross P, et al. The role of the natural environment in the emergence of antibiotic resistance in Gram-negative bacteria[J]. Lancet Infectious Diseases, 2013, 13(2): 155-165.

[29] Aedo S, Ivanova L, Tomova A, et al. Plasmid-Related Quinolone Resistance Determinants in Epidemic Vibrio parahaemolyticus, Uropathogenic Escherichia coli, and Marine Bacteria from an Aquaculture Area in Chile[J]. Microbial Ecology, 2014, 68(2): 324-328.

[30] Rhodes G, Huys G, Swings J, et al. Distribution of oxytetracycline resistance plasmids between aeromonads in hospital and aquaculture environments: Implication of Tn1721 in dissemination of the tetracycline resistance determinant Tet A[J]. Applied and Environmental Microbiology, 2000, 66(9): 3883-3890.

[31] Cogliani C, Goossens H, Greko C. Restricting Antimicrobial Use in Food Animals: Lessons from Europe: Banning nonessential antibiotic uses in food animals is intended to reduce pools of resistance genes. Microbe, 2011, 6: 2.

[32] Wierup M, Wahlstrom H, Bengtsson B. Successful Prevention of Antimicrobial Resistance in Animals-A Retrospective Country Case Study of Sweden[J]. Antibiotics-Basel, 2021, 10(2): 129.

[33] Bronzwaer S, Buchholz U, Courvalin P, et al. Comparability of antimicrobial susceptibility test results from 22 European countries and Israel: an external quality assurance exercise of the European Antimicrobial Resistance Surveillance System (EARSS) in collaboration with the United Kingdom National External Quality Assurance Scheme (UK NEQAS)[J]. Journal of Antimicrobial Chemotherapy, 2002, 50(6): 953-964.

[34] Castanon J I R. History of the use of antibiotic as growth promoters in European poultry feeds[J]. Poultry Science, 2007, 86(11): 2466-2471.

[35] European Commission. Action plan against the rising threats from antimicrobial resistance. Communication from the Commission to the European Parliament and the Council, Director General for Health and Consumers, Brussels, Belgium: European Commission [EB/OL]. (2011). https://op. europa. eu/en/publication-detail/-/publication/b53aef6c-94f5-455e-a0d7-c974f25b2f34/language-en.

[36] Eurosurveillance editorial team. WHO member states adopt global action plan on antimicrobial resistance[J]. Eurosurveillance, 2015, 20(21): 21137.

[37] Beloeil P A, Guerra B, Stoicescu A V, et al. The European Union Summary Report on Antimicrobial Resistance in zoonotic and indicator bacteria from humans, animals and food in 2017/2018[J]. Efsa Journal, 2020, 18(3): e06007.

[38] Grave K, Torren-Edo J, Muller A, et al. Variations in the sales and sales patterns of veterinary antimicrobial agents in 25 European countries[J]. Journal of Antimicrobial Chemotherapy, 2014, 69(8): 2284-2291.

[39] World Organization for Animal Health (WOAH). OIE Aquatic Animal Health Strategy 2021-2025[EB/OL]. (2021). https://www.woah.org/app/uploads/2021/05/en-oie-aahs.pdf.

[40] World Organization for Animal Health (WOAH). OIE Standards-Guidelines and Resolutions on AMR and the use of antimicrobial agents[EB/OL]. (2020). https://web.oie.int/delegateweb/eng/ebook/AF-book-AMR-ANG_FULL.pdf? WAHISPHPSESSID=03152ead00d06990fa9066b7b71fcabc.

[41] Oidtmann B, Johnston C, Klotins K, et al. Assessment of the Safety of Aquatic Animal Commodities for International Trade: The OIE Aquatic Animal Health Code [J]. Transboundary and Emerging Diseases, 2013, 60(1): 27-38.

［42］王崇民. 国家市场监督管理总局：加强食品生产安全风险排查防控工作［J］. 食品安全导刊，2022；13：1.

［43］Ganguly N K, Arora N K, Chandy S J, et al. Rationalizing antibiotic use to limit antibiotic resistance in India ［J］. Indian Journal of Medical Research, 2011, 134：281－294.

［44］Midtlyng P J, Grave K, Horsberg T E. What has been done to minimize the use of antibacterial and antiparasitic drugs in Norwegian aquaculture? ［J］. Aquaculture Research, 2011, 42：28－34.

［45］Cabello F C, Godfrey H P, Buschmann A H, et al. Aquaculture as yet another environmental gateway to the development and globalisation of antimicrobial resistance［J］. Lancet Infectious Diseases, 2016, 16（7）：E127－E133.

第十三章
全健康与家养宠物健康

刘浩东[1,2]　郭晓奎[1,2]　朱泳璋[1,2]*

一、引　言

随着人们物质生活条件的提高以及精神追求和情感需求的日益丰富，家养宠物的数量和种类都在不断增加。2022 年 1 月 18 日，《2021 年中国宠物行业白皮书》和《2021 年宠物医疗行业白皮书》发布会在北京举行。宠物犬的市场规模在 2021 年同比增长 21.2%，达到 1 430 亿元。宠物猫的市场规模同比增长 19.9%，也超过 1 000 亿元。全国城镇犬猫市场规模达到 2 490 亿元。由此可见，宠物经济在中国的消费市场中占有重要的作用，其中宠物食品和宠物诊疗分别占比 51.5% 和 29.2%。尽管我国宠物市场已经很庞大，但跟那些宠物行业已经发展成熟的欧美发达国家相比，依然处于快速的上涨期。

宠物日益成为人们朝夕相处的家庭成员，它们为宠物主带来很多快乐和精神上的慰藉和依托。然而，宠物和人在共同的环境下生活，构成了相互影响的生态系统。宠物与人之间的病原传播、耐药基因的相互转移以及微生物组的相互影响都是协同的，对这些耐药基因和微生物组的协同演化规律进行总结归纳，在维持宠物、人与环境之间的生态平衡方面是极为必要的。宠物与人之间的相互影响总体来说可以概括为物质层面和精神层面这两个方面，例如宠物和人的饮食、疾病与健康等方面都属于物质层面的范畴，而人与宠物的相互陪伴、感情互动都属于精神层面的范畴。无论是物质层面上还是精神层面上，微生物在宠物与人之间的相互影响中起到了或直接或间接的作用。

1. 上海交通大学医学院-国家热带病研究中心全球健康学院，上海（200025）
2. 上海交通大学-爱丁堡大学全健康研究中心，上海（200025）
* 通讯作者

二、人与家养宠物的共患病

很多宠物主与宠物的关系很密切,除了日常的接触外,同吃同住甚至亲吻等更为密切的接触在一些宠物主和宠物之间也普遍存在。虽然这些密切的接触增进了家养宠物与人之间的感情交流,但是也为潜在的人畜共患病的病原传播提供了温床,极大增加了传染病传播的风险。人畜共患病是人与脊椎动物之间自然传播的疾病[1]。目前已知的由细菌、病毒、真菌和寄生虫等病原体引起的人畜共患病有 200 多种[2],宠物与人之间的人畜共患病有 70 多种[3],最常见的主要有以下几种[4]。

(1)结核病:结核病的主要致病菌是结核分枝杆菌,宠物犬和猫都是其病原体的携带者,并能通过接触传染给人。同样地,结核病患者也能将病原体传染给犬和猫。结核病是慢性和缓发的传染病,其潜伏期为 4~8 周,80%发生于肺部,常见于 15~35 岁的青少年和青年病患者。不管是宠物还是人,如果患有结核病都应及时隔离,及早进行治疗。

(2)狂犬病:狂犬病是由感染狂犬病毒引起的能够侵害中枢神经系统的急性传染病。不仅犬能够感染并传播狂犬病,猫、狐狸、蝙蝠、浣熊等动物也可能感染并传播狂犬病。患病动物唾液里的病毒一旦通过伤口进入人或者其他健康动物的血液中就极易传染。狂犬病一旦发作,致死率为 100%,因此只能以预防为主。为防止狂犬病,对犬、猫等宠物进行疫苗接种是比较有效的方法。

(3)弓形虫病:弓形虫几乎能感染所有恒温动物,大多数恒温动物只是中间宿主,而猫是唯一的终生宿主和重要的感染源。猫多为隐性感染源,很少表现出症状。但是幼年犬和青年犬感染较普遍而且症状较严重。弓形虫病的症状主要表现为发热、咳嗽、厌食、精神萎靡、虚弱、眼和鼻有分泌物、黏膜苍白、呼吸困难,甚至发生剧烈的出血性腹泻,与犬瘟热、犬传染性肝炎的症状类似。少数感染弓形虫病的犬会出现剧烈呕吐,随后出现麻痹和其他神经症状。弓形虫入侵人的脑部后会改变人的性格。对急性弓形虫病的感染病例,可通过服用磺胺嘧啶或磺胺甲氧苄氨嘧啶加以治疗。

(4)沙门菌病:该病的病原体是沙门菌,感染沙门菌病的犬和猫的粪便中含有病原体,通过接触感染,人一旦感染该病往往表现为急性肠胃炎,易感人群以儿童为主。因此应该避免儿童接触宠物犬和猫的粪便。

(5)皮霉菌病:该病的病原体是皮霉菌,主要通过接触带有病原菌的动物的毛发、皮屑传染。因此,宠物用的刷子、项圈、笼子等都可能成为传染的途径。儿童很容易患此病,及时发现并隔离患病动物以及房舍消毒是主要预防措施。所以儿童应该尽量少与宠物直接接触。

(6)钩端螺旋体病:该病简称钩体病,其病原体是钩端螺旋体,犬比猫更易感染,人一般通过接触患病宠物的尿或分泌物而感染,严重的会引起死亡。

以上宠物与人的共患传染病主要是通过宠物犬或者猫传播的,其他宠物也能对人畜共患病进行传播。如鹦鹉热,其病原是鹦鹉热衣原体,主要通过病鸟的分泌物、粪便而传播,人感染后会引起非典型肺炎。一些啮齿类动物,如兔子、松鼠、豚鼠等能传播野兔热、流行性出血热等传染病[5]。

对于宠物和人的共患病的预防，作为宠物主人，从个人层面上需要做到以下几点：不要收养来路不明的宠物；给宠物接种人畜共患病的多种疫苗，定期带宠物进行体检；人与宠物要分开用餐，接触宠物后要勤洗手、勤换衣，不与宠物亲吻；勤给宠物的笼舍消毒。但是对宠物和人畜共患病更全面和系统地预防和控制，在社会层面上，就迫切需要以全健康理念作为指导，以取得更好的防治效果。

全健康是一种综合的、增进联合的方法，目的是可持续地平衡和优化人类、动物和生态环境的健康[2]。其认为人类、家养和野生动物、植物以及环境的健康是紧密联系和相互依赖的。该方法动员社会不同层面的多个部门、学科和社区共同参与。全健康理念应用于人畜共患病的防控主要有防控效果好、社会成本低的特点[2]。

三、人与家养宠物间的耐药基因

抗菌药的耐药问题是当前全球一大公共卫生问题，由于过去二十年细菌耐药率急速增加，细菌耐药问题已经达到了预警水平[6,7]。家养宠物和人之间不仅能够通过病原体的传播而相互感染共患病，并且由于抗生素的滥用，人和宠物之间的耐药基因相互转移的潜在风险也在增加，从而影响双方的健康状况。生活在相同环境中的微生物之间存在普遍的水平基因转移现象。人和宠物通过亲密接触，包括病原菌在内的微生物之间相互传播的过程中，耐药基因也会相互传播，并且同一种耐药菌的耐药基因可以通过水平基因转移传播到其他的微生物类群中，从而增加了人和宠物之间的耐药基因的多样性。

耐药细菌和耐药基因的传播途径存在明显的交叉，如人传人、动物传人、暴露于有耐药细菌和耐药基因的环境中[8]。当今社会，人和宠物之间的关系已经非常亲密，例如，国外的一项调查研究发现80%的宠物主是允许他们的宠物犬与他们睡在同一张床上，并且45%的宠物主是允许他们的宠物狗对面部的舔舐行为[9]，而这种行为是很容易引起病原菌和耐药基因的双向传播[10]。宠物和人的体内都存在细菌和病毒的基因库，并且二者是相互影响的。口腔微生物是耐药基因的基因库的一部分[11]，因此，人和宠物之间的面对面亲密互动是耐药基因相互传播的重要途径。不仅如此，口腔黏膜还有类似生物膜的功能，导致细菌群落紧密排列，这常会造成细菌的群体感应系统，以及耐药基因和毒力基因的交流[12]，如 β 内酰胺类、四环素类和大环内酯类等常用抗生素的耐药基因[13,14]。由于耐药基因的转移性很强，人和动物之间的直接接触就很容易让他们体内的敏感细菌获得对方已有的耐药基因[15,16]。

很多已有的研究都表明宠物和人之间的耐药基因是相互传播的。同一家庭中的人和宠物犬的牙菌斑上的微生物群被认为是人与宠物共同的耐药基因库，宠物犬的耐药基因最容易传递给家中的儿童[17]。黏菌素耐药基因 mcr-1 在宠物犬和家庭成员之间的相关性就非常密切[18]。宠物主被使用抗生素治疗过的宠物犬咬伤后，在宠物主的微生物类群中检测到了与宠物犬相同的多重耐药大肠埃希菌和肠球菌[19]。国内外的研究表明，宠物犬肠道菌群中的大肠埃希菌对氨苄西林、氯霉素、链霉素、四环素和磺胺类药物等使用较早的抗生素的耐药率较高，而对使用较晚的头孢菌素类药物比较敏感[20,21]。这表明，抗生素使用的时间越久,该种抗生素的耐药基因在宠物和人的体内存在就越普遍。有研究表明,宠物犬的肠道菌群的耐药基因的丰度跟抗生素用药存在显著的正相关性。芬兰科学家 Rantala 等对使用过抗生素治疗的和未使用过抗生素治疗的宠物犬进行了耐药率对比实验[20],发现用药犬的多重耐药性(29%)明显比未用药犬的高(9%)。抗生素的误用和滥用是宠物肠道微生物要耐药菌和耐药基因产生的主要原因[22]。

除了抗生素的大量使用导致耐药基因多样性和丰度的增加以外,不同病原菌或病毒之间的耐药基因的共筛选或转移也促进了耐药基因的扩散传播,从而间接促进了耐药基因的多样性和丰度的增加。当多重耐药的基因共存于同一载体(转座子、质粒等)时,其中的任何一种耐药基因被抗生素所筛选时,其他的耐药基因也同时被筛选了[23]。人和宠物之间的耐药基因的转移现象是普遍存在的。分离自尿路感染的宠物犬的耐万古霉素肥肠球菌的基因组中含有与人相同的转座子 Tn1546,该转座子上存在万古霉素的耐药基因 *vanA*[24],表明人与宠物犬之间存在耐药基因的水平转移。由质粒介导的细菌之间的水平基因转移在细菌的耐药基因传播过程中具有很重要的作用[25,26],这一过程促进了病原菌多重耐药的发展,同时也就缩小了疾病治疗的选择[27]。近年来,含有 ESBL 编码基因的大肠埃希菌的出现和迅速传播,由于它们能水解广谱的头孢霉素,再加上它们能通过水平基因转移获得 *qAmpC* 基因,因此是耐药率增加的重要因素[28,29],宠物犬是可产生 ESBL 和 *qAmpC* 耐药基因的大肠杆菌携带者[30]。从宠物病原菌中分离的葡萄球菌含有的耐药基因 *tetK*、*ermC*、*catpC221* 等均是由质粒介导的,这些宠物源的质粒与人源的葡萄球菌质粒具有很高的同源性[31],表明宠物和人之间的葡萄球菌的耐药基因可能通过质粒介导而相互传播。

四、人与家养宠物间的微生物组

家养宠物能减小人的生活压力,促进人的心理健康,从而有益于人的身体健康[32,33]。尤其在老年人的健康方面,家养宠物具有重要的积极作用[34]。家养宠物猫能降低心血管疾病的风险[35],60%的宠物主人与他们的宠物猫同睡,这在一定程度上能增加他们的安全感,提高睡眠质量[36]。但是,也有研究表明,饲养宠物猫跟患上精神分裂类和过敏类疾病存在一定关系[37,38]。可见宠物在增进人的健康和疾病传染方面,都具有重要作用,我们只有增进对宠物的了解才能发挥它们积极一面的作用,同时尽量避免不利的影响。宠物和人之间的微生物组的影响也是有利有弊,我们同样应该促进有利的影响,而规避不利的影响。

宠物犬和宠物猫的肠道微生物菌群十分丰富,据报道犬或猫的肠道菌群的丰度可高达 $10^{13} \sim 10^{14}$ 个,微生物类群可达上千种,其基因组的丰度也比大多数动物高两个数量级左右[39,40]。普遍情况下,宠物犬的肠道微生物菌群的主要门类包含厚壁菌门、变形菌门、拟杆菌门和梭杆菌门等[41]。然而,独立的宠物犬或宠物猫个体的微生物的群落组成和微生物生态是独特的和相对稳定的[42]。宠物犬和宠物主之间的微生物组共享某些微生物类群。例如,在宠物犬的粪便样品中,既可以检测到长双歧杆菌、动物双歧杆菌等动物源的双歧杆菌,也可以检测到链状双歧杆菌、两歧双歧杆菌等人源的双歧杆菌[43]。

一项研究对比了有宠物猫和没有宠物猫的家庭成员的肠道微生物类群的差别[44]。结果发现,有宠物猫的家庭成员的肠道微生物菌群中的黏乳产碱杆菌和巴氏杆菌这两个科显著减少,而肠杆菌和假单胞菌这两个科显著增加。该项研究表明,宠物猫不但能改变宠物主人的肠道微生物组的群落组成,还能影响主人的肠道微生物功能,尤其是雌性的体重正常的宠物猫的影响最为显著。另外一项研究也对比了家中有宠物(猫和/或狗)和无宠物的家庭成员的微生物类群的差别[45],结果表明,健康的宠物对家庭成员的微生物组类群在多样性上的影响很小,但是在个别微生物类群上的影响是比较显著的。例如,嗜黏蛋白阿克曼菌和乳杆菌在有宠物的家庭成员的肠道微生物组中比较多,而链球菌和梭菌在无宠物的家庭成员的肠道微生物组中比较多。

与肠道微生物相比,宠物皮肤上的微生物要少得多,但是它们对人的影响却更直接。皮肤上的微生物群落组成能维持宠物皮肤的正常功能,它们的稳定在降低潜在的致病菌方面具有重要作用。宠物犬的皮肤上存在比较丰富的微生物群,并且这些微生物的群落组成在宠物犬不同皮肤位置存在明显的差异。例如,黏膜表面以及与黏膜连接处的皮肤上的微生物多样性比较低,这些位置的主要微生物类群为变形杆菌和草酸杆菌,但是有毛的皮肤上的微生物类群就要丰富得多[46]。宠物犬的健康状况也会显著影响宠物皮肤上的微生物组的变化。有研究表明过敏犬的皮肤表明的微生物多样性会降低,跟健康犬相比,它们的罗尔斯通氏变形菌的相对丰度明显降低,而致敏相关的微生物类群的丰度明显增加[47]。因此,作为宠物主应该尽量避免跟过敏的宠物犬进行直接接触。

抗生素虽然在治疗宠物疾病方面能够在一定程度上起到作用,但是其弊端却也日益凸显。首先,抗生素能很明显影响宠物微生物组的组成,例如,它们在杀死病原微生物的同时,也会杀死正常的有益微生物,并且在抗生素治疗的过程中,病原微生物会逐渐产生耐药性,从而使得抗生素的治疗作用越来越小。既然抗生素治疗存在明显的弊端,那就应该研发出更好的方法来预防和治疗宠物疾病。补充益生菌以促使宠物的肠道菌群得以改善是一个不错的方法,实际上,这方面的应用在逐渐增多。

给健康的宠物犬喂食含有酵母菌的狗粮,结果发现这些健康犬的粪便微生物组发生了明显变化,乳酸杆菌和肠球菌的数量明显提高[48]。屎肠球菌能够降低葡萄球菌的含量,对宠物犬的健康有一定积极的作用。研究表明,给宠物犬喂食含有屎肠球菌的食物,屎肠球菌可以在宠物犬的粪便中检测到,当停止喂食屎肠球菌3个月后,依然能在其粪便中检测到屎肠球菌[49]。即使益生菌可能对一些宠物的健康产生积极的作用,但是也要注意不同宠物对同一种益生菌的反应是有区别的。同样用屎肠球菌喂养不同的健康宠物犬,经过18天后,发现有些健康犬的肠道菌群中的沙门菌和弯曲杆菌的丰度却增加了[50],而这两种菌的丰度增加到一定程度就会引起人畜共患病。因此,在推广使用一种新研发的益生菌时,必须对其进行全面的安全验证。

与益生菌不同,益生元是一种膳食补充剂,它们能够刺激肠道内固有的有益菌的生长和活性,从而对宠物的健康产生积极作用。研究表明,给健康的宠物犬喂食含有一种名叫菊苣的可发酵寡糖的狗粮,双歧杆菌的丰度增加的同时产气荚膜梭菌的丰度降低了[51]。给宠物犬喂食含有低聚果糖的益生元,也能增加肠道内双歧杆菌的丰度,提高对矿物质的利用率[52]。除了以上的益生元以外,膳食纤维[53]、葡聚糖[54]等也对宠物肠道微生物群的健康具有一定积极作用。当前对宠物益生菌和益生元的研究还不够成熟,但是这方面的研究为缓解抗生素滥用的弊端以及开创食物疗法防控宠物疾病方面提供了有益的思路。

五、小　结

我国的家养宠物行业目前处在快速发展期,以宠物犬和宠物猫为主,但是更多的动物逐渐成为家养宠物。目前宠物的病原体、耐药基因和微生物组的研究还非常少,并且主要以宠物犬和宠物猫为研究对象。抗生素滥用对宠物的病原体、耐药基因和微生物组的影响很大,而这种影响会直接或间接对人也产生影响。同样地,人的健康状况、耐药基因和微生物组也对宠物产生或直接或间接的影响。家养宠物和人之间的影响是相互的,但是,当前宠物的病原体、耐药基因和微生物组方面的研究还远远不够。

我们不仅要关注宠物与人之间共同的病原体、耐药基因的协同演化,还应该关注宠物与人之间的整体微生物组的动态变化,而这种变化也与环境变化密切相关。例如,气候变暖对某些病原体、耐药基因的传播和增殖会有直接影响。因此,宠物与人之间的微生物组的协同演化是离不开环境变化的。在未来关于宠物与人的研究课题中,环境的动态因素也是必须要考虑到的,将宠物、人、环境的动态变化协同考虑,以全健康的视角以跨学科交叉研究宠物、人与环境的协同演化。以微生物组作为主线将它们贯通起来,通过大数据分析微生物组和耐药基因的动态变化及演化过程,为构建宠物与人以及生态环境之间的和谐提供有力的支撑。

参 考 文 献

[1] Asokan G V. One Health and Zoonoses: The evolution of One Health and incorporation of zoonoses[J]. Central Asian Journal of Global Health, 2015, 4(1): 139.

[2] 周晓农. 以全健康理念推进人兽共患病预防与控制[J]. 中国寄生虫学与寄生虫病杂志, 2022, 40(1): 12 - 19.

[3] 林鑫, 肖金鹏, 林子涵. 2018 年成都市青羊区牧医动物医院宠物人畜共患病防控[J]. 畜牧兽医科学: 电子版, 2019(24): 2.

[4] 庞建国, 宋建国. 宠物的人畜共患病及其防治措施[J]. 养殖技术顾问, 2013(2): 187.

[5] 姚堃. 宠物会引发人类传染病吗?[J]. 微生物与感染, 2011, 6(4): 1.

[6] Liu Z. Increasing prevalence of ESBL-producing multidrug resistance Escherichia coli from diseased pets in Beijing, China from 2012 - 2017[J]. Frontiers in Microbiology, 2019, 10: 2852.

[7] Melo L C, Oresco C, Leigue L, et al. Prevalence and molecular features of ESBL/pAmpC-producing Enterobacteriaceae in healthy and diseased companion animals in Brazil[J]. Veterinary Microbiology, 2018, 221: 59 - 66.

[8] Luca G, Stefan S, Lloyd D H. Pet animals as reservoirs of antimicrobial-resistant bacteria[J]. Journal of Antimicrobial Chemotherapy, 2004(2): 321 - 332.

[9] Wipler J, Z Čermáková, T Hanzálek. [Sharing bacterial microbiota between owners and their pets (dogs, cats)].[J]. Klin Mikrobiol Infekc Lek, 2017, 23(2): 48 - 57.

[10] Armando C. Louzã. The sharing of urban areas by man and animals[M]. Berlin: Springer Netherlands, 2007.

[11] Sommer M O A, Dantas G, Church G M, et al. Functional characterization of the antibiotic resistance reservoir in the human microflora[J]. Science, 2009, 325: 1128 – 1131.

[12] Marsh P D. Dental plaque: biological significance of a biofilm and community life-style[J]. Journal of Clinical Periodontology, 2010, 32(s6): 7 – 15.

[13] Kim S M, Kim H C, Lee S. Characterization of antibiotic resistance determinants in oral biofilms[J]. Journal of Microbiology, 2011, 49(4): 595 – 602.

[14] Ioannidis I, Sakellari D, Spala A, et al. Prevalence of tetM, tetQ, nim and blaTEM genes in the oral cavities of Greek subjects: A pilot study[J]. Journal Of Clinical Periodontology, 2009, 36(7): 569 – 574.

[15] Lee J H. Methicillin (oxacillin)-resistant Staphylococcus aureus strains isolated from major food animals and their potential transmission to humans[J]. Applied and Environmental Microbiology, 2003, 69(11): 6489 – 6494.

[16] Cherry B, Burns A, Johnson G S, et al. Salmonella typhimurium outbreak associated with veterinary clinic [J]. Emerging Infectious Diseases, 2004, 10(12): 2249 – 2251.

[17] Pérez-Serrano R M, Domínguez-Pérez R A, Ayala-Herrera J L, et al. Dental plaque microbiota of pet owners and their dogs as a shared source and reservoir of antimicrobial resistance genes[J]. Journal of Global Antimicrobial Resistance, 2020, 21: 285 – 290.

[18] Lei L, Wang Y, He J, et al. Prevalence and risk analysis of mobile colistin resistance and extended-spectrum β-lactamase genes carriage in pet dogs and their owners: a population based cross-sectional study[J]. Emerging Microbes and Infections, 2021: 1 – 29.

[19] Brenciani A, Bacciaglia A, Vecchi M, et al. Genetic elements carrying (B) in and association with (M) tetracycline resistance gene[J]. Antimicrobial Agents and Chemotherapy, 2007, 51(4): 1209 – 1216.

[20] Rantala M, Lahti E, Kuhalampi J, et al. Anti-microbial resistance in Staphylococcus spp. Escherichia coli and Enterococcus spp. in dogs given antibiotics for chronic dermatological disorders, compared with non-treated control dogs[J]. Acta Veterinaria Scandinavica, 2004, 45(1): 37 – 45.

[21] Hafeez ul Haq, 张沁怡, 黎烨, 等. 宠物犬肠道可培养细菌耐药性种类及其分布[J]. 福建农业科技, 2020(4): 8.

[22] 孙洋, 冯书章. 宠物在病原菌耐药性形成过程中的作用[J]. 动物医学进展, 2007, 28(12): 4.

[23] 杨凤霞, 毛大庆, 罗义, 等. 环境中抗生素抗性基因的水平传播扩散[J]. 应用生态学报, 2013, 24(10): 10.

[24] Simjee S, White D G, Mcdermott P F, et al. Characterization of Tn1546 in vancomycin-resistant enterococcus faecium isolated from canine urinary tract infections: evidence of gene exchange between human and animal enterococci[J]. Journal of Clinical Microbiology, 2003, 40(12): 4659 – 4665.

[25] Salgado-Caxito M, Benavides J A, Adell A D, et al. Global prevalence and molecular characterization of extended-spectrum lactamase producing-*Escherichia coli* in dogs and cats-A scoping review and meta-analysis [J]. One Health 2021, 12: 100236.

[26] Benavides J A, Salgado-Caxito M, Opazo-Capurro A, et al. ESBL-producing *Escherichia coli* carrying CTX-M genes circulating among livestock, dogs, and wild mammals in small-scale farms of central chile[J]. Antibiotics, 2021, 10: 510.

[27] Li J, Bi Z, Ma S, et al. Inter-host transmission of carbapenemase-producing *Escherichia coli* among humans and backyard animals[J]. Environmental Health Perspectives, 2019, 127(10): 107009.

[28] Bourne J A, Chong W L, Gordon D M, et al. Genetic structure, antimicrobial resistance and frequency of human associated Escherichia coli sequence types among faecal isolates from healthy dogs and cats living in Canberra, Australia[J]. PLoS ONE, 2019, 14(3): e0212867.

[29] Carvalho I. Immunity-acquired resistance: evolution of antimicrobial resistance among extended-spectrum β-

lactamases and carbapenemases in Klebsiella pneumoniae and *Escherichia coli*. In antibiotic drug resistance chapter 11[M], NJ, USA, 2019: 239 − 259.

[30] Poeta P. Antimicrobial resistance genes and diversity of clones among faecal esbl-producing *Escherichia coli* isolated from healthy and sick dogs living in Portugal[J]. Antibiotics (Basel, Switzerland), 10(8): 1013.

[31] Werckenthin C, Cardoso M, Martel J L, et al. Anti-microbial resistance in staphylococci from animals with particular reference to bovine Staphylococcus aureus, porcine Staphylococcus hyicus, and canine Staphylococcus intermedius[J]. Veterinary Research, 2001, 32(3 − 4): 341 − 362.

[32] Wu C S T, Wong R S M, Chu W H. The association of pet ownership and attachment with perceived stress among Chinese adults[J]. Anthrozoos A Multidisciplinary Journal of the Interactions of People & Animals, 2018, 31(5): 577 − 586.

[33] Gan G Z H, Hill A M, Yeung P, et al. Pet ownership and its influence on mental health in older adults[J]. Aging & Mental Health, 2019(4): 1 − 8.

[34] Yu T, Seino S, Nishi M, et al. Association of dog and cat ownership with incident frailty among community-dwelling elderly Japanese[J]. Scientific Reports, 2019, 9(1): 18604.

[35] Ramon M E, Slater M R, Ward M P, et al. Repeatability of a telephone questionnaire on cat-ownership patterns and pet-owner demographics evaluation in a community in Texas, USA[J]. Preventive Veterinary Medicine, 2008, 85(1 − 2): 23 − 33.

[36] Smith B P, Hazelton P C, Thompson K R, et al. A multispecies approach to co-sleeping: integrating human-animal co-sleeping practices into our understanding of human sleep[J]. Human Nature, 2017, 28(4): 255.

[37] Jp A, Jk A, JS B, et al. Cat ownership in childhood and development of schizophrenia[J]. Schizophrenia Research, 2018, 201: 444 − 445.

[38] Ihuoma H, Belgrave D C, Murray C S, et al. Cat ownership, cat allergen exposure, and trajectories of sensitization and asthma throughout childhood[J]. Journal of Allergy & Clinical Immunology, 2018, 141(2): 820 − 822. e7.

[39] Simpson J M, Martineau B, Jones W E, et al. Characterization of fecal bacterial populations in Canines: Effects of age, breed and dietary fiber[J]. Microbial Ecology, 2002, 44(2): 186 − 197.

[40] Suchodolski J S. Intestinal microbiota of dogs and cats: a bigger world than we thought[J]. Veterinary Clinics of North America Small Animal Practice, 2011, 41(2): 261 − 272.

[41] 徐海燕. 益生菌对不同年龄犬的健康及肠道菌群的影响[D]. 内蒙古农业大学, 2019.

[42] Stefanie H, Dowd S E, Garcia-Mazcorro J F, et al. Massive parallel 16S rRNA gene pyrosequencing reveals highly diverse fecal bacterial and fungal communities in healthy dogs and cats[J]. Fems Microbiology Ecology, 2011(2): 301 − 310.

[43] Suchodolski J S, Jennifer C, Steiner J M. Analysis of bacterial diversity in the canine duodenum, jejunum, ileum, and colon by comparative 16S rRNA gene analysis[J]. Fems Microbiology Ecology, 2010(3): 567 − 578.

[44] Du G, Huang H, Zhu Q, et al. Effects of cat ownership on the gut microbiota of owners[J]. PLoS ONE, 2021, 16(6): e0253133.

[45] Kates A E, Jarrett O, Skarlupka J H, et al. Household pet ownership and the microbial diversity of the human gut microbiota[J]. Frontiers in Cellular and Infection Microbiology, 2020, 10: 73.

[46] 杨艳, 孙笑非, 王文娟. 宠物犬微生物菌群规律与调控研究进展[J]. 饲料研究, 2021, 44(1): 3.

[47] Aline R H, Patterson A P, Alison D, et al. The skin microbiome in healthy and allergic dogs[J]. PLoS ONE, 2014, 9(1): e83197 − e83197.

[48] Strompfová V, Marciňáková M, Simonová M, et al. Application of potential probiotic Lactobacillus fermentum AD1 strain in healthy dogs[J]. Anaerobe, 2006, 12(2): 75 − 79.

[49] Marciňáková M, Simonová M, Strompfová V, et al. Oral application of Enterococcus faeciumstrain EE3 in

healthy dogs[J]. 2006, 51(3): 239 - 242.

[50] Vahjen W, Männer K. The effect of a probiotic Enterococcus faecium product in diets of healthy dogs on bacteriological counts of *Salmonella* spp. *Campylobacter* spp. and *Clostridium* spp. in faeces[J]. Archiv Für Tierernhrung, 2003, 57(3): 229 - 233.

[51] Zentek J, Marquart B, Pietrzak T, et al. Dietary effects on bifidobacteria and Clostridium perfringens in the canine intestinal tract[J]. Journal Animal Physiology and Animal Nutrition, 2004, 87(11 - 12): 397 - 407.

[52] Pinna C, Vecchiato C G, Bolduan C, et al. Influence of dietary protein and fructooligosaccharides on fecal fermentative end-products, fecal bacterial populations and apparent total tract digestibility in dogs[J]. BMC Veterinary Research, 2018, 14(1): 106.

[53] Middelbos I S, Boler B, Qu A, et al. Phylogenetic characterization of fecal microbial communities of dogs fed diets with or without supplemental dietary fiber using 454 pyrosequencing[J]. PLoS ONE, 2010, 5 (3): e9768.

[54] Beloshapka A N, Dowd S E, Suchodolski J S, et al. Fecal microbial communities of healthy adult dogs fed raw meat-based diets with or without inulin or yeast cell wall extracts as assessed by 454 pyrosequencing[J]. FEMS Microbiology Ecology, 2013, 84(3): 532 - 541.

第十四章
全健康与野生动物健康

周　楠[1,2]　朱泳璋[1,2]　李　敏[1,2]*

一、引　言

　　全健康是多个学科领域交叉的新型公共卫生健康理念,旨在为人类、动物和生态环境实现共同健康。抗菌药物耐药是全健康范畴下一个重要的领域,细菌耐药性的驱动因素主要是人类社会中抗菌药物的使用,在过去几十年中,抗菌药物存在使用不当的问题,主要体现在人类医疗卫生机构中因为医疗不规范导致的抗菌药物滥用,养殖动物兽用抗菌药物的监管不力和农业部门抗菌农药的过度使用。耐药细菌和耐药基因以环境为中转点,在各部门之间传播,这种无声的传播使得全球的细菌耐药情况在潜移默化当中变得更为严峻。

　　在20世纪,抗菌药物的使用不当导致越来越多的耐药菌株出现,这对全球人类和动物健康构成了威胁[1]。由于人类(医学、兽医学和农业)大规模使用抗生素,环境的土壤、水中的抗菌药物残留对全世界的生态健康造成了负面影响。在关注食品动物健康的同时,耐药菌株在野生动物、土壤、海水等自然环境中传播的频繁报道也引起了人们的重视[2]。野生动物具有不同于养殖动物的特性,它们的食物和水源存在于自然环境,排泄物不会被集中处理,部分野生动物还具有远距离迁徙的习性,因此野生动物可以作为不同耐药病原体的丰富集合,对人类的健康产生很大的威胁。近年来,人类健康、动物健康和生态环境健康以"全健康"的方式联系在一起[3]。通过对近几年野生动物耐药相关研究的综合分析,得出以全健康角度探讨野生动物耐药现状的思考。

1. 上海交通大学医学院-国家热带病研究中心全球健康学院,上海(200025)
2. 上海交通大学-爱丁堡大学全健康研究中心,上海(200025)
＊ 通讯作者

二、野生动物作为抗菌药物耐药性传播媒介的作用

虽然野生动物通常没有机会直接接触抗菌药物,但抗菌药物在人类、养殖动物以及农作物中的广泛使用对它们产生了影响,人类抗菌药物的使用为野生动物的栖息地创造了重要的耐药细菌来源。野生动物中,有一部分栖息地远离人类社会的,也有一部分栖息地距离人类社会较近的。与人类足迹有限的地区相比,更倾向于与人类生活距离较近的、在城市、垃圾填埋场或农业地区寻找食物的野生动物更有可能携带耐药细菌[4,5]。在城市中,处理生活垃圾、医疗废物和污水的各种设施会将含有大量抗菌药物残留和耐药细菌的人类垃圾输送到自然环境中,这些残留的抗菌药物和耐药细菌会定植在环境中的土壤和水中。已有研究发现医疗废物、污水、生活垃圾中分离到的耐药大肠埃希菌菌株和野生鸟类分离到的耐药大肠埃希菌菌株的基因图谱高度相似[6],该研究提供了耐药细菌从人类传播到野生动物的证据。还有研究表明,野生动物也可以从动物养殖场的周围环境中获得耐药细菌,养殖场所用到的含有抗菌药物的饲料、兽药以及垫料都可能成为野生动物获得耐药细菌和残留抗菌药物的来源[7]。野生动物除了通过上述间接的方式获得耐药细菌和残留抗菌药物以外,也有直接接触抗菌药物的机会。鸟类为了能够更好地飞行,身体会出现适应性的进化,如体重减轻和骨骼改变,这使得这些动物在遭受外伤时容易骨折,如与电线碰撞、枪击、车祸等[8,9]。解剖上的适应性使鸟类更容易发生开放性骨折,暴露的骨骼部分受到外部污染物的影响,更容易出现骨髓炎和邻近组织感染。目前已有野生动物康复中心会对感染的野生动物进行抗菌药物治疗,在不同的研究当中,研究者推荐的治疗方式也是多样化的。然而抗菌药物耐药问题是世界性的问题,抗菌药物多样化治疗能减少个体耐药的风险,但对于整个自然环境,这势必会增加野生动物这一传播媒介的耐药基因复杂程度,对大环境下的耐药控制可能造成负面影响。由于野生鸟类具有长途迁徙的特殊性,它们可能会远距离地传播耐药基因,对环境耐药的威胁非常严重,针对这一现状,西班牙的一项研究对野生动物康复中心鸟类开放性骨折中的细菌种类和抗菌药物耐药性进行了评估。该研究中分离到的一些肠杆菌科中的细菌曾经已经在该研究机构的其他欧洲鸟类中发现,这表面野生候鸟确实可以发生远距离的耐药基因传播,并且该研究者提出应当在野生动物抗菌药物治疗前明确其抗菌药物谱来减轻环境中耐药基因传播风险[10]。

三、野生动物中的重要耐药菌种类与抗菌药物

由于全世界不同地区各类细菌耐药趋势、医疗水平及经济发展情况不同,使得不同地区的医院、兽医院在抗菌药物用药的选择上有所不同。在中国细菌耐药监测网(China Antimicrobial Resistance Surveillance System,CARSS)2020 年的数据中,河南省耐碳青霉烯肺炎克雷伯菌的检出率为 30.2%,而西藏只有 0.2%。在发达国家较为集中的欧洲,通过欧洲疾病预防控制中心(European Centre for Disease Prevention and Control,ECDC)数据得知,2020年,冰岛、爱沙尼亚、斯洛文尼亚耐碳青霉烯肺炎克雷伯菌检出率为 0,而同在欧洲的希腊高

达66.3%。医院和兽医院抗菌药物的选择很大程度影响了野生动物获得的耐药细菌种类和耐药基因种类。细菌通过革兰氏染色可分为革兰氏阳性菌和革兰氏阴性菌,革兰氏阴性菌的外膜是对β-内酰胺类、喹诺酮类、黏菌素和其他抗生素产生耐药性的主要原因。大多数抗生素必须通过外膜来作用于对应靶点,革兰氏阴性菌外膜上的任何改变,都可能产生耐药性,这使得革兰氏阴性菌比革兰氏阳性菌对抗生素更耐药[11]。在 2017 年,WHO 提出了一个包含了当前世界迫切需要研发新抗菌药物来对付的细菌清单,其中多数都是革兰氏阴性菌[12]。智利的一项关于野生动物康复中心及其环境耐药细菌的研究中,研究者从机构环境中 160 份机构环境样本中分离到 78 株菌,从机构中 55 只野生鸟类动物、2 只野生哺乳类动物和 7 只野生爬行类动物共计 64 只动物样本中分离到 31 株耐药菌株,其中大多数为肠杆菌科和假单胞菌科细菌,研究中对环境中分离菌株进一步鉴定了抗菌药物敏感性,肠杆菌科对不同种类抗生素均有耐药性,其中环境分离株对青霉素类(100%)、头孢菌素类(92.3%)、氨基糖苷类(42.3%)、喹诺酮类(42.3%)、四环素类(38.4%)、磺胺类(30.8%)、磷霉素(30.8%)、氯霉素(23.1%)和碳青霉烯类(11.5%)耐药。动物分离株对青霉素类(100%)、头孢菌素类(100%)、四环素类(75.0%)、喹诺酮类(62.5%)、磺胺类(50%)、氯霉素类(31.3%)、碳青霉烯类(6.2%)和氨基糖苷类(6.2%)耐药[13]。另一项对野生地中海红海龟的细菌耐药性研究中,研究者从野生海龟肠道中分离出 90 株菌,主要属于肠杆菌科(59%)和希瓦氏菌科(31%),而弧菌科(5%)、假单胞菌科(3%)、产碱菌科(1%)和不动杆菌(1%)的比例较低,所有分离株中总共有 74 个菌株对一种或多种抗菌药物具有抗性,38% 对一种抗菌药物表现出耐药性,主要是氨苄青霉素或磺胺甲恶唑/甲氧苄啶,31% 对两种抗生素耐药,主要是氨苄西林和磺胺甲恶唑/甲氧苄啶、环丙沙星或四环素。此外,分别有 8%、2% 和 3% 的分离株对三种、四种和五种抗生素产生抗药性[2]。本研究机构一项未发表的研究中,在中国上海市崇明区从野生鸟类和野鸭的粪便中分离出 16 株菌,其中多数为大肠埃希菌与肺炎克雷伯菌,通过多重 PCR 验证得出,所有分离株均存在 ESBL 抗性基因。

四、野生动物中的碳青霉烯耐药菌

碳青霉烯类药物属于β-内酰胺类,具有广谱抗菌的作用,长期以来一直被认为是对抗多药耐药革兰氏阴性菌最有效的抗菌药物[14]。碳青霉烯类药物和其他经典β内酰胺类药物一样,通过结合青霉素结合蛋白(penicillin binding protein,PBP)来抑制细菌细胞壁合成。当 PBP 发生结构变化时,它们获得能够快速降解碳青霉烯的金属β内酰胺酶,或者膜通透性发生变化引起通道改变时,就会产生对碳青霉烯类药物的抗性[15]。在 WHO 发布的当前世界迫切需要研发新抗菌药物来对付的细菌清单中,在最优先级的 4 种耐药细菌中,耐碳青霉烯类的细菌占了 3 个[16]。碳青霉烯类抗菌药物不用于动物或野生动物,但已有研究发现在野生动物中也发现了质粒介导的碳青霉烯耐药基因。一项研究对 2016 年从阿拉斯加海鸥中分离的 3 株产碳青霉烯酶肠杆菌科细菌(carbapenemase-producing enterobacteriaceae,CPE)与 2013 ~2018 年从阿拉斯加人类中分离的 4 株 CPE 细菌进行了全基因组分析,研究发现在人类与海鸥的分离株中均发现质粒转座子中存在碳青霉烯耐药基因 *blaKPC*,此外,从人类分离的 1

个肺炎克雷伯菌质粒与从海鸥分离的一株大肠埃希菌质粒共享一个大于 20 kbp 的 DNA 片段。此研究对比了阿拉斯加的人类和海鸥的碳青霉烯酶阳性分离株的基因组信息,一定程度上证明了人类和野生动物耐药基因存在遗传相似性[17]。另一项研究对 2012 年从法国与人类密切接触的黄腿鸥(Larus michahellis)和在海上觅食的细嘴鸥(Chroicocephalus genei)中分离的菌株进行了分析,通过多重 PCR 对碳青霉烯耐药基因进行筛选,最终从黄腿鸥 93 份拭子样本中分离出 22 株碳青霉烯耐药大肠埃希菌,耐药基因为 blaVIM−1,而细嘴鸥的 65份样本中没有分离到碳青霉烯耐药菌株。该研究一定程度证明了野生动物耐药基因的携带情况可能与它们的生活习惯与饮食习惯相关,如黄腿鸥喜欢与人类接触,吃人类丢弃的食物。研究者进一步利用系统分型和三种遗传标记(SNP、MLST 和 VNTR)进行的系统发育分析,发现黄腿鸥、细嘴鸥和人类共享同一个大肠埃希菌菌株库[18]。这表明海鸥和人类之间的大肠埃希菌交换非常频繁,这种交流的发生一定程度导致人类与野生动物之间存在耐药性传播的潜在风险。

五、野生动物中的黏菌素耐药基因

多重耐多药革兰氏阴性细菌抗菌药物耐药性的增加在世界范围内带来了严重的健康问题,因为重要的抗生素,如三代 β-内酰胺类,氟喹诺酮类,氨基糖苷类的耐药性逐年增强,在临床上对抗耐药革兰氏阴性细菌的能力受到了严重威胁[19]。在 20 世纪 50 年代,黏菌素一直可用于治疗耐多药革兰氏阴性细菌引起的感染,黏菌素杀死细菌细胞的确切抗菌机制尚不清楚,可能与细菌细胞壁外膜的脂多糖(lipopolysaccharide,LPS)有关[20],黏菌素耐药性产生的最常见的原因是由 PhoPQ 和 PmrAB(两种组分调节系统)的变化引起的脂多糖重塑,导致黏菌素与细菌外膜的结合减少,根据现有研究,黏菌素耐药基因已经检测到 9 种,为 mcr−1~mcr−9p[21]。由于黏菌素严重的肾毒性,神经毒性和神经肌肉阻滞不良反应,有时具有致命的后果,因此黏菌素的使用在 20 世纪 70 年代后期受到限制。碳青霉烯类抗菌药物作为新型 β-内酰胺类抗菌药物成为了耐多药革兰氏阴性细菌的杀手。然而,近年来碳青霉烯类药物耐药性也正在以惊人的速度在世界范围内增加。如今,耐碳青霉烯肠杆菌科细菌(carbapenem-resistant enterobacteriaceae,CRE)感染是全球发病率和死亡率的重要原因[22],虽然头孢他啶/阿维巴坦组合是 CRE 的传统疗法,但这些药物对含有金属-β-内酰胺酶(metallo−β−lactamase,MBL)的 CRE 没有效果[23]。因此,黏菌素又重新回到了人们的视野中,黏菌素作为人类多耐药革兰氏阴性细菌的最后一道防线,其耐药基因的传播是十分严峻的问题。虽然黏菌素在人类医疗中使用较少,但因其低廉的价格,曾经作为兽用抗菌药物在养殖动物中大量使用,这可能成为黏菌素耐药基因在环境中传播的一个重要原因[24]。一项研究 2016 年从阿尔及利亚 93 份猕猴新鲜粪便样品中,分离到了含有 mcr−1 的大肠埃希菌,研究者进一步药敏试验发现该菌株对碳青霉烯、阿卡米星和替加环素以外的多种抗菌药物都具有耐药性[25]。另一项研究从 2016 年南美洲的海带鸥(kelp gull)中分离到同时对超广谱 β-内酰胺类抗菌药物和黏菌素耐药的大肠埃希菌,这是 mcr−1 基因首次在海带海鸥中传播的报告[26]。野生鸟类远距离迁徙的特殊性,使得它们可能在这些重要耐药细菌全球传播中发挥作用。*mcr - 1* 基因与超广谱 β -内酰胺耐药基因关联也说明了多耐药细菌在野生动物中的存在。黏菌素能够作为 CRE 的最后一道防线的一个重要原因是大多数 *mcr* 基因向耐碳青霉烯肠杆菌科的传播受到限制[27]，然而澳大利亚墨尔本阿尔弗雷德医院的一项黏菌素耐药基因传播的相关研究发现，*mcr - 9.1* 黏菌素耐药基因在患有耐碳青霉烯肠杆菌科细菌感染的病人中发生了无声传播，并且该研究纳入的所有患者都是从未有过黏菌素暴露史的。这给我们一个警示，即便在没有抗菌药物的暴露下，耐药基因一直在不知不觉中水平传播。

六、微生物组概念下的野生动物耐药

生物体的微生物组抗菌药物耐药性的一个重要宿主，这是一个复杂的生态系统，来自不同生态系统的微生物之间通过水平基因传播进行耐药基因遗传交换，水平基因传播提供了快速获取新的遗传物质的途径，它允许毒力基因、抗菌药物耐药性基因通过微生物组传播。一项研究观察到来自农场动物、人类食物和人类肠道的微生物之间的交换发生率最高[28]，微生物组的研究表明人类生活所在的区域存在着大量的人类、动物与生态环境之间的耐药基因交换。野生动物虽然大多生活在远离人类的栖息地，但仍然有少数野生动物会与人类发生直接或间接的接触。野生动物之间也存在着复杂的微生物组，它们在不同环境、不同物种之间发生着遗传物质的交换。随着野生动物抗菌药物耐药性的持续上升，有必要更详细地了解野生动物与人类之间抗微生物药物耐药性变化的动态发展。同样，有必要将抗菌药物耐药性的研究深入到微生物组的层面，从更宏观的角度探讨野生动物与人类社会之间的联系。

七、小　　结

鉴于微生物药物耐药对人类、动物和生态环境的相容性，在解决这一问题时需采取全健康理念与方法。目前，多数国家已经在养殖动物的饲料与兽药方面有了一定的监管和法律政策方面的规范，但对于野生动物的耐药监测几乎是空白，只有部分野生动物健康中心和一些科研单位会对野生动物的耐药情况进行研究。但是，野生动物在耐药基因传播中所起的媒介作用、野生动物中重要的耐药细菌与抗菌药物种类、重要抗菌药物耐药基因等问题值得深入探讨与研究，从而对当前野生动物耐药的现状有一清晰的认识，能够在未来的研究中改善野生动物耐药问题。

本综述在全健康理念下对人类与野生动物之间耐药基因传播相关研究进展进行了归纳，在细菌耐药基因传播链中，野生动物扮演了重要的角色，由于野生动物与环境的密切接触，导致它们可以通过环境从人类以及养殖动物的抗菌药物残留当中，获取耐药细菌与耐药基因。多个野生动物耐药基因的相关研究都表明人类、野生动物和环境库之间的耐药细菌和耐药基因的交换。然而，传播途径十分复杂的，野生动物既能够通过与人类、养殖动物、养殖场和垃圾场的密切接触获得耐药基因，也存在人类直接将抗菌药物使用在野生动物的情况。野生动物,特别是野生鸟类,还能在迁徙过程中长距离传播耐药细菌,部分野鸟迁徙路径的长度甚至达到洲际传播的效果。已经有多个研究在基因组测序中发现人类与野生动物的耐药基因存在明显的同源性。

野生动物中质粒介导的抗菌药物耐药性的传播是一种令人担忧的情况,对公共卫生安全产生了极大的挑战,特别是当今世界,大多数国家对野生动物耐药性方面的监测还都是空白。野生动物是生态多样性的重要组成部分,同时作为耐药基因传播的媒介,对全球细菌耐药的威胁也是巨大的,因此,在未来的研究中,应对野生动物耐药现状进行更为深层次的研究,同时,国家也应当重视在全健康视野下的全球耐药现状,加强对野生动物耐药相关的监测,推动跨部门的沟通协作,将全健康理念落实在行动当中。

参 考 文 献

[1] Kraemer S A, Ramachandran A, Perron G G. Antibiotic pollution in the environment: From microbial ecology to public policy[J]. Microorganisms, 2019, 7(6): 180.

[2] Blasi M F, Migliore L, Mattei D, et al. Antibiotic resistance of gram-negative bacteria from wild captured loggerhead sea turtles[J]. Antibiotics (Basel), 2020, 9(4): 62.

[3] Zanardi G, Iemmi T, Spadini C, et al. Wild micromammals as bioindicators of antibiotic resistance in ecopathology in northern Italy[J]. Animals (Basel), 2020, 10(7): 1184.

[4] Dolejska M, Papagiannitsis C C. Plasmid-mediated resistance is going wild[J]. Plasmid, 2018, 99: 99 – 111.

[5] Atterby C, Börjesson S, Ny S, et al. ESBL-producing *Escherichia coli* in Swedish gulls-A case of environmental pollution from humans? [J]. PLoS One, 2017, 12(12): e0190380.

[6] Varela A R, Manageiro V, Ferreira E, et al. Molecular evidence of the close relatedness of clinical, gull and wastewater isolates of quinolone-resistant Escherichia coli[J]. Journal of Global Antimicrobial Resistance, 2015, 3(4): 286 – 289.

[7] Gao L, Hu J, Zhang X, et al. Application of swine manure on agricultural fields contributes to extended-spectrum β-lactamase-producing Escherichia coli spread in Tai'an, China[J]. Frontiers in Microbiology, 2015, 6: 313.

[8] Newth J L, Rees E C, Cromie R L, et al. Widespread exposure to lead affects the body condition of free-living whooper swans Cygnus cygnus wintering in Britain[J]. Environmental Pollution, 2016, 209: 60 – 67.

[9] Sullivan T N, Wang B, Espinosa H D, et al. Extreme lightweight structures: avian feathers and bones[J]. Materials Today, 2017, 20(7): 377 – 391.

[10] Tardón A, Bataller E, Llobat L, et al. Bacteria and antibiotic resistance detection in fractures of wild birds from wildlife rehabilitation centres in Spain [J]. Comparative Immunology Microbiology and Infectious Disease, 2021, 74: 101575.

[11] Gupta V, Datta P. Next-generation strategy for treating drug resistant bacteria: Antibiotic hybrids[J]. Indian Journal of Medical Research, 2019, 149(2): 97 – 106.

[12] Exner M, Bhattacharya S, Christiansen B, et al. Antibiotic resistance: What is so special about multidrug-resistant Gram-negative bacteria? [J]. GMS Hygiene and Infection Control, 2017, 12: Doc05.

[13] Breijyeh Z, Jubeh B, Karaman R. Resistance of gram-negative bacteria to current antibacterial agents and approaches to resolve It[J]. Molecules, 2020, 25(6): 1340.

[14] Baros J C, Moreno-Switt A I, Sallaberry-Pincheir A N, et al. Antimicrobial resistance in wildlife and in the built environment in a wildlife rehabilitation center[J]. One Health, 2021, 13: 100298.

[15] Doi Y. Treatment options for carbapenem-resistant gram-negative bacterial infections[J]. Clinical Infectious Diseases, 2019, 69(Suppl 7): S565 − s575.

[16] Baraldi E, Lindahl O, Savic M, et al. Antibiotic pipeline coordinators[J]. Journal of Law Medicine & Ethics, 2018, 46(1_suppl): 25 − 31.

[17] Ahlstrom C A, Frick A, Pongratz C, et al. Genomic comparison of carbapenem-resistant Enterobacteriaceae from humans and gulls in Alaska[J]. Journal of Global Antimicrobial Resistance, 2021, 25: 23 − 25.

[18] Vittecoq M, Laurens C, Brazier L, et al. VIM-1 carbapenemase-producing *Escherichia coli* in gulls from southern France[J]. Ecology and Evolution, 2017, 7(4): 1224 − 1232.

[19] Bialvaei A Z, Samadi Kafil H. Colistin, mechanisms and prevalence of resistance[J]. Current Medical Research Opinion, 2015, 31(4): 707 − 721.

[20] El-Sayed Ahmed M A E, Zhong L L, Shen C, et al. Colistin and its role in the Era of antibiotic resistance: an extended review (2000 − 2019)[J]. Emerging Microbes & Infections, 2020, 9(1): 868 − 885.

[21] Ling Z, Yin W, Shen Z, et al. Epidemiology of mobile colistin resistance genes *mcr-1* to *mcr-9*[J]. Journal of Antimicrobial Chemotherapy, 2020, 75(11): 3087 − 3095.

[22] Munoz-Price L S, Poirel L, Bonomo R A, et al. Clinical epidemiology of the global expansion of Klebsiella pneumoniae carbapenemases[J]. Lancet Infectious Diseases, 2013, 13(9): 785 − 796.

[23] Karaiskos I, Galani I, Souli M, et al. Novel β-lactam-β-lactamase inhibitor combinations: expectations for the treatment of carbapenem-resistant Gram-negative pathogens[J]. Expert Opinion on Drug Metabolism & Toxicology, 2019, 15(2): 133 − 149.

[24] Kumar H, Chen B H, Kuca K, et al. Understanding of colistin usage in food animals and available detection techniques: a review[J]. Animals (Basel), 2020, 10(10): 1892.

[25] Bachiri T, Lalaoui R, Bakour S, et al. First report of the plasmid-mediated colistin resistance gene *mcr-1* in escherichia coli ST405 isolated from wildlife in Bejaia, Algeria[J]. Microbial Drug Resistance, 2018, 24(7): 890 − 895.

[26] Liakopoulos A, Mevius D J, Olsen B, et al. The colistin resistance mcr-1 gene is going wild[J]. Journal of Antimicrobial Chemotherapy, 2016, 71(8): 2335 − 2336.

[27] Carroll L M, Gaballa A, Guldimann C, et al. Identification of novel mobilized colistin resistance gene *mcr-9* in a multidrug-resistant, colistin-susceptible salmonella enterica serotype typhimurium isolate[J]. mBio, 2019, 10(3): e00853 − 19.

[28] Smillie C S, Smith M B, Friedman J, et al. Ecology drives a global network of gene exchange connecting the human microbiome[J]. Nature, 2011, 480(7376): 241 − 244.

第十五章
全健康与噬菌体的应用

吕　超[1,2]　郭晓奎[1,2]　朱泳璋[1,2]*

一、引　言

噬菌体是寄生在细菌、古菌等原核生物体内的病毒。自噬菌体被弗德里克·特沃特（Frederick Twort）和费利克斯·迪海莱（Felix d'Herelle）发现至今的近100年时间里,除用于治疗细菌感染外（其抗细菌感染的应用在抗生素发现后很快被取代）,对噬菌体的持续研究极大地推动了生命科学领域的发展,特别是对其的研究催生了分子生物学和生物工程技术[1,2]。随着抗生素的广泛使用,甚至滥用,耐药菌尤其是多重耐药、泛耐药的细菌不断出现。此外,新抗生素的研发速度显著慢于耐药菌的出现速度,这些因素均加大了人们对未来无药可用的担忧[3,4]。基于人们对更多抗感染手段的迫切需要,人们再次把目光聚焦在噬菌体的抗细菌感染的特性。

现今,将全健康理念用于处理复杂健康问题逐渐成为广泛接受的共识。实现人类、动物及其共同生活的环境的全健康也成为越来越多健康管理、医疗和科技工作者的共同追求[5,6]。全健康涉及人类、动物、生态环境三个层面,研究、应对和处置包括新发或再发传染病、食品安全和水源安全等健康威胁因素。而噬菌体在上述领域均有相应的应用,本文在简单介绍噬菌体、其在生命科学领域的重大贡献及其与宿主菌的相互作用后,综述了噬菌体在全健康领域的应用进展,为推进噬菌体及其相关研究成果更广泛应用于全健康领域提供参考。

---

1. 上海交通大学医学院-国家热带病研究中心全球健康学院,上海(200025)
2. 上海交通大学-爱丁堡大学全健康研究中心,上海(200025)
* 通讯作者

二、噬菌体的分类与生活史

噬菌体作为细菌的病毒,是地球生物圈中数量最多的生命体,其数量级可达 $10^{30} \sim 10^{32}$。噬菌体不仅存在于土壤、海洋、淡水和空气等外环境中,也存在人体内环境中,甚至可以这样说,只要有细菌的环境就会有噬菌体的存在[7,8]。噬菌体分类的关键依据是其形态和核酸类型。大多数噬菌体基因组为双链 DNA,少数噬菌体为单链 DNA 或单链 RNA。噬菌体形态种类包括有尾、丝状、无尾和含脂类包膜等少数几种形态。目前分离到的大多数噬菌体为有尾双链 DNA 噬菌体[9,10]。不同种类噬菌体基因组变动较大,从几千到几万碱基对不等。通常将基因组大于 200 kb 的噬菌体称为巨型噬菌体(jumbo phage),从人类和动物肠道微生物组中鉴定到超过 540 kb 的巨型噬菌体(megaphage)极大丰富了噬菌体基因组大小范围[11,12]。通常,噬菌体进入宿主菌后具有两种不同的生活周期,即裂解性周期和溶原性周期,也因此可将噬菌体分为裂解性噬菌体(毒性噬菌体)和溶原性噬菌体(温和噬菌体)[9,13]。裂解性噬菌体通过吸附和穿入过程后进入宿主菌,利用宿主菌的核糖体合成子代噬菌体,在完成复制和组装后,裂解宿主菌释放子代噬菌体。进入溶原性周期的噬菌体将基因组整合到宿主菌基因组中,不进行独立复制,而是随着宿主基因组的复制而复制,没有子代噬菌体产生。在特定条件下,溶原性噬菌体可回复到裂解性生长并可释放子代噬菌体。通常,溶原性噬菌体不适合用于细菌感染的治疗。此外,还有一些较为少见噬菌体生活周期形式,包括伪溶源性、载体状态和慢性噬菌体感染等[14]。

三、噬菌体研究的重大科技进展

噬菌体为非细胞型微生物,个体微小,易于培养,且其绝大多数基因组较小,便于遗传操作。因此,噬菌体作为研究生命现象理想对象,对于许多重要生命现象规律和本质的阐释发挥了不可替代的作用,也由此催生了多项诺贝尔奖。1952 年,阿弗雷德·赫希(Alfred Hershey)和他的学生玛莎·蔡斯(Matha Chase)通过同位素标记的 T2 噬菌体增殖实验,证实 DNA 是遗传物质,这项工作获得 1969 年诺贝尔生理学或医学奖[2,15];1965 年该奖项授予以 λ 噬菌体为研究对象报道了大肠埃希菌乳糖酶调控系统的基因表达调控通路的弗朗索瓦·雅各布(Francois Jacob)和雅克·莫诺(Jacques Monod)二人[2];1978 年,沃纳·亚伯(Werner Arber),汉弥尔顿·史密斯(Hamilton Smith)和丹尼尔·内森斯(Daniel Nathans)三人分享了当年的诺贝尔生理学或医学奖,以表彰其在为分子克隆技术奠定基础的噬菌体与细菌相互作用的限制性修饰系统和 T4 噬菌体连接酶等方面的工作[16];2019 年诺贝尔化学奖授予为噬菌体展示技术做出突出贡献的三位科学家[17]。而近年来炙手可热的基于对噬菌体和细菌相互作用深刻理解而建立起来的基因编辑技术获得 2020 年诺贝尔化学奖[18,19]。此外,突变与选择理论、三联体密码子解读、大片段 DNA 克隆、基因组测序及现代合成生物学等理论或技术的提出与应用均与噬菌体具有密切关系[2]。因此可以毫不夸张地说,噬菌体及其相关研究在现今生命科学领域的贡献不可替代。

四、噬菌体与细菌的相互作用

噬菌体和细菌两者在共进化的过程中形成了复杂的相互作用机制。除两者之间的感染和抗感染的相互竞争外,宿主菌还能够影响溶原性噬菌体的溶原-裂解决策,而噬菌体基因组的整合也可使宿主菌的抗性和毒力等多种性状发生改变[20-22]。

宿主菌在噬菌体侵染的生存压力下,针对噬菌体裂解周期的吸附、穿入、生物合成、成熟和释放等多个阶段进化出一系列抵抗感染的机制,包括利用受体阻塞、外基质覆盖和竞争性抑制剂等机制阻断噬菌体吸附[23-25];利用超感染免疫(superinfection exclusion, Sie)系统阻断噬菌体 DNA 侵入[26];通过限制性修饰系统(R-M 系统)和规律成簇的间隔短回文重复序列及其相关蛋白系统[clustered regularly interspaced short palindromic repeat(CRISPR)and CRISPR associated protein]切割侵入的核酸[27-29];激活流产性感染系统(abortive infection,Abi)[30]和毒素-抗毒素系统(toxin - antitoxin system,TA)[31]致使被感染的细胞死亡以及通过噬菌体诱导染色体岛(phage-inducible chromosomal island,PICI)[32]干扰子代噬菌体的组装等机制。噬菌体为了突破宿主菌的防御机制,也相应进化出了应对措施,包括适应新的受体[33]、抗 CRISPR 机制[34]、抗 RM 系统机制[35]以及逃避流产感染机制[36]等。

噬菌体在感染宿主细菌后需要根据具体条件选择进入合适的周期,称为溶原-裂解决策机制,而宿主菌在这一决策的控制中起到重要作用。例如,大肠埃希菌在大量 DNA 突然损伤时可通过 SOS 反应(也称 DNA 损伤诱导反应)得以存活,而对于含有前噬菌体的大肠埃希菌,SOS 反应同时能够诱导前噬菌体进入裂解周期[37,38]。此外有研究发现霍乱弧菌等宿主菌能对宿主菌自诱导物作出反应而激活裂解途径[39]。而溶原噬菌体 DNA 整合入宿主染色体后,可为宿主菌细胞内入侵、繁殖和传播提供关键功能。例如,白喉棒状杆菌(*Corynebacterium diphtheria*)与溃疡棒状杆菌(*Corynebacterium ulcerans*)的白喉毒素实质上是 β-噬菌体的 *tox* 基因的表达产物[40]。此外,宿主菌还可通过前噬菌体基因组整合获得特定抗生素抗性[13,41]。

五、噬菌体在全健康领域的应用

(一)全健康理念的提出与发展

全健康概念最早来源于 1960 年施瓦贝(Schwabe)提出的 One Medicine 一词。进入 21 世纪,WOAH 初步提出全健康理念,认为人类和动物的健康是相互依存并与共同生活的生态系统的健康密不可分[6]。2003 年,威廉·卡勒什(William Karesh)博士正式提出"one health"一词,并给出较被公认的定义,认为全健康是一种跨部门、跨学科协作的方法,在地方、区域、国家及全球层面均起作用,是其目标是实现最佳的健康结果[6,42]。2009 年,美国 CDC 建立了"One Health"办公室。2010 年,FAO、WOAH 和 WHO 在河内达成了针对 EID"人类-动物-生态环境界面上共同担当责任,协调全球活动"的共识。2016 年起,为推动全健康理念在人类健康事业中的应用,每年的 11 月 3 日被设立为国际"全健康日"[43]。在国内,2014 年中山大学陆家海等在广州发起了中国首届全健康研究国际论坛[44]。2020 年,陈国强院士提出将 One Health 翻译为全健康,同年成立了上海交通大学-爱丁堡大学全健康研究中心[45]。此外,国内部分科研和高校陆续开展了全健康相关的活动或研究。

经典的全健康理念认为其是跨学科、跨部门、跨地域共同协作,共同应对人类面对的复杂健康问题,从而实现人、动物及所生活环境的共同健康的方法。2021 年 12 月 1 日,为全球统一推广使用全健康理念,FAQ、WOAH、WHO 和 UNEP 全健康高级别专家委员会发布了全健康最新定义:全健康是一种综合的、增进联合的方法,目的是可持续地平衡和优化人类、动物和生态环境的健康[46]。从新老定义均可以看出:全健康理念均针对人类、动物和生态环境三个层面,实现全链条的威胁健康问题的处置,开展全健康领域相关研究和推动全健康相关产品的应用。当前,由细菌感染引起的传染性疾病、食品和环境安全等问题仍然是实现全健康目标的障碍,而噬菌体相关的研究与技术作为一种解决细菌感染健康威胁的重要手段可发挥重要作用,有助于推动全健康目标的实现。

(二)噬菌体与环境健康

1. 噬菌体在水环境健康中的应用

水安全是 21 世纪面临的最大的全球挑战之一,据报道每年约有 180 万人死于与不健康水源有关的疾病,而水源性致病性微生物是主要的影响因素之一[47]。传统的广谱消毒剂除作用于水中致病微生物外,还可对有益生物产生影响,且部分微生物对传统消毒剂的抗性增加及水中残留的消毒剂或其副产物可能对人和动物健康构成潜在威胁。因此,需要更精准和可持续的微生物控制技术来补充或增强现有的控制方法,而利用噬菌体靶向控制水中致病微生物(细菌)是有效候选方法之一[48, 49]。噬菌体在水资源安全中发挥作用的机制主要有以下几个方面[50]:① 目标菌株的靶向裂解。借鉴通过在饮用水供应系统中添加噬藻体控制有毒蓝藻水华的示例,在水体中添加相应的噬菌体可达到控制肠杆菌、霍乱弧菌和沙门菌等可引起肠道感染的病原体的效果,包括控制污水系统中出现的多重耐药的金黄色葡萄球菌、肺炎克雷伯菌和部分大肠埃希菌菌株[51, 52]。② 降低目标种群的适应度。细菌可通过减少细胞表面噬菌体受体的表达产生对噬菌体的抗性,但噬菌体受体包括有助于宿主细胞代谢的蛋白质,如用于维生素 B_{12} 吸收的蛋白质 BtuB,用于糖扩散的 LamB,以及用于铁色素运输的 FhuA 和 TonB,减少噬菌体受体表达的同时降低宿主细胞的适应性[53, 54]。此外,部分噬菌体受体作为细菌抗生素外排泵,如大肠埃希菌的 TolC 和铜绿假单胞菌的 OprM。该类受体表达的减少增加了细菌对抗生素的敏感性[55, 56]。③ 消除目标细菌的生物膜。生物膜可保护或减轻消毒剂对细菌的伤害,还可加速供水基础设施的腐蚀。细菌在生物膜中的突变频率和水平基因转移显著高于悬浮细菌,加速细菌对抗生素和消毒剂抗性的发展[57, 58]。使用针对生物膜完整性的结构核心细菌的噬菌体是一种非常具有成本效益的方法[59]。此外,噬菌体还可分泌解聚酶分解构成生物膜基质的胞外多糖化合物,例如,噬菌体 K1F 可产生内唾液酸酶裂解唾液酸聚合物中的 $\alpha - 2,8$ 键,从而降解大肠埃希菌的多糖荚膜[25]。④ 补充或替代抗生素和杀菌剂以减轻它们对水系统中耐药细菌的选择压力[60]。

生物处理是污水处理厂常用的污水处理方法之一,即利用具有代谢功能的微生物菌群吸收、分解、转化和去除污水中化学需氧量、氮、磷等污染物[50]。噬菌体广泛存在于污水生物处理系统中,是污水生物处理微生物群的重要组成部分,除用于控制污水中的病原菌外,还可通过调控微生物菌群结构影响污水处理效果[61]。Brown 等通过监测污水处理厂噬菌体丰度、细菌菌落组成和污水水质,发现噬菌体是活性污泥系统中控制细菌丰度、群落结构和功能稳定性的关键因素之一,同时噬菌体丰度与污水中化学需氧量(chemical oxygen demand,COD)和氨氮浓度有显著的相关性[61]。在污水处理过程中,噬菌体可以用作水中病毒和病原菌的指示生物或示踪剂,反映水中微生物的污染状况[62]。常用的噬菌体包括水中病毒指示物 SC 噬菌体、肠道病毒指示物 F-RNA 噬菌体和反映人类粪便污染程度的脆弱拟杆菌噬菌体等[63]。Hartard 等研究发现还可利用 FRNAPH 噬菌体鉴定污水中的粪便来源[64]。此外,噬菌体还被用于污水处理过程中污泥膨胀、发泡的控制,膜生物反应器膜污染控制和污泥过量产生的控制[65-68]。

2. 噬菌体在土壤生态环境系统健康中的应用

(1) 应用噬菌体疗法灭活土壤生态环境系统中的致病菌:受噬菌体疗法在医学领域细菌感染应用的启发,将噬菌体引入土壤-植物体系出现的"农业噬菌体"疗法也得到了长足发展。美国、俄罗斯和格鲁吉亚等国家均成立了"农业噬菌体疗法"相关公司或研究中心,我国也于 20 世纪 80 年代开始针对"农业噬菌体疗法"在土壤-植物体系研究和应用进行探索和尝试[69]。植物细菌性青枯病是由青枯雷尔氏菌引起的一种毁灭性的多植物宿主的土传细菌病害。Askora 等研究者利用从土壤中分离纯化得到的专性针对青枯雷尔氏菌的噬菌体在植物根系周边土壤中直接进行灌根处理或在距离土壤表面 1 cm 内的植物主茎中注入噬菌体原液或将西红柿种子噬菌体原液中进行浸泡预处理均显著降低了青枯雷尔氏菌发病概率和病害程度,同时证明噬菌体疗法在土壤-植物体系病害细菌防治过程中具有一定的自主靶向迁移性[70,71]。Wang 等研究了不同噬菌体组合对番茄青枯雷尔氏菌感染的防治效果,在温室和田间试验中,在单一作物季节增加组合中的噬菌体数量可使疾病发生率降低 80%[72]。此外,从土壤中还分离到针对猕猴桃、苹果和水稻等多种果树或作物的噬菌体家族,并对作物细菌疾病防治起到积极作用[73-75]。

土壤-地下水体系是一个非均质组成、非均相渗透性的体系,致病菌可在土壤-地下水系中迁移扩散并滋生定植。Forslund 等研究发现在灌溉水中加入宿主特异性裂解性噬菌体可以阻止山夫顿堡沙门菌、空肠弯曲杆菌和大肠埃希菌(O157:H7)等病原体从土壤向地下水的迁移,降低了病原菌的种群丰度,从而降低病原菌污染地下水的风险[76]。Sun 等采用含耐药病原菌模拟废水灌溉及垂直迁移的研究表明,使用噬菌体阻碍耐药病原菌从土壤表层向下层垂直迁移,同时导致耐药病原菌和耐药基因含量显著下降[77]。需要注意的是,上述结果是基于小范围土壤环境试验,噬菌体治疗在更大规模土壤环境中对致病菌的灭活效果有待进一步验证。

(2) 应用噬菌体技术修复重金属污染:土壤生态环境中的重金属离子造成的重金属污染可导致耕地土壤质量退化、农产品产量和品质大幅度降低,还可能经由食物链在植物、动物和人体内积累,对动物和人体健康均构成极大威胁[78]。土壤重金属污染已成为我国亟须解决的重大环境问题之一。噬菌体作为天然纳米材料,比表面积大、蛋白质衣壳上具有丰富的金属结合位点和还原性官能团,具有主动吸附和还原重金属离子的能力。此外,还可利用化学方法或生物工程技术定向修饰噬菌体的蛋白质官能团,提高噬菌体的吸附还原性能[79]。因此利用噬菌体群落吸附和还原解毒污染环境中重金属离子是具有较大应用潜力的一种生物修复技术。丝状噬菌体 M13 是纳米生物材料最好的选择,已有研究证实噬菌体 M13 对水相中的金离子具有较强吸附和还原能力,可作为一种环境友好的高效还原方法来回收金矿废水中的金[80,81]。Yang 等利用具有高选择性的 Cr(Ⅲ)结合噬菌体研发出重金属高选择性固相萃取吸附剂,同时,该固相萃取吸附剂还可调整针对其他目标金属,扩大了其使用范围和效能[82]。

六、噬菌体与食品安全

食物是人类生存的基础,食品安全是最重要的民生问题之一,同时也影响社会稳定和经济健康发展。尽管现代食品安全控制技术和食品加工技术已发展到较高的水平,但食源性病原菌引起的食品安全问题仍是一个遍及全球的严重公共卫生问题,屡屡暴发的病原菌污染引发食品安全事件对食源性致病菌的防控提出了更高的要求[83-85]。利用噬菌体的特异性即只裂解宿主细菌而不干扰食物中有益微生物区系的特点,噬菌体及其制剂在食品生产、加工和保藏等食品从“农场”到“餐桌”全链条过程中有害微生物防控方面具有良好的应用前景[86,87]。目前,国外已有噬菌体制剂获批用于控制食品中多种致病菌污染的产品,如Listshield、SalmoFresh(美国 Intralytix 公司)、Listex P100 和 Salmonelex(荷兰 Micreos Food Safety 公司)等[88]。除噬菌体自身外,双链 DNA 噬菌体复制后期表达的裂解细菌细胞壁肽聚糖键的噬菌体裂解酶也具有作为控制食源性致病菌,保障食品安全的生物制剂的巨大潜力[89,90]。

(一)噬菌体与食用动物健康

食用动物健康是保证“农场—餐桌”全链条安全的第一道程序。除常规的动物健康保障措施外,人们已开展将噬菌体应用于食用动物细菌感染治疗的相关研究,以期降低抗生素的使用、改善动物健康状态、提高产品品质。在治疗畜禽常见病原菌感染的研究中,包括大肠埃希菌、沙门菌、产气荚膜梭菌和金黄色葡萄球菌等,各种给药方式的噬菌体制剂已展示出良好的效果[91]。Intralytix 公司已上市一种噬菌体产品 INT-401,主要用于产气荚膜梭菌感染引起的禽坏死性肠炎[92]。Huff 等开展的噬菌体与抗生素联合治疗禽致病性大肠埃希菌感染以及奶牛金黄色葡萄球菌感染研究证明噬菌体与抗生素可针对部分病原体控制产生协同作用,从而降低抗生素的使用量[93,94]。此外,Smith 等开展的噬菌体喷雾牛舍垫料预防大肠埃希菌性犊牛腹泻的研究显示使用 10^3 PFU/mL 或 10^6 PFU/mL 噬菌体剂量均可有效预防犊牛大肠埃希菌感染,且其预防效果好于口服噬菌体制剂,证明噬菌体可用于动物养殖环境消毒[86]。

水产品是人类食谱的重要组成部分,水产养殖是世界上大多数国家以及我国水产品的主要来源。水产动物的主要疾病种类以细菌性疾病和寄生虫感染为主,其中主要的致病菌属包括弧菌属、气单胞菌属、假单胞菌属以及链球菌属等[95]。2017 年,LIFE13 ENVIPHAGE 项目证明噬菌体使用不会刺激鱼类的免疫系统,不会改变水生细菌生态系统,对人类健康没有影响[86]。研究证实,在虾孵化场应用噬菌体控制发光弧菌可使巨虎虾幼虫的存活率从

25%提高到80%[96]。Wang等报道了噬菌体弧菌在鲍鱼养殖中的治疗性应用可使鲍鱼存活率显著提高[97]。其他已用噬菌体成功治疗的鱼类疾病包括由黄杆菌、迟缓爱德华氏菌、乳酸链球菌和海豚链球菌引起的疾病[86,98,99]。此外,Proteon医药公司开发了一种商用噬菌体产品BAFADOR(http://www.proteonpharma.com/),用于水产养殖中假单胞菌和气单胞菌感染的治疗。

(二)噬菌体在食源性致病菌控制中的应用

新鲜食物及其制品在离开农场到达消费者餐桌之前,采集、屠宰、加工、贮存、运输和分销等环节都易受到致病菌的影响,除对食品相关产业造成巨大经济损失外,也严重威胁着消费者的健康安全。噬菌体在食品生物防控(biocontrol)中已被广泛用作天然抗菌剂来控制致病菌的污染,主要涉及对人类危害较重的大肠埃希菌O157:H7、单核细胞增生李斯特菌、沙门菌、弯曲杆菌和金黄色葡萄球菌等[100-102]。例如,大肠埃希菌O157:H7可通过肉制品、奶制品、蔬菜、水果等携带传播,可导致感染者出现出血性腹泻和溶血性尿毒症等严重症状[103]。通过使用噬菌体BPECO19控制人工污染O157:H7的牛肉和猪肉实验显示,通过噬菌体BPECO19处理可显著降低牛肉和猪肉中O157:H7载量,且使用感染复数(MOI)为10 000的噬菌体作用72 h后,O157:H7可被完全抑制[104]。现今,有三款商用噬菌体产品(EcoShield^{TM}、Ecolicide® PhageGuard、E^{TM} Secure Shield E1)用于控制O157:H7的污染或感染[88];单核细胞增生李斯特菌常存在于即时食品中,其对环境适应度高,且较低剂量就可使人致病,死亡率达到15%~40%,是世界范围内对人体危害较大的食源性致病菌,也是我国食品卫生检验中不得检出的致病菌[105]。2006年,第一个噬菌体鸡尾酒产品List Shield^{TM}被美国FDA批准用于控制肉和家禽产品中单核细胞增生李斯特菌污染[106]。Meenu等利用该产品处理生菜、奶酪和苹果等多种即时食品中的单核细胞增生李斯特菌,证明其可快速有效杀死食品中的目标细菌,且对食品的外观和风味没有任何损害[107];沙门菌是不发达国家的主要食源性病原体,全球每年有9 400万沙门菌引起的肠胃炎病例中,85%的病例是食源性疾病[108,109]。目前,已有大量利用噬菌体防控沙门菌的研究,且已有7种用于食源性沙门菌防控的商用噬菌体产品[88]。Jeena等评价了两种沙门菌噬菌体φSP-1和φSP-3及其混合液用于熟鸡肉中的肠炎沙门菌处理效果,在-4℃、室温(28±0.5℃)和37℃ 3个实验温度下,样品中的沙门菌数目都出现了明显的下降,且在室温下处理效果最佳,同时也证明噬菌体混合制剂处理禽肉食品沙门菌感染较单独噬菌体效果较好[110]。

(三)噬菌体在致腐菌控制中的应用

微生物是影响食品品质的重要因素,在食品的加工、运输和贮藏过程中很容易因细菌的污染发生腐败变质,除食物风味受到严重影响外,更重要的是其产生的毒性物质可能使人类的生命安全受到威胁。通用的化学防腐剂对人体健康的潜在影响使得噬菌体抑菌成为延长食品保质期限的另一重要方向。在啤酒生产中,以乳酸菌为主的细菌污染时常发生,在实验室模拟试验中,Deasy等通过应用高效价噬菌体SA-C12成功地控制了啤酒中短乳杆菌的污染[111]。假单胞菌是肉类、乳制品、蛋类等蛋白质丰富食物的主要致腐菌之一,即使以巴氏消毒处理的牛奶中可能仍然存在微量假单胞菌等腐败细菌,从而导致牛奶过早发生变质[112]。Hu等研究了利用噬菌体控制假单胞菌等腐败细菌的可行性,实验结果显示利用噬菌体可降低原料奶中假单胞菌的生长和腐败活性[113]。此外,还可将噬菌体固定或包封于特定包装材料(如乳清分离蛋白可食用膜)制成特异性抗菌活性包装材料用于延长食品的保质期限[114-116]。

(四)噬菌体裂解酶的应用

在噬菌体感染周期结束时,噬菌体基因组编码产生一种肽聚糖水解酶,用于降解宿主体内的细菌细胞壁,并释放子代噬菌体,这种酶被称为裂解酶或溶菌素[117]。裂解酶提供了一种更具优势的细菌生物控制策略,相比噬菌体,其不存在遗传物质转移的风险,具有较广的裂菌谱,不会引发耐药性且半衰期短,不会在环境中长期存在[86]。有研究表明,在牛奶中天然形式存在的裂解酶即能减少金黄色葡萄球菌的数量,添加香荆芥酚或乳酸链球菌肽能增加其除菌效果[118]。Chang 等研究表明,裂解酶 LysSA11 除了在牛奶中表现出浓度依赖的抗菌效果外,还被证明可以减少火腿中的 MRSA 污染,并可以完全消除丙烯和钢制容器表面的病原体[119]。Fan 等在奶牛乳腺内灌注溶菌素 trx-SA1 可减少金黄色葡萄球菌数量,并可使乳汁恢复正常外观[120]。单核细胞增生李斯特菌噬菌体裂解酶在食品安全方面也显示出巨大的应用潜力。裂解酶 PlyP100 在奶酪中可以稳定存在长达 4 周,并在与乳酸链球菌肽结合使用时表现出协同抗菌作用[121]。Misiou 等研究结果显示,HHP 与裂解酶 PlyP825 的结合能够完全根除牛奶和奶酪样品中 89% 的单增李斯特菌[122]。

由于革兰氏阳性菌和革兰氏阴性菌细胞壁结构的不同,噬菌体裂解酶可以作用于革兰氏阳性菌细胞壁肽聚糖,从外部裂解细菌的细胞壁,而革兰氏阴性菌在肽聚糖层外部有外膜包裹,革兰氏阴性菌噬菌体裂解酶无法从外部穿过外膜作用于肽聚糖层[123]。针对此种情况,一些基因工程改造噬菌体裂解酶被开发,这些工程裂解酶具有能够破坏外膜的氨基酸序列,并进而使裂解活性部分接触肽聚糖诱导细胞裂解。例如,WANG 等通过改造革兰氏阴性菌噬菌体裂解酶 lysep 3-D8 的细胞壁结合域,可以有效摆脱裂解酶不能从外部水解革兰氏阴性菌肽聚糖的困境,并显示出广谱杀菌效果[124]。

七、噬菌体与人类健康

(一)人体噬菌体组

2003 年,Norman 提出人类病毒组的概念,即机体内所含病毒群所有遗传物质及其整合到宿主基因组中基因元件的总和[125]。而在病毒群中,噬菌体的含量最为丰富,因此又衍生出噬菌体组的概念。机体所含所有噬菌体的基因组及其整合在宿主细菌基因组中的遗传元件统称为噬菌体组。噬菌体在人体中的分布以肠道中最为丰富,且以溶原性噬菌体占主要地位[126]。此外,口腔和皮肤等器官组织中也有噬菌体分布[127]。噬菌体组和细菌组作为人体微生物组中丰度最高的组分,其相互作用提高了微生物组的进化速率和生物复杂性,同时对于维持人体微生态环境的稳态具有重要作用[126,128]。研究显示,出生后的婴儿肠道内初始定植的细菌丰度较低,而噬菌体的丰度和多样性却比较高。随着年龄的增长,噬菌体的丰度逐渐降低,而细菌的种群丰度和复杂性增加,成年后肠道噬菌体组结构呈现高度稳定状态,但个体间的噬菌体组存在高度差异化[129,130]。

除饮食和抗菌药物使用这两个主要噬菌体组影响因素外,一些疾病也可导致患者与健康人的噬菌体组具有一定差异。对结直肠癌患者肠道病毒组的分析显示,一组低丰度的关键病毒组伴随机体从健康到罹患结直肠癌的过程而变化[131]。多项针对炎症性肠病的研究显示,患者肠道噬菌体组异于健康人群,患者噬菌体组尤其是长尾噬菌体科丰度增加[132]。Zhao 等基于读长分析,1 型糖尿病易感儿童肠道内短尾噬菌体目的香农-维纳多样性指数较健康儿童高[133]。Ma 等研究显示,2 型糖尿病患者肠道噬菌体组 α 多样性降低,肠杆菌科噬菌体的丰度增加[134]。除了肠道噬菌体外,人体中其他部位的噬菌体组与疾病也存在一定的关联性。通过对 41 名精神分裂症患者及 33 名健康成年人的口咽样品噬菌体组分析显示,乳酸杆菌噬菌体 phiadh 在患者来源的样品中丰度显著增高,且年龄、性别、种族以及是否吸烟等因素对该噬菌体丰度的差异影响较小[135]。此外,Ly 等对牙周疾病患者来源样本分析显示,唾液样本中肌尾噬菌体丰度显著增加,在龈下菌斑中显著降低,而长尾噬菌体科丰度显著增加[136]。

(二)噬菌体与微生态调控

人体微生态是存在于人体各种组织和体液中微生物的总和,在维持人体健康和疾病的发生发展过程中都扮演着重要角色。通过调控微生态来预防疾病发生、干预疾病进程和促进健康一直是备受关注的领域[137,138]。从理论上讲,基于噬菌体作用的高度特异性,利用特定噬菌体对靶向细菌丰度进行精准调控来实现对人体微生态的改造是可行的。艰难梭菌感染(clostridium difficile infection,CDI)是引起抗生素相关腹泻的最主要病原菌,其主要原因为使用抗菌药物导致的肠道正常菌群出现紊乱。用健康供体新鲜或冷冻粪便进行粪便微生物菌群移植(fecal microbiota transplantation,FMT),恢复肠道的正常微生态被证明是治疗复发性 CDI 有效方法[139]。部分研究显示,噬菌体可随 FMT 从供体微生物群转移到受体,且对 5 名 CDI 患者的观察显示从供体粪便中转移无菌粪便滤液可有效消除症状[140]。上述研究表明,除细菌成分外,噬菌体可能对 FMT 的正常肠道微环境调节具有一定作用。Zuo 等通过对 24 名 CDI 患者和 20 名健康对照者的粪便样本进行宏基因组测序和细菌 16S rRNA 测序分析表明,CDI 以肠道病毒菌群失调为特征,FMT 治疗效果与病毒组和细菌微生物组的改变有关,且在这个过程中噬菌体的转移与 FMT 治疗效果有关[140]。此外,使用单个噬菌体ΦCD27或使用噬菌体组合可在体内和体外抑制艰难梭菌的生长[141, 142]。Nale 等在添加了 4 名健康志愿者粪便的批量发酵模型(batch fermentation model)发现 4 种噬菌体的组合可以完全抑制艰难梭菌的生长[143]。

酒精性肝炎(alcoholic hepatitis,AH)是酒精相关疾病中最严重的一种形式,且除肝移植外,缺乏有效的治疗方法[144]。肠道微生物在 AH 的发生发展中发挥了重要作用。有研究发现,接受重症 AH 患者微生物移植的小鼠具有更高的肠道通透性及显著的细菌易位[145]。Duan 等研究显示,AH 患者粪便样本中粪肠球菌的数量可达健康人群肠道的 2 700 倍以上,且 30%的粪肠球菌菌株有一种编码外毒素的溶细胞素基因,具有该基因的粪肠球菌是导致患者肝病进展和死亡的关键因素[146]。该团队利用以溶细胞性粪肠球菌为靶点的噬菌体疗法显著降低了小鼠模型肝脏中溶细胞素,并消除了小鼠酒精相关肝病。该研究不仅为酒精性肝炎的治疗提供了一种新的方法,同时也为精确编辑肠道菌群并防治相关疾病提供了参考。

微生物菌群同样与结直肠癌(colorectal cancer,CRC)的发生发展有重要联系,但其之间相互作用的关系比较复杂[147]。在众多的微生物中,梭杆菌推动形成高度耐药和免疫抑制的前肿瘤微环境(pro-tumoural microenvironment),同时临床发现梭杆菌异常增殖可直接导致化疗失败[148-150]，而发酵菌产生的短链脂肪酸(short chain fatty acid,SCFA)已知可以抑制结直肠癌的生长并诱导抗癌免疫反应[151]。因此，由于肠道菌群中不同细菌的作用不同，用于消除细菌的抗生素对结直肠癌的治疗效果有限。Zheng 等构建了噬菌体引导的右旋糖酐纳米颗粒包裹伊立替康药物的生物-非生物混合纳米系统。该系统不但可使噬菌体在体内 CRC 肿瘤中积累并消除具核梭杆菌，还改善了纳米载体在肿瘤中的积累，减少了化疗药物的副作用。同时，右旋糖酐纳米颗粒还能促进内源性丁酸梭菌增殖，提高结肠中 SCFA 的水平[152]。该研究通过动物试验证明了肠道微生物群调控策略治疗结直肠肿瘤的有效性和生物安全性，也为未来肿瘤的治疗策略提供了新的思路。

（三）噬菌体与人类抗多重耐药细菌感染

自 20 世纪 40 年代，西方医学开始广泛使用抗菌药物以来，青霉素的发现者弗莱明就发出滥用这类药物会导致耐抗生素细菌出现的警告。尽管如此，抗菌药物的发展和使用依然走过了 80 多年的辉煌历史，对人类抗细菌抗感做出了不可磨灭的贡献。在人们享受抗菌药物带来的益处的同时，也不得不面对细菌耐药性带来的健康威胁问题[3,4]。2017 年，WHO公布了 12 种"超级细菌"的名单，尤其强调了耐多药的革兰氏阴性菌带来的特殊威胁，包括对碳青霉烯类耐药的细菌和产 ESBL 肠杆菌科[153]。WHO 数据显示，全球每年约有 70 万人死于"超级细菌"等耐药菌感染，这一数字有可能到 2050 年成倍地激增[153]。随着细菌耐药问题的出现并不断引起人们的重视，噬菌体作为抗细菌感染的替代疗法重新进入人们的视野，噬菌体治疗细菌感染的研究和临床实践呈现蓬勃发展的趋势。目前，噬菌体在鼠动物模型局部感染、多灶性感染以及与抗生素连用治疗方面均取得良好效果，但在面对临床上细菌感染时，情况可能更加复杂[154-157]。

1. 噬菌体治疗与局部感染

目前利用噬菌体治疗局部感染的临床研究和试验涉及肠道感染、皮肤感染、尿路感染、呼吸道感染和耳部感染等。此外，噬菌体在关节感染、人工支架感染等领域也有零星应用和报道。

在消化道感染的噬菌体治疗方面，多项临床研究证实了口服噬菌体的安全性，但并未取得理想的治疗效果[158,159]。在 Gindin 等针对胃肠道轻中度不适的临床试验中发现，口服噬菌体胶囊对受试者是安全的，且能明显降低治疗组患者的结肠痛、小肠痛等症状，但在降低胃肠道炎症指标方面不理想[160]。对烧伤引起的皮肤感染，开展噬菌体治疗取得的效果却差异明显。早在 1958 年，我国微生物学家余㵦先生利用噬菌体治疗成功救治烧伤后铜绿假单胞菌感染的病例。在英国也有使用噬菌体悬液应用于 50%烧伤皮肤移植区域铜绿假单胞菌感染，使烧伤区域皮肤移植成功，且未发生不良反应[161]。然而，2014 年比利时报道的一组利用噬菌体鸡尾酒制剂喷雾治疗烧伤伤口铜绿假单胞菌和金黄色葡萄球菌感染的临床试验未取得理想效果，噬菌体喷雾并未对目标病原菌起到抑制作用[162]。2016 年，多家单位联合研究团队报道了利用商品化金黄色葡萄球菌噬菌体 Sb-1 成功治疗 9 例及黄色葡萄球菌相关糖尿病足部溃疡患者的案例，其中包括 1 例 MRSA 感染[163]。Wright 等开展了噬菌体制剂治疗慢性中耳炎的临床试验，研究结果显示治疗组患者(12 例)铜绿假单胞菌数量明显减少，且未发现局部或全身副作用。相比较安慰剂组患者(12 例)细菌计数则没有明显变化[164]。

为研究噬菌体鸡尾酒疗法治疗尿路感染的有效性和安全性，Leitner 等设计了一项随机、安慰剂对照、双盲临床试验,纳入经尿道前列腺切除术及尿培养合格微生物 $\geqslant 10^4$ 菌落形成单位/mL 的患者并分为 3 组:噬菌体溶液治疗组、安慰剂溶液治疗组和抗生素治疗组,最终结果显示噬菌体治疗成功率与抗菌药物治疗相当[165]。荷兰拉德堡德大学医学中心研究团队也报道了 1 例噬菌体结合美罗培南抗生素疗法成功治愈肾移植受者感染 ESBL 肺炎克雷伯菌感染的案例[166]。在国内,上海市公共卫生临床中心上海噬菌体研究所于 2018 年启动国内首个噬菌体治疗临床试验,入组抗生素治疗无效或无法停止使用抗生素的超级细菌感染者,通过受试者病原菌筛选裂解性噬菌体组合进行个性化治疗。有数据报道共有 6 名泛耐药肺炎克雷伯菌引发尿路感染患者入组,经尿路局部噬菌体灌注冲洗治疗后,4 例获得成功,1 例仍在治疗过程中,1 例中途退出,治愈成功者均消除了尿路感染症状且未有复发[167]。

由耐药细菌尤其是多重耐药细菌引发的呼吸道感染有可能危及患者的生命。美国噬菌体应用与治疗创新中心(Innovative Phage Applications and Therapeutics,IPATH)报道了 4 例肺部感染的噬菌体治疗案例,其中 3 例为耐多药铜绿假单胞菌感染包括 1 例囊性纤维化患者,2 例肺移植受者。3 例病例均在继续接受抗生素治疗的同时,通过静脉注射噬菌体合并治疗成功消除患者肺部病原菌。另外 1 例为洋葱伯克霍尔德菌感染的肺移植受者,经过噬菌体治疗后细菌载量显著减少、症状显著改善并脱离呼吸机,后因药物毒性引起多器官衰竭或损伤去世。与国外静脉注射给药方式不同,国内 SIP 团队采用雾化吸入方式对重症呼吸道患者进行噬菌体治疗,截至 2020 年初,共有 4 例继发性细菌感染患者纳入治疗范围,其中 3 例经过噬菌体治疗后病原菌得到清除,并最终痊愈出院。另外 1 例为泛耐药鲍曼不动杆菌感染,单次雾化治疗后患者病原菌转为阴性,各种症状或指标显著好转,后因继发耐多药肺炎克雷伯菌及多器官衰竭死亡[167]。

2. 噬菌体治疗与菌血症

细菌感染后可扩散到多个病灶,甚至发展为严重的菌血症,从而加大了治疗难度,造成患者死亡率升高,而使用噬菌体治疗成功挽救患者生命的案例可为菌血症感染治疗提供宝贵的经验。2016 年,Strathdee 教授使用噬菌体救治感染泛耐药鲍曼不动杆菌引起菌血症的丈夫的事件轰动一时,这一案例也被认为是现代伦理学框架下第一例噬菌体治疗成功案例,重新燃起人们对噬菌体治疗的热情和期待。随后,Jennes 等报道了一例仅对多黏菌素敏感的泛耐药铜绿假单胞菌感染引起菌血症案例[168]。通过噬菌体静脉注射和伤口局部清洗,患者的血流感染得到控制并转为阴性,患者体温、C 反应蛋白水平及肾功能也得到恢复。2019 年,*Nature Medicine* 报道了英国大奥蒙德街儿童医院的 Spencer 医生和 Hatfull 教授成功应用噬菌体治疗一名 15 岁患有囊性纤维化、胰岛素依赖性糖尿病和胰腺功能不全的女孩进行肺移植导致脓肿分枝杆菌复发的案例。在本病例治疗过程中,首次使用基因改造噬菌体,通过静脉注射结合局部湿敷的给药方式成功使患者基本回归正常生活[169]。在国内,也有使用噬菌体治疗多灶性感染成功的案例报道。SIP 研究人员针对一名两次接受肾移植手术发生泛耐药肺炎克雷伯菌尿路感染并引发手术刀口溢脓和盆腔脓肿的年轻患者,通过选择特异性的噬菌体组合并通过膀胱灌注、盆腔引流管冲洗和手术刀口湿敷等方式,成功清除 3 个感染部位病原菌[167]。

3. 噬菌体与抗菌药物联用治疗

部分噬菌体可以与抗菌药物协同清除细菌,特别是某些亚致死浓度的抗生素。早在

1945 年,Himmelweit 就描述了如何使用噬菌体和青霉素来预防葡萄球菌感染[166,170]。恩诺沙星与特定大肠埃希菌噬菌体联合使用也发现了类似的协同作用[171]。值得注意的是,在一个铜绿假单胞菌治疗的实验中,噬菌体 σ-1 与头孢曲松联合使用的协同作用降低了铜绿假单胞菌 ATCC 9027 菌落的数量[172]。在对氨苄西林、环丙沙星和头孢他啶等 9 种抗生素与洋葱伯克霍尔德菌噬菌体 KS12 和 KS14 的实验中,环丙沙星、美罗培南、四环素、米诺环素、左氧氟沙星和头孢他啶对噬菌体具有协同作用[173]。近年来,常使用头孢他啶、环丙沙星联合噬菌体治疗提高对铜绿假单胞菌感染的治疗效果,3 种铜绿假单胞菌噬菌体和 2 种抗生素的联合治疗显示细菌密度比效果最好的单一治疗方式低[174]。此外,添加噬菌体治疗可以减少治疗期间抗菌药物的剂量。Hagens 等发现,尽管单独应用铜绿假单胞菌噬菌体 Pf1 和庆大霉素都不能治愈感染,Pf1 和低浓度庆大霉素联合应用就可以拯救 BALB/c 小鼠免受致命感染[175]。值得一提的是,上述部分临床治疗耐药细菌尿路和呼吸道感染也是使用抗菌药物和噬菌体联合治疗。这些结果表明,噬菌体与抗生素结合可以提高对细菌的杀灭或抑制活性。此外,噬菌体和抗菌药物之间的协同效应为未来潜在的致命感染提供了一种新的治疗策略。

八、小 结

在第 74 届 WHO 大会上,谭德塞博士呼吁全世界团结起来,共同应对微生物耐药这个 21 世纪最紧迫的健康威胁之一[176]。细菌尤其是多重耐药甚至泛耐药细菌感染威胁着环境健康、动物健康、食品安全,并最终间接和直接地威胁人类健康。全健康理念被认为是现今解决重大健康问题的新范式,通过跨部门、跨学科、跨区域的沟通、协调与协作实现动物、人类和所居住环境的全健康,即所说的"One Health"。噬菌体被发现距今也有 100 余年的历史,虽在很长一段时间内其抗细菌感染的特性被抗菌药物的光芒所掩盖,但对噬菌体的研究推动了生命科学的巨大进步。随着耐药、多重耐药甚至泛耐药细菌的出现,噬菌体(烈性噬菌体)特异性裂解细菌的特性又再次引发关注,并被期望成为"后抗生素"时代抗细菌感染的有效补充。现今,噬菌体及其酶产物裂解细菌或抗菌的特性已在环境治理、动物养殖、食品加工和人类细菌感染等全健康涉及领域发挥重要作用。随着,人们对噬菌体与细菌相互作用的理解进一步深入,尤其是全基因组、宏基因组等测序技术以及基因编辑技术的推广使用,一定会减少或克服现今噬菌体使用的种种桎梏,诞生更多的噬菌体商品化产品,更好地处置细菌滋生或感染带来的威胁,最终实现动物、人类和生态环境的全健康。

参 考 文 献

[1] Almeida G M, Leppanen M, Maasilta I J, et al. Bacteriophage imaging: past, present and future[J]. Research in Microbiology, 2018, 169(9): 488 - 494.

[2] Salmond G P, Fineran P C. A century of the phage: past, present and future[J]. Nature Reviews Microbiology, 2015, 13(12): 777 - 786.

［3］ Aslam B, Wang W, Arshad M I, et al. Antibiotic resistance: a rundown of a global crisis［J］. Infect Drug Resist, 2018, 11: 1645−1658.

［4］ Dodds D R. Antibiotic resistance: A current epilogue［J］. Biochem Pharmacol, 2017, 134: 139−146.

［5］ Hernando-Amado S, Coque T M, Baquero F, et al. Defining and combating antibiotic resistance from One Health and Global-Health perspectives［J］. Nature Microbiology, 2019, 4(9): 1432−1442.

［6］ Zinsstag J, Schelling E, Waltner-Toews D, et al. From "one medicine" to "one health" and systemic approaches to health and well-being［J］. Preventive Veterinary Medicine, 2011, 101(3−4): 148−156.

［7］ Hannah G H, Bridget N J, Peter C F. The arms race between bacteria and their phage foes［J］. Nature, 2020, 577(7790): 327−336.

［8］ Suttle C A. Marine viruses—major players in the global ecosystem［J］. Nature Reviews Microbiology, 2007, 5 (10): 801−812.

［9］ Dion M B, Oechslin F, Moineau S. Phage diversity, genomics and phylogeny［J］. Nature Reviews Microbiology, 2020, 18(3): 125−138.

［10］ Ackermann H W. Phage classification and characterization［J］. Methods in Molecular Biology, 2009, 501: 127−140.

［11］ Hatfull G F, Hendrix R W. Bacteriophages and their genomes［J］. Current Opinion in Virology, 2011, 1 (4): 298−303.

［12］ Al−Shayeb B, Sachdeva R, Chen L X, et al. Clades of huge phages from across Earth's ecosystems［J］. Nature, 2020, 578(7795): 425−431.

［13］ Tomasz O, Agnieszka L, Bartosz R, et al. Phage life cycles behind bacterial biodiversity［J］. Current Medicinal Chemistry, 2017, 24(36): 3987−4001.

［14］ Guerin E, Hill C. Shining light on human gut bacteriophages［J］. Frontiers in Cellular and Infection Microbiology, 2020, 10: 481.

［15］ Hershey A D, Chase M. Independent functions of viral protein and nucleic acid in growth of bacteriophage ［J］. Journal of General Physiology, 1952, 36(1): 39−56.

［16］ Smith H O, Wilcox K W. A restriction enzyme from Hemophilus influenzae. I. Purification and general properties［J］. Journal of Molecular Biology, 1970, 51(2): 379−391.

［17］ Smith G P. Filamentous fusion phage: Novel expression vectors that display cloned antigens on the virion surface［J］. Science, 1985, 228(4705): 1315−1317.

［18］ Horvath P, Barrangou R. CRISPR/Cas, the immune system of bacteria and archaea［J］. Science, 2010, 327 (5962): 167−170.

［19］ Seed K D, Lazinski D W, Calderwood S B, et al. A bacteriophage encodes its own CRISPR/Cas adaptive response to evade host innate immunity［J］. Nature, 2013, 494(7438): 489−491.

［20］ Feiner R, Argov T, Rabinovich L, et al. A new perspective on lysogeny: prophages as active regulatory switches of bacteria［J］. Nature Reviews Microbiology, 2015, 13(10): 641−650.

［21］ Sorek A S. The phage-host arms race: Shaping the evolution of microbes［J］. Bioessays, 2011, 33(1): 43−51.

［22］ Stone E, Campbell K, Grant I, et al. Understanding and exploiting phage-host interactions［J］. Viruses, 2019, 11(6): 567.

［23］ Juliano B S, Zachary S, Dominic S, et al. Host receptors for bacteriophage adsorption［J］. FEMS Microbiology Letters, 2016, 363(4): fnw002.

［24］ Hyman P, Abedon S T. Bacteriophage host range and bacterial resistance［J］. Advances in Applied Microbiology, 2010, 70: 217−248.

［25］ Scholl D, Adhya S, Merril C. *Escherichia coli* K1's capsule is a barrier to bacteriophage T7［J］. Applied and Environmental Microbiology, 2005, 71(8): 4872−4874.

[26] Bebeacua C, Fajardo J C, Blangy S, et al. X-ray structure of a superinfection exclusion lipoprotein from phage TP-J34 and identification of the tape measure protein as its target[J]. Molecular Microbiology, 2013, 89(1): 152 - 165.

[27] Nunez J K, Kranzusch P J, Noeske J, et al. Cas1 - Cas2 complex formation mediates spacer acquisition during CRISPR-Cas adaptive immunity [J]. Nature Structural & Molecular Biology, 2014, 21 (6): 528 - 534.

[28] Hille F, Charpentier E. CRISPR-Cas: biology, mechanisms and relevance[J]. Philosophical transactions of the royal society of london series b-biological sciences, 2016, 371(1707): 20150496.

[29] Kim J W, Dutta V, Elhanafi D, et al. A novel restriction-modification system is responsible for temperature-dependent phage resistance in listeria monocytogenes ECII[J]. Applied and Environmental Microbiology, 2012, 78(6): 1995 - 2004.

[30] Samson J E, Magadn A H, Sabri M, et al. Revenge of the phages: defeating bacterial defences[J]. Nature Reviews Microbiology, 2013, 11(10): 675 - 687.

[31] Hall A M, Gollan B, Helaine S. Toxin-antitoxin systems: reversible toxicity [J]. Current Opinion in Microbiology, 2017, 36: 102 - 110.

[32] Alibayov B, Zdenkova K, Sykorova H, et al. Molecular analysis of Staphylococcus aureus pathogenicity islands (SaPI) and their superantigens combination of food samples[J]. Journal of Microbiological Methods, 2014, 107: 197 - 204.

[33] Fernandes S, Carlos S J. Enzymes and mechanisms employed by tailed bacteriophages to breach the bacterial cell barriers[J]. Viruses, 2018, 10(8): 396.

[34] Bondy-Denomy J, Garcia B, Strum S, et al. Multiple mechanisms for CRISPR-Cas inhibition by anti-CRISPR proteins[J]. Nature, 2015, 526(7571): 136 - 139.

[35] Drozdz M, Piekarowicz A, Bujnicki J M, et al. Novel non-specific DNA adenine methyltransferases [J]. Nucleic Acids Research, 2012, 40(5): 2119 - 2130.

[36] Blower T R, Evans T J, Przybilski R, et al. Viral evasion of a bacterial suicide system by RNA-based molecular mimicry enables infectious altruism[J]. PLoS Genetics, 2012, 8(10): e1003023.

[37] Cristina H V, Katherine R H, Stephen T A, et al. Lysogeny in nature: mechanisms, impact and ecology of temperate phages[J]. ISME JOURNAL, 2017, 11(7): 1511 - 1520.

[38] Maxwell K L. Phages tune in to host cell quorum sensing[J]. Cell, 2019, 176(1 - 2): 7 - 8.

[39] Silpe J E, Bassler B L. A host-produced quorum-sensing autoinducer controls a phage lysis-lysogeny decision [J]. Cell, 2019, 176(1 - 2): 268 - 280.

[40] Sekizuka T, Yamamoto A, Komiya T, et al. Corynebacterium ulcerans 0102 carries the gene encoding diphtheria toxin on a prophage different from the C. diphtheriae NCTC 13129 prophage [J]. BMC Microbiology, 2012, 12(1): 72.

[41] Yang Z, Yin S, Li G, et al. Global transcriptomic analysis of the interactions between phage φAbp1 and extensively drug-resistant acinetobacter baumannii[J]. mSystems. 2019, 4(2): e00068 - 19.

[42] Rabinowitz P M, Kock R, Kachani M, et al. Toward proof of concept of a one health approach to disease prediction and control[J]. Emerg Infect Dis, 2013, 19(12): e130265.

[43] Platform, O H. One Health Platform[EB/OL]. [2022 - 05 - 01]. http://www.onehealthplatformcom/.2020.

[44] 聂恩琼, 夏尧, 汪涛, 等. One Health——应对新发传染病的新理念[J]. 微生物与感染, 2016, 11(1): 3 - 7.

[45] 陈国强. 中国开展"全健康"理论与实践研究势在必行[J]. 科技导报, 2020, 38(5): 1.

[46] WHO. Tripartite and UNEP support OHHLEP's definition of "One Health"[EB/OL]. (2021). https://www.who.int/news/item/01-12-2021-tripartite-and-unep-support-ohhlep-s-definition-of-one-health.

[47] Liu L, Johnson H L, Cousens S, et al. Global, regional, and national causes of child mortality: an updated

systematic analysis for 2010 with time trends since 2000[J]. Lancet, 2012, 379(9832): 2151 − 2161.

[48] Ana Carolina Maganha de A K, Carles M B, José L B. Antimicrobial resistance and bacteriophages: an overlooked intersection in water disinfection[J]. Trends in Microbiology, 2021, 29(6): 517 − 527.

[49] Sadani M, Mofrad M, Feizabadi G K, et al. A mini-review on new disinfection alternative: bacteriophages and pathogen removal potential from water and wastewater[J]. Desalination and Water Treatment, 2017, 99 (DEC): 228 − 238.

[50] Mathieu J, Yu P, Zuo P, et al. Going viral: emerging opportunities for phage-based bacterial control in water treatment and reuse[J]. Accounts of Chemical Research, 2019, 52(4): 849 − 857.

[51] Fan N, Qi R, Yang M. Isolation and characterization of a virulent bacteriophage infecting Acinetobacter johnsonii from activated sludge[J]. Research in Microbiology, 2017, 168(5): 472 − 481.

[52] Zhang Y, Hunt H K, Hu Z. Application of bacteriophages to selectively remove Pseudomonas aeruginosa in water and wastewater filtration systems[J]. Water Research, 2013, 47(13): 4507 − 4518.

[53] Nobrega F L, Vlot M, Jonge P, et al. Targeting mechanisms of tailed bacteriophages[J]. Nature Reviews Microbiology, 2018, 16(12): 760 − 773.

[54] Labrie S J, Samson J E, Moineau S. Bacteriophage resistance mechanisms[J]. Nature Reviews Microbiology, 2010, 8(5): 317 − 327.

[55] German G J, Misra R. The TolC protein of *Escherichia coli* serves as a cell-surface receptor for the newly characterized TLS bacteriophage[J]. Journal of Molecular Biology, 2001, 308(4): 579 − 585.

[56] Chan B K, Sistrom M, Wertz J E, et al. Phage selection restores antibiotic sensitivity in MDR Pseudomonas aeruginosa[J]. Scientific Reports, 2016, 6: 26717.

[57] Molin S, Tolker-Nielsen T. Gene transfer occurs with enhanced efficiency in biofilms and induces enhanced stabilisation of the biofilm structure[J]. Current in Opinion Biotechnology, 2003, 14(3): 255 − 261.

[58] Høiby N, Bjarnsholt T, Givskov M, et al. Antibiotic resistance of bacterial biofilms[J]. International Journal of Antimicrobial Agents, 2010, 35(4): 322 − 332.

[59] Bhattacharjee A S, Choi J, Motlagh A M, et al. Bacteriophage therapy for membrane biofouling in membrane bioreactors and antibiotic-resistant bacterial biofilms[J]. Biotechnology and Bioengineering. 2015, 112(8): 1644 − 1654.

[60] Syeda M Z, Muhammad J, Nan X, et al. Antibiotics and antibiotic resistant genes (ARGs) in groundwater: A global review on dissemination, sources, interactions, environmental and human health risks[J]. Water Research, 2020, 187: 116455.

[61] Brown M R, Baptista J C, Lunn M, et al. Coupled virus-bacteria interactions and ecosystem function in an engineered microbial system[J]. Water Research, 2019, 152(APR.1): 264 − 273.

[62] Mcminn B R, Ashbolt N J, Korajkic A. Bacteriophages as indicators of faecal pollution and enteric virus removal[J]. Lett Appl Microbiol, 2017, 65(1): 11 − 26.

[63] Farkas K, Walker D I, Adriaenssens E M, et al. Viral indicators for tracking domestic wastewater contamination in the aquatic environment[J]. Water Research, 2020, 181: 115926.

[64] Hartard C, Rivet R, Banas S, et al. Occurrence of and sequence variation among F-specific RNA bacteriophage subgroups in feces and wastewater of urban and animal origins[J]. Applied and Environmental Microbiology. 2015, 81(18): 6505 − 6515.

[65] Yang Q, Zhao H, Du B. Bacteria and bacteriophage communities in bulking and non-bulking activated sludge in full-scale municipal wastewater treatment systems [J]. Biochemical Engineering Journal, 2017, 119 (Complete): 101 − 111.

[66] Khairnar K, Chandekar R, Nair A, et al. Novel application of bacteriophage for controlling foaming in wastewater treatment plant-an eco-friendly approach[J]. Bioengineered, 2016, 7(1): 46 − 49.

[67] Motlagh AM, Bhattacharjee AS, Goel R. Biofilm control with natural and genetically-modified phages[J].

World Journal of Microbiology & Biotechnology, 2016, 32(4): 67.

[68] Wu B, Wang R, Fane AG. The roles of bacteriophages in membrane-based water and wastewater treatment processes: A review[J]. Water Research, 2017, 110: 120-132.

[69] Ye M, Sun M, Huang D, et al. A review of bacteriophage therapy for pathogenic bacteria inactivation in the soil environment[J]. Environment International, 2019, 129: 488-496.

[70] Askora A, Kawasaki T, Fujie M, et al. Insights into the diversity of φRSM phages infecting strains of the phytopathogen Ralstonia solanacearum complex: regulation and evolution[J]. Molecular Genetics and Genomics, 2014, 289(4): 589-598.

[71] Fujiwara A, Fujisawa M, Hamasaki R, et al. Biocontrol of Ralstonia solanacearum by treatment with lytic bacteriophages[J]. Applied and Environmental Microbiology, 2011, 77(12): 4155-4162.

[72] Wang X, Wei Z, Yang K, et al. Phage combination therapies for bacterial wilt disease in tomato[J]. Nature Biotechnology. 2019, 37(12): 1513-1520.

[73] Frampton R A, Taylor C, Holguín Moreno A V, et al. Identification of bacteriophages for biocontrol of the kiwifruit canker phytopathogen pseudomonas syringae pv. actinidiae [J]. Applied and Environmental Microbiology, 2014, 80(7): 2216-2228.

[74] Chae J C, Hung N B, Yu S M, et al. Diversity of bacteriophages infecting Xanthomonas oryzae pv. oryzae in paddy fields and its potential to control bacterial leaf blight of rice [J]. Journal of Microbiology and Biotechnology, 2014, 24(6): 740-747.

[75] Meczker K, Dömötör D, Vass J, et al. The genome of the Erwinia amylovora phage PhiEaH1 reveals greater diversity and broadens the applicability of phages for the treatment of fire blight[J]. FEMS Microbiology Letters, 2014, 350(1): 25-27.

[76] Forslund A, Markussen B, Toenner-Klank L, et al. Leaching of cryptosporidium parvum oocysts, escherichia coli, and a salmonella enterica serovar typhimurium bacteriophage through intact soil cores following surface application and injection of slurry[J]. Applied and Environmental Microbiology, 2011, 77(22): 8129-8138.

[77] Sun M, Ye M, Zhang Z, et al. Biochar combined with polyvalent phage therapy to mitigate antibiotic resistance pathogenic bacteria vertical transfer risk in an undisturbed soil column system[J]. J Hazard Mater, 2019, 365: 1-8.

[78] Vareda J P, Valente A J M, Durães L. Assessment of heavy metal pollution from anthropogenic activities and remediation strategies: A review[J]. J Environ Manage, 2019, 246: 101-118.

[79] Cao B, Xu H, Mao C. Phage as a template to grow bone mineral nanocrystals[J]. Methods in Molecular Biology, 2014, 1108: 123-135.

[80] Setyawati M I, Xie J, Leong D T. Phage based green chemistry for gold ion reduction and gold retrieval[J]. ACS Appl Mater Interfaces, 2014, 6(2): 910-917.

[81] Vera-Robles L I, Escobar-Alarcón L, Picquart M, et al. A biological approach for the synthesis of bismuth nanoparticles: using thiolated M13 phage as scaffold[J]. Langmuir, 2016, 32(13): 3199-3206.

[82] Yang T, Zhang X Y, Zhang X X, et al. Chromium (III) binding phage screening for the selective adsorption of Cr (III) and chromium speciation[J]. ACS Appl Mater Interfaces, 2015, 7(38): 21287-21294.

[83] Huedo P, Gori M, Amato E, et al. A multischool outbreak due to salmonella enterica serovar napoli associated with elevated rates of hospitalizations and bacteremia, Milan, Italy, 2014 [J]. Foodborne Pathogens and Disease, 2016, 13(8): 417-422.

[84] Pouillot R, Klontz K C, Chen Y, et al. Infectious dose of listeria monocytogenes in outbreak linked to ice cream, United States, 2015[J]. Emerg Infect Dis, 2016, 22(12): 2113-2119.

[85] Currie A, Honish L, Cutler J, et al. Outbreak of escherichia coli 0157: H7 infections linked to mechanically tenderized beef and the largest beef recall in Canada, 2012[J]. Journal of Food Protection, 2019, 82(9): 1532-1538.

[86] O'Sullivan L, Bolton D, McAuliffe O, et al. Bacteriophages in food applications: from foe to friend[J]. Annu Rev Food Sci Technol, 2019, 10: 151-172.

[87] Moye ZD, Woolston J, Sulakvelidze A. Bacteriophage applications for food production and processing[J]. Viruses, 2018, 10(4): 205.

[88] Sommer J, Trautner C, Witte A K, et al. Don't shut the stable door after the phage has bolted—the importance of bacteriophage inactivation in food environments[J]. Viruses, 2019, 11(5): 468.

[89] Xu Y. Phage and phage lysins: New era of bio-preservatives and food safety agents[J]. J Food Sci, 2021, 86(8): 3349-3373.

[90] Ramos-Vivas J, Elexpuru-Zabaleta M, Samano M L, et al. Phages and enzybiotics in food biopreservation [J]. Molecules, 2021, 26(17): 5138.

[91] Gambino M, Brøndsted L. Looking into the future of phage-based control of zoonotic pathogens in food and animal production[J]. Current in Opinion Biotechnology, 2021, 68: 96-103.

[92] Miller R W, Skinner E J, Sulakvelidze A, et al. Bacteriophage therapy for control of necrotic enteritis of broiler chickens experimentally infected with clostridium perfringens[J]. Avian Diseases, 2010, 54(1): 33-40.

[93] Breyne K, Honaker R W, Hobbs Z, et al. Efficacy and safety of a bovine-associated staphylococcus aureus phage cocktail in a murine model of mastitis[J]. Frontiers in Microbiology, 2017, 8: 2348.

[94] Huff W E, Huff G R, Rath N C, et al. Therapeutic efficacy of bacteriophage and Baytril (enrofloxacin) individually and in combination to treat colibacillosis in broilers[J]. Poultry Science, 2004, 83(12): 1944-1947.

[95] Ramos-Vivas J, Superio J, Galindo-Villegas J, et al. Phage therapy as a focused management strategy in aquaculture[J]. International Journal of Molecular Sciences, 2021, 22(19): 10436.

[96] Vinod M G, Shivu M M, Umesha K R, et al. Isolation of Vibrio harveyi bacteriophage with a potential for biocontrol of luminous vibriosis in hatchery environments[J]. Aquaculture, 2006, 255(1-4): 117-124.

[97] Wang Y, Barton M, Elliott L, et al. Bacteriophage therapy for the control of Vibrio harveyi in greenlip abalone (Haliotis laevigata)[J]. Aquaculture, 2017, 473.

[98] Laanto E, Bamford J K, Ravantti J J, et al. The use of phage FCL-2 as an alternative to chemotherapy against columnaris disease in aquaculture[J]. Frontiers in Microbiology, 2015, 6: 829.

[99] Matsuoka S, Hashizume T, Kanzaki H, et al. Phage therapy against β-hemolytic streptococcicosis of japanese flounder paralichthys olivaceus[J]. Fish Pathology, 2007, 42(4): 181-189.

[100] Denes T, Wiedmann M. Environmental responses and phage susceptibility in foodborne pathogens: implications for improving applications in food safety[J]. Current in Opinion Biotechnology, 2014, 26: 45-49.

[101] Wang L, Qu K, Li X, et al. Use of bacteriophages to control *Escherichia coli* O157: H7 in domestic ruminants, meat products, and fruits and vegetables[J]. Foodborne Pathogens and Disease, 2017, 14(9): 483-493.

[102] Leon-Velarde C G, Jun J W, Skurnik M. Yersinia phages and food safety[J]. Viruses, 2019, 11 (12): 1105.

[103] Zhao Y, Zeng D, Yan C, et al. Rapid and accurate detection of Escherichia coli O157: H7 in beef using microfluidic wax-printed paper-based ELISA[J]. Analyst, 2020, 145(8): 3106-3115.

[104] Seo J, Seo DJ, Oh H, et al. Inhibiting the growth of *Escherichia coli* O157: H7 in beef, pork, and chicken meat using a bacteriophage[J]. Korean Journal for Food Science of Animal Resources, 2016, 36(2): 186-193.

[105] Disson O, Moura A. Making sense of the biodiversity and virulence of listeria monocytogenes[J]. Trends in Microbiology, 2021, 29(9): 811-822.

［106］de Melo A G, Levesque S, Moineau S. Phages as friends and enemies in food processing［J］. Current in Opinion Biotechnology, 2018, 49: 185 – 190.

［107］Perera M N, Abuladze T, Li M, et al. Bacteriophage cocktail significantly reduces or eliminates Listeria monocytogenes contamination on lettuce, apples, cheese, smoked salmon and frozen foods［J］. Food Microbiology, 2015, 52: 42 – 48.

［108］Bugarel M, Tudor A, Loneragan G H, et al. Molecular detection assay of five Salmonella serotypes of public interest: Typhimurium, Enteritidis, Newport, Heidelberg and Hadar［J］. Journal of Microbiological Methods, 2017, 134: 14 – 20.

［109］Oh J H, Park M K. Recent trends in salmonella outbreaks and emerging technology for biocontrol of salmonella using phages in foods: A review［J］. Journal of Microbiology and Biotechnology, 2017, 27(12): 2075 – 2088.

［110］Augustine J, Bhat S G. Biocontrol of Salmonella Enteritidis in spiked chicken cuts by lytic bacteriophages ΦSP-1 and ΦSP-3［J］. Journal of Basic Microbiology, 2015, 55(4): 500 – 503.

［111］Deasy T, Mahony J, Neve H, et al. Isolation of a virulent lactobacillus brevis phage and its application in the control of beer spoilage［J］. Journal of Food Protection, 2011, 74(12): 2157 – 2161.

［112］Savage E, Chothe S, Lintner V, et al. Evaluation of three bacterial identification systems for species identification of bacteria isolated from bovine mastitis and bulk tank milk samples［J］. Foodborne Pathogens and Disease, 2017, 14(3): 177 – 187.

［113］Hu Z Y, Meng X C, Liu F. Isolation and characterisation of lytic bacteriophages against *Pseudomonas* spp., a novel biological intervention for preventing spoilage of raw milk［J］. Journal of Food Protection, 2016, 55: 72 – 78.

［114］Delaine M G, Regina C S, Maryoris L S, et al. Acetate cellulose film with bacteriophages for potential antimicrobial use in food packaging［J］. LWT-Food Science and Technology, 2015, 63(1): 85 – 91.

［115］Radford D, Guild B, Strange P, et al. Characterization of antimicrobial properties of Salmonella phage Felix O1 and Listeria phage A511 embedded in xanthan coatings on Poly (lactic acid) films［J］. Food Microbiology, 2017, 66: 117 – 128.

［116］Liana A E, Marquis C P, Gunawan C, et al. Antimicrobial activity of T4 bacteriophage conjugated indium tin oxide surfaces［J］. Journal of Colloid Interface and Science, 2018, 514: 227 – 233.

［117］Oliveira H, Melo L D, Santos S B, et al. Molecular aspects and comparative genomics of bacteriophage endolysins［J］. Journal of Virology, 2013, 87(8): 4558 – 4570.

［118］Chang Y, Yoon H, Kang D H, et al. Endolysin LysSA97 is synergistic with carvacrol in controlling Staphylococcus aureus in foods［J］. International Journal of Food Microbiology, 2017, 244: 19 – 26.

［119］Chang Y, Kim M, Ryu S. Characterization of a novel endolysin LysSA11 and its utility as a potent biocontrol agent against Staphylococcus aureus on food and utensils［J］. Food Microbiology, 2017, 68: 112 – 120.

［120］Fan J, Zeng Z, Mai K, et al. Preliminary treatment of bovine mastitis caused by Staphylococcus aureus, with trx-SA1, recombinant endolysin of S. aureus bacteriophage IME-SA1［J］. Veterinary Microbiology, 2016, 191: 65 – 71.

［121］Ibarra-Sánchez L A, Van Tassell M L, Miller M J. Antimicrobial behavior of phage endolysin PlyP100 and its synergy with nisin to control Listeria monocytogenes in Queso Fresco［J］. Food Microbiology, 2018, 72: 128 – 134.

［122］Misiou O, van Nassau T J, Lenz C A, et al. The preservation of Listeria-critical foods by a combination of endolysin and high hydrostatic pressure［J］. International Journal of Food Microbiology, 2018, 266: 355 – 362.

［123］Ghose C, Euler C W. Gram-Negative Bacterial Lysins［J］. Antibiotics, 2020, 9(2): 74.

［124］Wang S, Gu J, Lv M, et al. The antibacterial activity of *E. coli* bacteriophage lysin lysep3 is enhanced by fusing the Bacillus amyloliquefaciens bacteriophage endolysin binding domain D8 to the C-terminal region

[J]. Journal of Microbiology, 2017, 55(5): 403−408.

[125] Liang G, Bushman F D. The human virome: assembly, composition and host interactions[J]. Nature Reviews Microbiology, 2021, 19(8): 514−527.

[126] Townsend E M, Kelly L, Muscatt G, et al. The human gut phageome: origins and roles in the human gut microbiome[J]. Frontiers in Cellular and Infection Microbiology, 2021, 11: 643214.

[127] Szafrański S P, Slots J, Stiesch M. The human oral phageome[J]. Periodontol 2000, 2021, 86(1): 79−96.

[128] Fernández L, Duarte A C, Rodríguez A, et al. The relationship between the phageome and human health: are bacteriophages beneficial or harmful microbes? [J]. Beneficial Microbes, 2021, 12(2): 107−120.

[129] Milani C, Duranti S, Bottacini F, et al. The first microbial colonizers of the human gut: composition, activities, and health implications of the infant gut microbiota[J]. Microbiology and Molecular Biology Reviews, 2017, 81(4): e00036.

[130] Mccann A, Ryan F J, Stockdale S R, et al. Viromes of one year old infants reveal the impact of birth mode on microbiome diversity[J]. Peerj, 2018, 6(D1): e4694.

[131] Nakatsu G, Zhou H, Wu W K, et al. Alterations in enteric virome are associated with colorectal cancer and survival outcomes[J]. Gastroenterology, 2018, 155(2): 529−541.

[132] Norman J M, Handley S A, Baldridge M T, et al. Disease-specific alterations in the enteric virome in inflammatory bowel disease[J]. Cell, 2015, 160(3): 447−460.

[133] Zhao G, Vatanen T, Droit L, et al. Intestinal virome changes precede autoimmunity in type I diabetes-susceptible children[J]. Proceedings of the National Academy of Sciences of the United States of America, 2017, 114(30): E6166−E6175.

[134] Ma Y, You X, Mai G, et al. A human gut phage catalog correlates the gut phageome with type 2 diabetes [J]. Microbiome, 2018, 6(1): 24.

[135] Yolken R H, Severance E G, Sabunciyan S, et al. Metagenomic sequencing indicates that the oropharyngeal phageome of individuals with schizophrenia differs from that of controls[J]. Schizophrenia Bulletin, 2015, 41(5): 1153−1161.

[136] Ly M, Abeles S R, Boehm T K, et al. Altered oral viral ecology in association with periodontal disease[J]. mBio, 2014, 5(3): e01133−14.

[137] O'Hara A M, Shanahan F. The gut flora as a forgotten organ[J]. Embo Rep, 2006, 7(7): 688−693.

[138] Human Microbiome Project Consortium. A framework for human microbiome research[J]. Nature, 2012, 486(7402): 215−221.

[139] Cammarota G, Ianiro G, Gasbarrini A. Fecal microbiota transplantation for the treatment of Clostridium difficile infection: A systematic review[J]. Journal of Clinical Gastroenterology, 2014, 48(8): 693−702.

[140] Ott S J, Waetzig G H, Rehman A, et al. Efficacy of sterile fecal filtrate transfer for treating patients with clostridium difficile infection[J]. Gastroenterology, 2017, 152(4): 799−811.

[141] Meader E, Mayer M J, Gasson M J, et al. Bacteriophage treatment significantly reduces viable Clostridium difficile and prevents toxin production in an in vitro model system[J]. Anaerobe, 2010, 16(6): 549−554.

[142] Meader E, Mayer M J, Steverding D, et al. Evaluation of bacteriophage therapy to control Clostridium difficile and toxin production in an in vitro human colon model system[J]. Anaerobe, 2013, 22: 25−30.

[143] Nale J Y, Redgwell T A, Millard A, et al. Efficacy of an optimised bacteriophage cocktail to clear clostridium difficile in a batch fermentation model[J]. Antibiotics (Basel), 2018, 7(1): 13.

[144] Thursz M R, Forrest E H, Ryder S. Prednisolone or pentoxifylline for alcoholic hepatitis[J]. New England Journal of Medicine, 2015, 373(17): 282−283.

[145] Llopis M, Cassard A M, Wrzosek L, et al. Intestinal microbiota contributes to individual susceptibility to alcoholic liver disease[J]. Gut, 2016, 65(5): 830−839.

［146］Duan Y, Llorente C, Lang S, et al. Bacteriophage targeting of gut bacterium attenuates alcoholic liver disease［J］. Nature, 2019, 575(7783): 505 - 511.

［147］Sears C L, Garrett W S. Microbes, microbiota, and colon cancer［J］. Cell Host Microbe, 2014, 15(3): 317 - 328.

［148］Kostic A D, Chun E, Robertson L Fusobacterium nucleatum potentiates intestinal tumorigenesis and modulates the tumor-immune microenvironment［J］. Cell Host Microbe, 2013, 14(2): 207 - 215.

［149］Mima K, Sukawa Y, Nishihara R, et al. Fusobacterium nucleatum and T cells in colorectal carcinoma［J］. JAMA Oncology, 2015, 1(5): 653 - 661.

［150］Yu T, Guo F, Yu Y, et al. Fusobacterium nucleatum promotes chemoresistance to colorectal cancer by modulating autophagy［J］. Cell, 2017, 170(3): 548 - 563.

［151］Singh N, Gurav A, Sivaprakasam S, et al. Activation of Gpr109a, receptor for niacin and the commensal metabolite butyrate, suppresses colonic inflammation and carcinogenesis［J］. Immunity, 2014, 40(1): 128 - 139.

［152］Zheng D W, Dong X, Pan P, et al. Phage-guided modulation of the gut microbiota of mouse models of colorectal cancer augments their responses to chemotherapy［J］. Nature Biomedical Engineering, 2019, 3 (9): 717 - 728.

［153］WHO. Global priority list of antibiotic-resistant bacteria to guide research, discovery, and development of new antibiotics［EB/OL］. (2017). https://www. who. int/news/item/27-02-2017-who-publishes-list-of-bacteria-for-which-new-antibiotics-are-urgently-needed.2017.

［154］Kortright K E, Chan B K, Koff J L, et al. Phage therapy: A renewed approach to combat antibiotic-resistant bacteria［J］. Cell Host Microbe, 2019, 25(2): 219 - 232.

［155］Luong T, Salabarria A C, Roach D R. Phage therapy in the resistance era: where do we stand and where are we going? ［J］. Clinical Therapeutics, 2020, 42(9): 1659 - 1680.

［156］Puiu M, Julius C. Bacteriophage gene products as potential antimicrobials against tuberculosis［J］. Biochemical Society Transactions, 2019, 47(3): 847 - 860.

［157］Lehman S M, Mearns G, Rankin D, et al. Design and preclinical development of a phage product for the treatment of antibiotic-resistant staphylococcus aureus infections［J］. Viruses, 2019, 11(1): 88.

［158］Sarker S A, Berger B, Deng Y, et al. Oral application of *Escherichia coli* bacteriophage: safety tests in healthy and diarrheal children from Bangladesh［J］. Environmental Microbiome, 2017, 19(1): 237 - 250.

［159］McCallin S, Sarker S A, Sultana S, et al. Metagenome analysis of Russian and Georgian Pyophage cocktails and a placebo-controlled safety trial of single phage versus phage cocktail in healthy Staphylococcus aureus carriers［J］. Environmental Microbiome, 2018, 20(9): 3278 - 3293.

［160］Gindin M, Febvre H P, Rao S, et al. Bacteriophage for gastrointestinal health (PHAGE) study: evaluating the safety and tolerability of supplemental bacteriophage consumption［J］. Journal of American College of Nutrition, 2019, 38(1): 68 - 75.

［161］Marza J A, Soothill J S, Boydell P, et al. Multiplication of therapeutically administered bacteriophages in Pseudomonas aeruginosa infected patients［J］. Burns, 2006, 32(5): 644 - 646.

［162］Jault P, Leclerc T, Jennes S, et al. Efficacy and tolerability of a cocktail of bacteriophages to treat burn wounds infected by Pseudomonas aeruginosa (PhagoBurn): a randomised, controlled, double-blind phase 1/2 trial［J］. Lancet Infectious Diseases, 2019, 19(1): 35 - 45.

［163］Fish R, Kutter E, Wheat G, et al. Bacteriophage treatment of intransigent diabetic toe ulcers: a case series ［J］. Journal of Wound Care, 2016, 25: S27.

［164］Wright A, Hawkins C H, Anggård E E, et al. A controlled clinical trial of a therapeutic bacteriophage preparation in chronic otitis due to antibiotic-resistant Pseudomonas aeruginosa: a preliminary report of efficacy［J］. Clinical Otolaryngology, 2009, 34(4): 349 - 357.

[165] Leitner L, Sybesma W, Chanishvili N, et al. Bacteriophages for treating urinary tract infections in patients undergoing transurethral resection of the prostate: A randomized, placebo-controlled, double-blind clinical trial[J]. BMC Neurology, 2017, 17(1): 90.

[166] Guo Z, Lin H, Ji X, et al. Therapeutic applications of lytic phages in human medicine[J]. Microbial Pathogenesis, 2020, 142: 104048.

[167] 胡福泉,童贻刚. 噬菌体学-从理论到实践[M]. 北京:科学出版社,2021: 216-230.

[168] Jennes S, Merabishvili M, Soentjens P, et al. Use of bacteriophages in the treatment of colistin-only-sensitive Pseudomonas aeruginosa septicaemia in a patient with acute kidney injury—a case report[J]. Critical Care, 2017, 21(1): 129.

[169] Dedrick R M, Guerrero-Bustamante C A, Garlena R A, et al. Engineered bacteriophages for treatment of a patient with a disseminated drug-resistant Mycobacterium abscessus[J]. Nature Medicine, 2019, 25(5): 730-733.

[170] Himmelweit F. Combined action of penicillin and bacteriophage on staphylococci[J]. Lancet, 1945, 246 (6361): 104-105.

[171] Huff W E, Huff G R, Rath N C, et al. Therapeutic efficacy of bacteriophage and Baytril (enrofloxacin) individually and in combination to treat colibacillosis in broilers[J]. Poultry Science, 2004, 83(12): 1944-1947.

[172] Knezevic P, Curcin S, Aleksic V, et al. Phage-antibiotic synergism: A possible approach to combatting Pseudomonas aeruginosa[J]. Research in Microbiology, 2013, 164(1): 55-60.

[173] Kamal F, Dennis J J. Burkholderia cepacia complex phage-antibiotic synergy (PAS): Antibiotics stimulate lytic phage activity[J]. Applied and Environmental Microbiology, 2015, 81(3): 1132-1138.

[174] Chaudhry W N, Concepción-Acevedo J, Park T, et al. Synergy and order effects of antibiotics and phages in killing pseudomonas aeruginosa biofilms[J]. PloS one, 2017, 12(1): e0168615.

[175] Hagens S, Habel A, Bläsi U. Augmentation of the antimicrobial efficacy of antibiotics by filamentous phage [J]. Microbial Drug Resistance. 2006, 12(3): 164-168.

[176] WHO. World Health Assembly[EB/OL]. (2021). https://www.who.int/about/governance/world-health-assembly.

第五篇

环境健康与生态安全

第十六章

全健康理念下的环境健康与生态安全

李慧敏[1,2]　王晨曦[1,2]　李欣辰[1,2]　王瑞珂[1,2]　殷　堃[1,2]*

一、引　言

全健康概念是跨学科在地方、国家和全球范围内开展的综合研究，旨在实现人类、动物和生态环境的全面健康[1]。这一概念拓宽了兽医、人类医生、科学家和其他专业人员之间的合作，以促进人类、动物和生态系统健康。随着世界人口不断增加，人类、动物和生态环境之间的相互作用举足轻重。过去几年中，全健康概念汇聚了世界各地人类健康领域的专家，在公共卫生界和兽医界形成了新的共同体。在全健康概念中，人类、动物与生态环境的健康之间是相互联系、相互依赖的。其中，环境卫生发挥着重要作用。人类活动正在破坏赖以生存的自然环境。随着人口增长及消费增加，土地与水资源的使用方式发生了巨大改变，继而导致动物栖息地丧失、土壤贫瘠化、农药滥用、温室气体大量排放等一系列问题。报告表明，现今物种正以快于前五次大规模灭绝事件的速度消失[2]，这是地球多样性的重大灾难。

全球环境变化造成的环境压力，是对人类和其他生物生存能力的巨大挑战（图16-1）[3,4]。地球在其整个地质历史中一直受到环境变化的影响[5,6]，但近年来，包括土地使用方式改变、大量化学物质合成和排放、化石燃料燃烧在内的人为因素引发了一系列环境问题[7,8]。例如，纳米材料并不是直接的环境污染物，但人类的一系列活动可使其转变为重要污染源[5]。要应对处于各组织层次的生命体如何适应变化这一问题，不仅应关注生物如何适应广泛的环境压力源，还应该关注生物如何预见生存危机并在威胁生命的环境中存活。当地球或大

1. 上海交通大学医学院-国家热带病研究中心全球健康学院，上海（200025）
2. 上海交通大学-爱丁堡大学全健康研究中心，上海（200025）
* 通讯作者

气系统中的物理和生物组成部分的污染达到对环境产生不利影响的程度时被定义为环境污染。在过去三十年中,人们越来越关注环境污染对公共健康的影响[9]。环境污染是指污染物进入环境后,对人类或其他生物造成危害,或以化学物质或能量(如噪声、热和光)的形式威胁生态[10]。据 WHO 估计,目前人类面临的疾病中约有四分之一是长期暴露于污染环境造成的[9]。Rayner[11]认为人为因素引发的气候变化、生物多样性丧失等全球范围内的不良影响是生态威胁时代下的重大挑战。

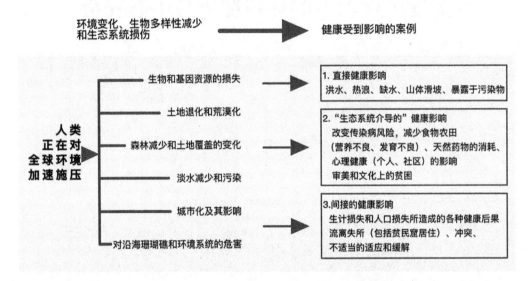

图 16-1 全球环境破坏影响人类和其他生物健康

自然灾害和人为因素造成的环境变化增加了传染病暴发的风险,如人口迁移、资源受限和基础设施受损等[12]。当综合考虑健康、社会经济和政治因素等变量时,气候变化及其影响是威胁倍增器[13,14]。因此,必须要整合人类、动物和环境健康的资源,应用全健康理念应对这一挑战[13]。

二、环境健康与生态安全在全健康理念中的重要地位

全健康倡议主要针对兽医、人类医生和公共卫生领域的专家。此外,由于污染源可能存在于包括动物在内的环境,在环境健康领域的研究也有助于减少污染对动物和人类健康造成的威胁[15]。例如,在乌干达的治理经验中表明,在预防、检测、减少土地、空气和水源的微生物污染和化学污染方面,环境健康从业者逐一检查水的卫生情况、卫生设备条件和个人卫生情况,在推行公共卫生立法、构建乌干达全健康体系方面做出重要贡献。

环境健康干预是实现全健康的重要举措。研究认为,为了有效实施全健康方案,改善社区的健康状况,需要采取以社区为基础对公众进行健康教育的手段,以提高人们对气候变化、粮食生产、传染病、人类和动物健康状况之间联系的认识。健康教育是全健康的重要组成部分,人们若能通过健康教育了解环境卫生与健康重要性,知晓保健和疾病预防(如使用

蚊帐预防疟疾)等方面的基本常识,就会减少疾病发病率[16]。在个人卫生和环境卫生、食品和水处理、保护水源、废物和排泄物管理等相关问题上对人口进行健康教育,对实现全健康发挥着重要作用。

众所周知,环境保护是联合国可持续发展目标的重要内容。17 个可持续发展目标均以为生物提供可持续发展的健康环境为核心[17,18],与全健康理念高度一致。因此,环境卫生专业也应作为最主要的参与者之一,应持续参与地方、国家和全球的全健康倡议。

三、全健康理念的指导作用

全健康实质上是一种设计和实施方案、政策、法规、研究的方法,能够通过跨部门的沟通和合作,构建强大的公共卫生体系。目前,人们对常见的全健康问题较为关注,包括人畜共患病、抗微生物耐药、食品安全和保障、以昆虫为媒介的传染病、蜱虫和蜱媒传播的疾病、环境污染以及人、动物和环境中的其他健康威胁[19-21]。传染病突发事件和气候影响并无国界[22,23],各国应做到信息公开透明,积极沟通交流。传统意义上的"全健康"方法一般被应用于传染病领域的研究,现而今,人类、兽医和环境卫生专家通力合作,共同致力于人畜共患病、食品安全和抗微生物耐药等领域的研究。

1. 人畜共患病

新发与再发传染病是人类当前面对的挑战之一[24]。全健康理念考虑了不断变化的环境对人类和动物的传染病和慢性疾病风险方面的影响[25]。据估计,至少 75% 的新发和再发疾病属于人畜共患(在人和动物间传播)或者媒介传播(通过昆虫从受感染的动物传播给其他人)的疾病[26]。常见且可预防的人畜共患病持续在许多国家出现,这类疾病主要影响贫困地区,特别是在包括乌干达在内的发展中国家。人畜共患病可通过食物(如布鲁氏菌病和肺结核)、被感染动物(如狂犬病)、昆虫的叮咬(如裂谷热),或接触(如埃博拉病毒)传播给人类[27]。人类、动物及其产品之间的联系日益增加[24,28],快速的城市化、农业系统和生态系统的变化、动物及其产品的全球化,共同促成了人畜共患病的流行[24]。

现代传染病演变为致命疫情的疾病控制体系提出了更高要求。监测系统必须能够检测潜在传染病,并捕获和识别各种来源的潜在威胁[29]。因此,Eddt 等[30]强调建立以社区为中心的综合疾病预防战略,提醒人们注意与食物、水、动物和受污染环境有关的风险,以预防和及时遏制流行病和疫情发生。另外,疫情暴发时,遏制疫情的紧急行动可能间接导致更严重的环境危害,如不适当的运输感染动物、处置尸体、使用化学品消毒等。专家认为将环境健康安全纳入全健康活动的设计和实施中,可能是将不利影响缩小到可接受水平的方法之一[30]。兽医和人类医生作为各自领域的专家,应在更广泛的环境健康领域进行研究。因此,环境卫生专业人员可以为人类医生和兽医提供专业的技术建议,构建沟通桥梁,在全健康理念的指导下完善传染病防控机制。这是环境健康从业者的职能之一,在全健康计划中发挥着重要作用。

2. 毒理学与环境健康、全健康

虽然全健康理念历来侧重于人畜共患病这一类传染性疾病[31],但有证据表明,全健康也有助于控制化学相关的疾病,促成有效疾病干预策略的建立[32]。毒理学和环境卫生学中的全健康指出,由于人类和动物共有生存环境和食物来源,受污染的动物产品可能成为传染源。

由于动物与人类接触污染物的途径、易感性和疾病潜伏期存在差异,动物往往可以作为(化学相关的)公共卫生威胁的一种敏感指示,为公共卫生行动提供信息和帮助,以减少或消除健康威胁。美国 CDC 的调查表明,在共同生存的人和动物中同时发生的聚集性或暴发性疾病可能是由环境中的化学物质造成的;同时或先后在动物中暴发的疾病或死亡,可以作为辅助证据协助确定人类疫情的病因学和临床特征。1956 年,由于居民摄入了当地捕捞的含极高浓度甲基汞的海产品,日本水俣湾暴发了一场严重的神经系统疾病——水俣病。母亲在怀孕期间食用海产品后,甲基汞可以透过胎盘屏障,直接造成胎儿损伤。这些孩子生来就有各种中枢神经系统缺陷,包括失明、癫痫和严重的发育迟缓等。实际上,在水俣病暴发前 6 年中,该地区的猫已由于甲基汞中毒表现出共济失调、惊厥等异常的神经行为且大量死亡[33]。1952 年伦敦大雾,逆温导致这座城市被一场严重而持久的大雾笼罩,继而造成 4 000 多人死亡。其病因直到事件发生近一年后才被发现,而早期在伦敦某牲畜展览会上,就出现了牛群因呼吸系统疾病突然死亡的情况。这表明在逆温导致人类的死亡之前,空气污染问题已经存在。如果早期牛的死亡被及时判断为公共卫生威胁的先兆,可能有助于为公共卫生部门提供信息,最大限度地减少人类健康损害[32]。

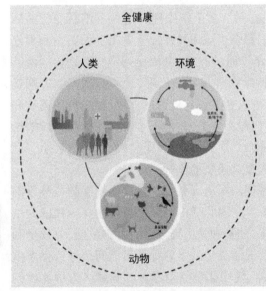

图 16-2 全健康的内涵:人类、动物、
环境三者紧密联系

动物和人类共享环境,接触相同的有毒物质,而全健康理念强调人类-动物-生态环境全面健康(图 16-2)。因此,当化学毒物相关疾病在动物中暴发时,应仔细评估其与人类健康的潜在关系:共同的环境、食品来源以及在这些事件中人类食用受污染动物产品的情况。应用全健康方法应对疑似和已知的化学品相关疾病,可以最大限度地减少对人类健康的影响。

3. 食品安全与卫生

无论是发达国家还是发展中国家,食品安全问题都是复杂的。粮食是疾病传播的潜在媒介,粮食安全是维持人类健康的基本要求。除了大肠埃希菌、沙门菌、弯曲杆菌和李斯特菌等传统的食源性疾病病原体,新的病原体不断出现,导致更多的食物成为潜在媒介[34]。许多食源性疾病机制复杂,控制食源性疾病的核心是保障食品安全,食品生产与经销系统和环境之间联系极为紧密,同时动物、人类可能由于接触了受污染的环境或食物而出现健康损害,而全健康能够整合资源,促进跨学科、跨领域的协同研究,因而成为防治疾病的方法之一[34]。全健康的理念对于食源性疾病的防控有重要意义,在此指导下,人们不仅要收集动物、人类作为传染源的各项相关数据和指标,还需要将环境内各要素纳入评估和干预的范围。例如,环境健康从业者的工作包括在生产、处理、储存、加工和分销过程中促进食品安全和卫生,确保食品符合质量和安全要求,适合人类食用。处理食品的场所必须检验合格,才能获得食品生产许可。环境健康从业者在对食品加工和生产场所进行检查时,不仅关注卫生条件,还应注重疾病预防。

4. 气候变化影响的生态系统

气候变化持续影响着生态系统,改变了传染病病原体与其宿主和媒介的接触情况。环境灾害、自然活动和人为活动日益频繁,增加了传染病暴发的风险。随着时间的推移,栖息地变化、人口迁移及其他影响物种生存的环境压力正不断增加。气候变化已经影响了野生动植物、昆虫和其他生物的种群数量和传染病动态,改变了宿主和病媒的生命周期、生存范围、迁徙模式,疾病的传播及其可归因性,热带及其他地区被忽视的疾病病媒、寄生虫和微生物的分布范围也由于气候变化发生改变(图16-3)。

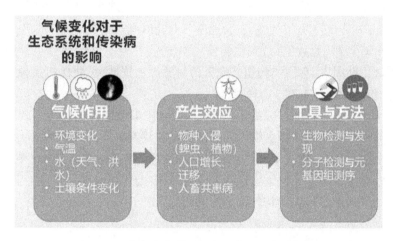

图16-3　气候变化对于生态系统和传染病的影响

生态变化是人畜共患病健康威胁的主要诱发因素,许多EID均被与病媒栖息地的生态、气候变化和土地使用的破坏性模式、水文环境的变化有关。人类健康极其依赖于对地球生态系统的管理和改善,而不能局限于仅以生物医学为重点的研究模式。不可否认,人类和动物的健康与地球生态系统相关。生态系统在地球上提供多种生命支持服务(图16-4),生物多样性的丧失、栖息地的破碎化和自然环境的丧失威胁着生态系统在生物多样性的各个层面提供的全部生命支持服务,包括物种、遗传和生态系统的多样性[35]。

在环境方面,全健康理念强调植物系统的重要性。在自然生态系统和农业生态系统中,植物通过利用二氧化碳、释放氧气、向土壤和大气释放有机物、改变土壤水分、减少积水量,发挥着关键的生态作用。同时,植物提供食物和纤维,支持经济,有助于社会经济和政治稳定[36,37]。然而,包括温度和降雨在内的气候变化,改变了植物群落的多样性[36],使得农业和环境发生改变。由于传染病只在有利的环境中发展[38],气候变化将成为植物病害流行病学变化的关键驱动因素。例如,植物生长季的长度稍有增加便能显著提高病原体存活率[39];部分编码宿主植物抗病因子的基因在较高的温度下效率较低,较高的冷季温度可能有利部

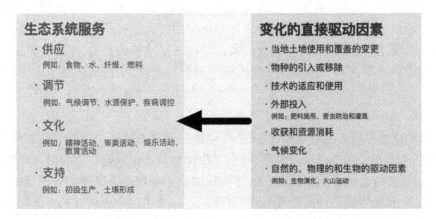

图 16-4　生态系统服务被环境变化的直接驱动因素影响

分植物病原菌的昆虫媒介存活[39]。气候变化(如温度升高、缺水、二氧化碳增加和其他环境变化)以不同的方式影响环境耐受性、发育速率和开花时间的变化、生产力、地理范围的变化以及毒力(对病原体和其他微生物)或致病性(对植物)[40,41]。气候变化也是植物流行病学多种变化的关键驱动因素,它影响到植物病害的易感性和抗性,植物的抗逆性、生长率、开花率、结果率以及疾病的地理分布。

　　应对气候变化对生态系统造成的不利影响,关键在于塑造人类行为。政府部门和社会组织的共同参与可以将全健康理念纳入各部门制定的政策中。促进公共卫生和动物健康领域的专家,特别是在传统生物技术、行为变化、食品质量与安全、环境、水文、气候和计量学方面具有专长的社会学家和生命科学家进行交流合作,有助于结合各领域的专业知识,进而以更加全面开放的方式理解传染病和气候之间的联系。

四、小　结

　　总体而言,过去十年中,发达国家中接受全健康理念的人数迅速增长。跨部门应用全健康方法,围绕公共卫生制定了一系列干预措施。FAO 及 WHO[42]建立了全健康愿景,全力支持人类、动物和生态环境健康的跨学科合作工作,从而减少疾病风险。

　　全健康理念在解决人畜共患病方面的优势很多,但在这些疾病影响最大的发展中国家,全健康理念仍然没有被全面接受[43]。全健康理念中的公共卫生影响和经济影响主要发生在发展中国家,卫生基础设施的缺乏意味着这些国家的人类、动物和生态环境的健康都将受到影响[43],这是亟待解决的关键问题之一。

　　要解决复杂的科学难题,应该践行全健康理念,进行跨学科研究。在生态学网络中,病原体和宿主相互作用产生的生态决定因素引发了动态的健康威胁,整合人类、动物和生态环境健康学科将更好地解决这一问题。对健康和疾病的广泛理解需要跨学科和跨部门的努力,以实现人类、动物和生态环境的最佳健康,确保地球的生物多样性和完整性。在全健康方法的框架内,收集实验室数据、流行病学数据、环境监测数据和疾病暴发期间共享的公共评估信息,有助于防止发生更严重的情况[44,45]。对全球健康的全面研究必须包括常规和新发污染物的发生、传播和转归;对人类、动物和环境的直接和间接压力进行控制的综合战略和技术。这些研究的最终目标是在可持续发展的框架内保证全球健康。实现这一愿景,要求采用涉及不同学科知识的方法,以弥补目前的缺陷。未来,兽医、人类医生和环境专家将可能在同一个团队中工作,以保证全球健康和人类可持续发展。

参 考 文 献

[1] American Veterinary Medical Association. One Health-OHITF Final Report (2008) [R]. One health: A new professional imperative. American Veterinary Medical Association, 2008. https://www.avma.org/sites/default/files/resources/onehealth_final.pdf.

[2] Ceballos G, Ehrlich P R, Barnosky A D, et al. Accelerated modern human-induced species losses: Entering the sixth mass extinction[J]. Science Advances, 2015, 1(5): e1400253.

[3] Adger W N, Brown K, Conway D. Progress in global environmental change[J]. Global Environmental Change, 2010, 20(4): 547−549.

[4] Fischer A P. Adapting and coping with climate change in temperate forests[J]. Global Environmental Change, 2019, 54: 160−171.

[5] Hochella Jr M F, Mogk D W, Ranville J, et al. Natural, incidental, and engineered nanomaterials and their impacts on the Earth system[J]. Science, 2019, 363(6434): eaau8299.

[6] KöRNER C. Plant CO2 responses: an issue of definition, time and resource supply[J]. New Phytologist, 2006, 172(3): 393−411.

[7] Environment U N, Rieckmann M. Global environment outlook GEO-6: healthy planet, healthy people[M]. Cambridge: Cambridge University Press, 2019.

[8] Agathokleous E, Calabrese E J. A global environmental health perspective and optimisation of stress[J]. Science of the Total Environment, 2020, 704: 135263.

[9] Kimani N G. Environmental pollution and impacts on public health: implications of the Dandora Municipal Dumping site in Nairobi, Kenya: Report Summary. International Meeting for Autism Research[C]. Atlanta, 2014.

[10] Musoke D, Ndejjo R, Atusingwize E, et al. The role of environmental health in One Health: A Uganda perspective[J]. One Health, 2016, 2: 157−160.

[11] Geof R, Tim L. Ecological public health: reshaping the conditions for good health[J]. Management of Environmental Quality, 2012, 23(6): 432.

[12] Kouadio I K, Aljunid S, Kamigaki T, et al. Infectious diseases following natural disasters: prevention and control measures[J]. Expert Review of Anti-Infective Therapy, 2012, 10(1): 95−104.

[13] ESSACK S Y. Environment: the neglected component of the One Health triad[J]. Lancet Planet Health, 2018, 2(6): e238−e239.

[14] Black P F, Butler C D. One Health in a world with climate change[J]. Revue ScientifiQUE et Technique-Office International Des Epizooties, 2014, 33(2): 465−473.

[15] Musoke D, Ndejjo R, Atusingwize E, et al. The role of environmental health in One Health: A Uganda perspective[J]. One Health, 2016, 2: 157−160.

[16] Nicole W. Seeing the forest for the trees how One Health connects humans, animals, and ecosystems[J]. Environ Health Persp, 2014, 122(5): A122−A129.

[17] Brito L. Analyzing sustainable development goals[J]. Science, 2012, 336(6087): 1396.

[18] Griggs D, Stafford-Smith M, Gaffney O, et al. Sustainable development goals for people and planet[J]. Nature, 2013, 495(7441): 305 - 307.

[19] Dantas-Torres F, Chomel B B, Otranto D. Ticks and tick-borne diseases: A One Health perspective[J]. Trends in Parasitology, 2012, 28(10): 437 - 446.

[20] Kahn L H, Kaplan B, Monath T P, et al. Teaching "One medicine, One health"[J]. American Journal of Medicine, 2008, 121(3): 169 - 170.

[21] Mcewen S A, Collignon P J, Aarestrup F M, et al. Antimicro bial resistance: A One Health perspective[J]. Microbiology Spectrum, 2018, 6(2).

[22] Siembieda J L, Kock R A, Mccracken T A, et al. The role of wildlife in transboundary animal diseases[J]. Animal Health Research Reviews, 2011, 12(1): 95 - 111.

[23] CNA Military Advisory Board. National security and the accelerating risks of climate change[Z]. Alexandria, VA: CNA Corporation, 2014.

[24] FAO, OIE, WHO, et al. Contributing to One World, One Health*: A strategic framework for reducing risks of infectious diseases at the animal-human-ecosystems interface[Z]. 2008. https://www.fao.org/3/aj137e/aj137e00.pdf.

[25] Rabinowitz P M, Kock R, Kachani M, et al. Toward proof of concept of a One Health approach to disease prediction and control[J]. Emerging Infectious Diseases, 2013, 19(12): e130265.

[26] Graham, JP, Leibler J H, Price L B, et al. The animal-human interface and infectious disease in industrial food animal production: Rethinking biosecurity and biocontainment[J]. PUBLIC HEALTH REP, 2008, 123(3): 282 - 299.

[27] FAO/OIE/WHO/UNSIC. High-Level technical meeting to address health risks at the human-animal-ecosystems interfaces[J]. World Health Organization, 2013.

[28] WHO. Combating emerging infectious diseases in the South-East Asia region[Z]. WHO Regional Office for South-East Asia, 2005. https://apps.who.int/iris/handle/10665/204878.

[29] Dixon M A, Dar O A, Heymann D L. Emerging infectious diseases: opportunities at the human-animal-environment interface[J]. Veterinary Record, 2014, 174(22): 546 - 551.

[30] Eddy C, Stull P A, Balster E. Environmental health-champions of One Health[J]. Journal of Environmental Health, 2013, 76(1): 46 - 48.

[31] Kahn L H, Kaplan B, Steele J H. Confronting zoonoses through closer collaboration between medicine and veterinary medicine (as 'one medicine')[J]. Veterinaria Italiana, 2007, 43(1): 5 - 19.

[32] Buttke D E. Toxicology, Environmental health, and the "One Health" Concept[J]. Journal of Medical Toxicology, 2011, 7(4): 329 - 332.

[33] Aronson S M. The dancing cats of Minamata Bay[J]. Medicine & Health Rhode Island, 2005, 88(7): 209.

[34] Institute of Medicine. Improving food safety through a One Health approach: Workshop summary[M]. Washington: National Academies Press, 2012.

[35] Romanelli C, Cooper H D, Dias B F D. The integration of biodiversity into One Health[J]. Revue Scientifique Et Technique-Office International Des Epizooties, 2014, 33(2): 487 - 496.

[36] Stack J P, Fletcher J, Gullino M L. Climate charge and plant biosecurity: a new world disorder?[J]. Global Environmental Change, 2013, 161 - 182.

[37] Fletcher J, Franz D, Leclerc J E. Healthy plants: necessary for a balanced 'One Health' concept[J]. Veterinaria Italiana, 2009, 45(1): 79 - 95.

[38] Chown S L, Hodgins K A, Griffin P C, et al. Biological invasions, climate change and genomics[J]. Evolutionary Applications, 2015, 8: 23 - 46.

[39] Garrett k A, Forbes G A, Savary S, et al. Complexity in climate-change impacts: an analytical framework for

effects mediated by plant disease[J]. Plant Pathology, 2011, 60(1): 15 - 30.

[40] Chown S L, Hodgins K A, Griffin P C, et al. Biological invasions, climate change and genomics[J]. Evolutionary Applications, 2015, 8(1): 23 - 46.

[41] Dutta H, Dutta A. The microbial aspect of climate change[J]. Energy, Ecology and Environment, 2016, 1 (4): 209 - 232.

[42] FAO, OIE, WHO. Food and Agriculture Organisation, the World Organisation for Animal Health and World Health Organisation Report on high-level technical meeting to address health risks at the human-animal-ecosystems interfaces Mexico City[Z]. Mexico: FAO/OIE/WHO, 2012.

[43] Bidaisee S, Macpherson C. Zoonoses and one health: A review of the literature[J]. Journal of Parasitology Research, 2014, 2014: 874345.

[44] Collignon P J, Mcewen S A. One Health—Its importance in helping to better control antimicrobial resistance [J]. Tropical Medicine and Infectious Disease, 2019, 4(1): 22.

[45] Rüegg S R, Mcmahon B J, Häsler B, et al. A blueprint to evaluate one health[J]. Frontiers in Public Health, 2017, 5: 20.

第十七章
全健康与环境风险因素

王希涵[1,2]　曹建平[1,2]*

一、引　言

环境风险因素在全球范围内对人类和动物健康和福祉造成重要影响，与多种疾病有关，主要包括传染性疾病与寄生虫病、营养性疾病和非传染性疾病。根据 WHO 所出示的报告[1]，2012 年，全球有 1 260 万例死亡可归因于环境（占所有死亡的 23%）；当把死亡和伤残都考虑在内时，环境造成的全球疾病负担（计算 DALY）占比约 22%（图 17－1）。环境风险

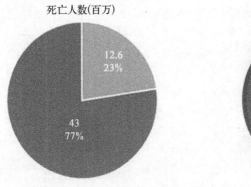

图 17－1　2012 年全球环境造成的死亡人数（百万）和伤残调整生命年数（百万）的比例

1. 上海交通大学医学院-国家热带病研究中心全健康学院，上海（200025）
2. 上海交通大学-爱丁堡大学全健康研究中心，上海（200025）
＊ 通讯作者

因素造成的影响覆盖人类健康、动物健康以及生态环境健康多方面,深入研究和应对环境风险因素所造成的负面作用需要跨学科、跨部门的合作,即基于"全健康"视角,从人类-动物-生态环境健康的整体视角解决复杂的健康问题,以整体综合的手段促进资源的最优分配,以实现整体健康。

二、环境风险因素的内涵

环境风险因素是指一个人外部的所有物理、化学、生物因素及所有相关行为的集合,但不包括那些不能合理改变的自然环境[2],主要包括化学或生物剂对空气、水、土壤的污染(如农药残留物的影响、有毒废物的不当处置、工业排放的影响、受污染的废水排放等[3]);紫外线和电离辐射;噪声、电磁场;职业风险;人为的气候变化、与环境因素相关的行为,如改变环境的人类活动(如不正确地改造环境)等因素。简单而言,空气中的主要环境风险因素包含气压、气温、气湿、风速和降水量等气象因素以及颗粒物(PM_{10} 、 $PM_{2.5}$)、 NO_2 、 CO 、 SO_2 、 O_3 和二手烟(second-hand smoke,SHS)等污染物[4];水(海洋)环境中的污染物包含但不限于废水排放、化学或生物剂排放、固体废弃物;土壤中的主要环境风险因素包括有毒金属、废弃物排放等。同时,环境风险因素又不局限于此。环境风险因素是自然环境与社会经济环境复杂交互的结果。根据李振基等[5]研究,环境风险因素可以解释为是由人类活动或人类活动与自然界的运动过程的共同作用所造成的,这些因素通过环境介质传播,能够破坏、损伤人类社会生存和发展的基础——环境,甚至造成毁灭性作用等不良结果的发生,其风险源可以是人为的,也可以是自然存在的。

三、环境风险因素的重要性

环境风险因素能够对环境造成破坏、损伤甚至毁灭性的作用,同时也危害动物和人类的健康,与多种疾病和伤害息息相关。WHO[1]总结了截至2014年12月,在纳入评价的133种疾病(或伤害)中,有101种疾病(或伤害)与环境有重大联系,同时归纳了疾病(或伤害)与环境之间的主要联系以及可能采取干预措施的领域,如表17-1所示。

表17-1 疾病(伤害)以及关键的环境干预(或环境风险因素)

疾病(伤害)	主要的干预区域
传染病和寄生虫病	
呼吸道感染	家庭和环境空气污染,二手烟草烟雾,住房改善
腹泻病	水、环境卫生和个人卫生、农业实践、气候变化
肠道线虫感染	水、环境卫生和个人卫生,灌溉废水的管理

疾病(伤害)	主要的干预区域
传染病和寄生虫病	
疟疾	环境改造和环境操作,以减少媒介滋生地点和减少人与病媒的接触,防蚊的饮用水储存,牲畜的分布
颗粒性结膜炎	获得家庭用水供应,厕所,蝇蛆防治,个人卫生
血吸虫病	排泄物管理,安全供水,安全农业实践,工人保护
恰加斯病	国内周边地区的管理
淋巴丝虫病	改造排水和废水池、淡水收集和灌溉计划
盘尾丝虫病	水资源管理项目(特别是大坝)
利什曼病	住房、家居环境的清洁、工人的保护
登革热	管理房屋周围的水体,清除积水
个人脑炎	管理灌溉区和分配农场动物,个人保护
艾滋病(毒)及性传播疾病	性工作者和移徙工人的职业传播
乙型和丙型肝炎	性工作者和移徙工人乙型肝炎的职业传播;医护人员因乙型和丙型肝炎意外被针刺伤
肺结核	矿工和其他职业群体接触空气中的颗粒,如二氧化硅或煤尘;可能接触家用燃料燃烧烟雾和二手烟草烟雾;在监狱、医院和过于拥挤的住房条件等环境中的暴露
新生儿和营养状况	
新生儿状况	家庭空气污染、母亲接触二手烟草烟雾、分娩环境中的水和卫生条件差
蛋白质能量营养不良	水、环境卫生和个人卫生、气候变化对粮食不安全的影响
非传染性疾病	
癌症	家庭和环境空气污染、二手烟草烟雾、电离辐射、紫外线辐射、化学品、工人保护
精神、行为和神经障碍	职业压力;洪水、地震和火灾等灾害(与住房、洪水管理、气候变化有关);在发展项目的背景下强迫重新安置;娱乐业或酒类行业的职业;头部外伤(癫痫);化学品(某些神经系统疾病);噪声(失眠);明亮的灯光,糟糕的空气质量和气味(头痛);支持性环境培养的体育活动可以减少某些疾病
白内障	紫外线辐射,家庭空气污染
听力损失	职业性高噪声暴露
心血管疾病	家庭和环境空气污染、二手烟、接触铅、压力大的工作条件、轮班工作
慢性阻塞性肺疾病	家居空气污染、环境空气污染、工作场所粉尘暴露
哮喘	空气污染、二手烟草烟雾、室内霉变潮湿暴露、职业过敏原暴露
肌肉骨骼疾病	职业压力源,长时间坐着工作和不良的工作姿势;需要长途运输大量的水供家庭使用
先天性畸形	母亲接触二手烟草烟雾、化学物质

续　表

疾病(伤害)	主要的干预区域
意外伤害	
交通事故	道路设计、土地利用规划;大型基础设施项目开发地区交通集约化
意外中毒	安全处理和储存化学品、充分的产品信息、适当的化学品选择、工人保护
跌倒	住房和工作环境安全
溺水	水环境安全、公众意识、法规、工人安全、气候变化
其他意外伤害	防止动物咬伤和接触有毒植物、机械设备的安全、电离辐射和电流
故意伤害	
自残	获得农药等有毒化学品、获得枪支
人际暴力	获得枪支、城市设计(如机动性、能见度)、工人保护

疾病(或伤害)与环境之间的联系具体举例如下:

热浪会造成生理功能紊乱、刺激呼吸系统、脑神经功能受损,增加心血管、神经系统、呼吸道和消化系统疾病的发病率和死亡率;气温升高加剧冰川融化,损害卫生,从而增加腹泻病的发病率;洪水会滋生携带疾病的昆虫,如蚊子等,造成疾病的传播;气候对农业的影响威胁着营养不良的增加,营养不良和营养不足又加剧了许多传染病的严重程度[6];气候变暖加剧传染病的传播,在东非高原一些地区的变暖趋势改善了蚊子的生存条件,增加了疟疾传播和高原流行病的可能性[7]。同时,空气污染物中的颗粒物和氮氧化物(NO)是造成2型糖尿病的重要因素,导致2型糖尿病患病风险升高,而暴露于较高噪声水平的人群患2型糖尿病的风险更大[8]。结核病仍是传染性疾病造成的重大死亡的主要原因之一,肺结核与空气污染物有关[9];下呼吸道感染对气候变化很敏感,其发病率随着不同天气模式而变化[10],其中肺炎是一种肺部感染,主要风险因素包括免疫系统受损、营养不良和环境风险因素,如取暖或用生物质颗粒燃料做饭时产生的烟雾、居住在拥挤的家庭和暴露在二手烟草烟雾中,其中,最重要的环境风险因素则是暴露于厨灶烟雾[1]。郑金菊[11]调查研究发现,造成儿童急性呼吸道感染的有多种病原微生物,其感染率与气象因素和空气质量有关。Lewandowska等[12]总结出导致癌症发生的环境风险因素包括物理因素(如暴露于电磁场、电离辐射、紫外线等)、化学因素(如吸烟、酒精、尾气等污染物排放等)和生物因素(如饮食失衡、亚硝胺、食物中致突变物质、缺乏锻炼、细菌病毒等感染等),且这些风险因素是肿瘤变化的主要威胁,会进一步影响细胞的遗传物质,从而危及健康。

因此,找到正确应对环境风险因素的方法对于促进健康与福利至关重要,而基于"全健康"理念的方法正发挥着巨大作用。

四、"全健康"应对环境风险因素的可行性

"全健康"正是通过跨学科、跨部门的协作努力,在地方、国家和全球开展工作,以实现人

类、动物和生态环境的共同健康[13]。Eddy 等[14]强调要建立以社区为重点的综合疾病预防战略,注意与食品、水、动物和受污染的环境媒介等有关的危险因素。Musoke 等[15]表明在乌干达,环境卫生从业人员承担着促进"全健康"的若干职责,要开展环境保护方案,改善对动物和人类健康造成威胁的土地、空气和水源的微生物和化学污染,推进公共卫生立法。

下文将以"全健康"应对病原微生物感染及有毒金属污染为例来探讨"全健康"应对环境风险因素的可行性。

1."全健康"应对病原微生物感染

正如前文所言,环境风险因素与多种疾病(或伤害)息息相关。因此,在相关疾病方面也需要考虑采取"全健康"的手段。环境风险因素是造成病原微生物(包括细菌、病毒、寄生虫等)感染的危险因素[16],如气候变暖、污水排放、土壤污染等加剧病原微生物感染,需要结合"全健康"理念,通过跨部门、跨学科协作努力,来控制病原微生物感染。以控制隐孢子虫的传播为例,需要基于"全健康"的理念,开展减少卵囊脱落的措施以及储存和处理粪便的方法,改善水体卫生,以防止卵囊污染更广泛的环境,这也是重要的缓解策略,以便进一步改善人类、动物、生态环境的健康[17]。Cunningham 等[18]认为在管理和减轻新出现的传染病风险方面,采取"全健康"的整体办法最有可能取得成功。Aguirre 等[19]表示需要用"全健康"的方法应对寄生虫病如弓形虫病等,要基于"全健康"理念,找到切实可行的解决办法,了解相关的环境、社会经济和文化因素,掌握复杂的地方、区域、国家和国际卫生及环境政策,从而找到可持续的方法。根据 Li 等[20]报道,在人类-动物-生态环境界面和人畜共患病带来的健康威胁以及通过接触动物、食物、水和受污染的环境传播的新出现的病原体对公共卫生造成的风险需要应用"全健康"的方法解决,要利用生态思维和方法进行公共卫生干预和教育,应对生态威胁产生的问题。印度通过对动物和昆虫监测和流行病学调查,找到了儿童急性脑炎综合征多年来季节性暴发的主要环境风险因素,从而提出了在季风季节和季风后季节密切监测假定治疗战略的执行情况,在初级卫生保健一级引入负担得起的护理检测点,通过"印度大扫除"等政府项目提供家庭和社区厕所,改善环境,以控制病媒螨或啮齿动物,定期开展监测急性脑炎综合征等措施,而这些正是"全健康"理念的具体实践[21]。

2."全健康"应对有毒金属污染

环境风险因素之一的有毒金属不仅造成环境污染,还对动物和人类健康造成了巨大威胁。例如金属镉危害人体健康,主要以肾脏损害的形式出现,也可能造成骨折。镉的来源包括工业排放和向农田施用化肥和污水污泥等,也会造成环境污染。砷暴露主要通过食物和饮用水的摄入,长期接触饮用水中的砷会导致皮肤癌患病风险增加,也与角化过度和色素沉着变化等皮肤病变有关[22]。海洋金属污染是"全健康"面临的一个新问题[23]。Wise 等[24]提出结合"全健康"的手段,即采用"全健康"方法的亚方向——"同一环境健康"来应对缅因州湾有毒金属污染对于鲸鱼及人类造成的危害,侧重于有毒化学品的研究,强调毒理学研究以及重金属含量监测,控制职业暴露,评估污染物负荷。与此同时,有多种环境风险因素与抗生素耐药性有关,如土壤中的农药残留物、重金属、污水等[25],有毒金属在其中是不可忽视的一部分。早在丹麦早期的农业实践中,高度毒性和持久性物质的使用就受到严格限制,因为其考虑到农药残留物及来自土壤成分、工业排放等的有毒金属可能是导致抗生素耐药性的一个途径,因此重点关注并开展措施,而丹麦这一系列对抗生素耐药性的措施也取得了重大成效[3]。后来,丹麦于 2017 年发布了一项应对抗生素耐药性的"全健康"战略,强调环境因素(包括在植物中使用抗生素、杀虫剂、粪肥和废水等)可能产生的作用,考虑将环境因素的作用以及来自环境监测方案的数据纳入研究分析,在必要的程度上促进环境的参与,以定性和定量的方式确定抗生素耐药性的环境传播特征,并制定预防措施,不断完善应对方案。

五、小 结

"全健康"强调以系统的方式更好地识别和处理人类-动物-生态环境界面的危险因素,从而促进整体健康。在应对环境风险因素造成的影响方面时,"全健康"将提供一个有效途径,来高效解决全球性的问题。环境风险因素在健康与福祉方面产生了重要影响,亟需找到合理应对的有效方法。基于"全健康"理念,目前虽已提供了一系列可行的措施和手段,但须结合时代背景及各国具体国情深入探索及改进,完善最优方案。在未来,需在多国构建"全健康"网络,基于"全健康"理念,加大各国对环境风险因素的识别、监测以及数据分析,构建高效的环境风险因素预警和应对体系,培养跨学科人才,制定一系列卫生政策,完善相关法律法规,加大健康教育力度,加快构建"全健康"理念的传播体系,开展国际合作等,以"预防为主,全面覆盖"为方针,促进全球健康,将环境风险因素造成的负面影响降至最低。

参 考 文 献

[1] Prüss-Ustün A, Wolf J, Corvalán C, et al. Preventing disease through healthy environments: A global assessment of the burden of disease from environmental risks[M/OL]. [2016]. https://apps.who.int/iris/bitstream/10665/204585/1/9789241565196_eng.pdf.

[2] Dhimal M, Neupane T, Lamichhane Dhimal M. Understanding linkages between environmental risk factors and noncommunicable diseases-A review[J]. FASEB Bioadv, 2021, 3(5): 287-294.

[3] Humboldt-Dachroeden S, Mantovani A. Assessing environmental factors within the One Health approach[J]. Medicina (Kaunas), 2021, 57(3): 230.

[4] 秦尚谦,陈莉洁,张鹭鹭. 住院患者呼吸系统疾病死亡与环境风险因素分析[J]. 解放军医院管理杂志, 2014, 21(4): 380-382.

[5] 李振基,陈小麟,郑海雷. 生态学[M]. 第四版. 北京:科学出版社,2014.

[6] WHO. Protecting health from climate change: Connecting science, policy and people[Z]. WHO, 2009. https://apps.who.int/iris/handle/10665/44246.

[7] Pascual M, Ahumada J A, Chaves L F, et al. Malaria resurgence in the East African highlands: temperature trends revisited[J]. Proceedings of the National Academy of Sciences of the United States of America, 2006, 103(15): 5829-5834.

[8] Dendup T, Feng X, Clingan S, et al. Environmental risk factors for developing type 2 diabetes mellitus: a systematic review[J]. International Journal of Environmental Research, 2018, 15(1): 78.

[9] Mohidem N A, Hashim Z, Osman M, et al. Environment as the risk factor for tuberculosis in Malaysia: a systematic review of the literature[J]. Rev Environ Health, 2021, 36(4): 493-499.

［10］Paynter S, Ware R S, Weinstein P, et al. Childhood pneumonia: A neglected, climate-sensitive disease? ［J］. Lancet, 2010, 376(9755): 1804 – 1805.

［11］郑金菊. 儿童急性呼吸道感染病原微生物特征分析及与气象和空气质量的关系［D］. 青岛: 青岛大学, 2021.

［12］Lewandowska A M, Rudzki M, Rudzki S, et al. Environmental risk factors for cancer-review paper［J］. Annals of Agricultural and Environmental Medicine, 2019, 26(1): 1 – 7.

［13］American Veterinary Medical Association. One Health-OHITF final report (2008)［R］. One health: A new professional imperative. American Veterinary Medical Association, 2008. https://www.avma.org/sites/default/files/resources/onehealth_final.pdf.

［14］Eddy C, Stull P A, Balster E. Environmental health — champions of One Health［J］. Journal of Environmental Health, 2013, 76(1): 46 – 48.

［15］Musoke D, Ndejjo R, Atusingwize E, et al. The role of environmental health in One Health: A Uganda perspective［J］. One Health, 2016, 2: 157 – 160.

［16］吴瑒,武婧,杨澜,等. 城市污水处理中病原微生物污染状况及潜在风险的研究进展［J］. 环境污染与防治,2021,43(10): 1350 – 1356.

［17］Innes E A, Chalmers R M, Wells B, et al. A One Health approach to tackle cryptosporidiosis［J］. Trends in Parasitology, 2020, 36(3): 290 – 303.

［18］Cunningham A A, Daszak P, Wood J L N. One Health, emerging infectious diseases and wildlife: two decades of progress? ［J］. Philosophical transactions of the royal society of london series b-biological sciences, 2017, 372(1725): 20160167.

［19］Aguirre A A, Longcore T, Barbieri M, et al. The One Health approach to toxoplasmosis: epidemiology, control, and prevention strategies［J］. Ecohealth, 2019, 16(2): 378 – 390.

［20］Li A M. Ecological determinants of health: food and environment on human health［J］. Environmental Science and Pollution Research, 2017, 24(10): 9002 – 9015.

［21］Murhekar M V, Vivian Thangaraj J W, Sadanandane C, et al. Investigations of seasonal outbreaks of acute encephalitis syndrome due to Orientia tsutsugamushi in Gorakhpur region, India: A One Health case study ［J］. Indian Journal of Medical Research, 2021, 153(3): 375 – 381.

［22］Järup L. Hazards of heavy metal contamination［J］. British Medical Bulletin, 2003, 68: 167 – 182.

［23］Jr Wise J P, Croom-Perez T J, Meaza I, et al. A whale of a tale: A One Environmental Health approach to study metal pollution in the Sea of Cortez［J］. Toxicology and Applied Pharmacology, 2019, 376: 58 – 69.

［24］Wise J P, Wise J T F, Wise C F, et al. Metal levels in whales from the gulf of maine: A one environmental health approach［J］. Chemosphere, 2019, 216: 653 – 660.

［25］Mcewen S A, Collignon P J. Antimicrobial resistance: A One Health perspective［J］. Microbiology Spectrum, 2018, 6(2).

第十八章
环境风险监测预警与风险评估

解　艺[1,2]　晁安琪[3]　胡沁沁[1,2*]

一、引　　言

　　近年来，公共卫生监测系统迅速发展，已逐步满足全球人口不断增长的需求，但我们仍面临着传染性疾病的巨大威胁。

　　例如，2019 年底暴发的新冠肺炎病毒疫情（SARS－CoV－2）已在全球范围内累计确诊病例 4 亿多（截至 2022 年 2 月 18 日），造成全球高达千亿级的经济损失[1]。这场全球化的疫情深刻考验着人类对于 EID 进行持续检测、快速诊断和实时跟踪的能力。我们需要立即采取行动，加强应对疫情的科学研究和疫苗开发，创建集中的大流行病防范和应对机构；同时，加强分子诊断和监测能力，将基因组测序技术、新型分子诊断技术应用在病原体持续监测、快速诊断和实时跟踪中。

　　本章将以新发再发传染病为例，探讨这些新兴检测技术的优势与挑战。同时，采用"全健康"理念，即把人类、动物和生态环境健康作为有机整体，分析评估这些检测技术在不同环境条件下（如缺乏实验室的环境中）改善全球公共卫生治理的巨大潜力（图 18－1）。

1. 上海交通大学医学院-国家热带病研究中心全球健康学院，上海（200025）
2. 上海交通大学-爱丁堡大学全健康研究中心，上海（200025）
3. 英属哥伦比亚大学林学院，温哥华（V6T1Z4）
＊ 通讯作者

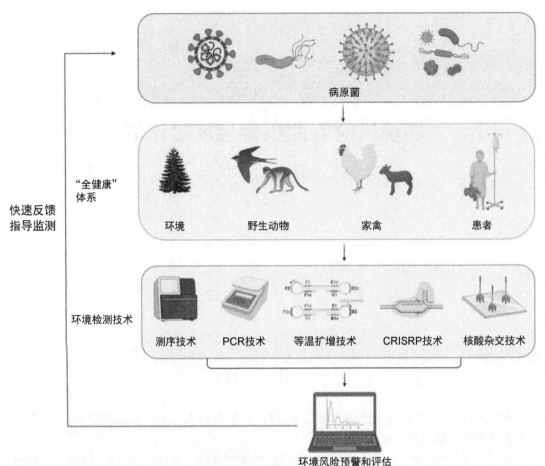

图 18 - 1　环境风险监测、预警和风险评估

二、基因组测序技术

1. 临床宏基因组学在病原体诊断中的应用

基于二代测序技术的宏基因组学是近年来发展的新技术,该技术通过对样本进行高通量测序获得样本中微生物核酸信息,并和已知病原体基因组数据库进行对比,以确定样本中所含病原体种类。通过这种技术,技术人员不仅可以识别已知病原体,还有可能发现新的、未知病原体[2]。临床宏基因组学能够在单一实验中识别病毒、细菌、真菌和其他真病原体[3],这种将病原体检测与病原体鉴定相结合的技术对于检测未知病原体的 EID 意义重大。然而,该技术成本高,同时常规的诊断用宏基因组学仪器仅存于全球少数几个顶级实验室中,因此该方法也被称为"最后的测试手段"。宏基因组学应用于临床诊断面临着大量的挑战[3],主要局限包括分析灵敏度不稳定、参考数据库不完整导致的分析结果失衡、复杂的工作流程导致结果重复性差,以及核酸试剂不稳定和污染等问题。

鉴于以上问题,对于传染病的检测,宏基因组学能否取代传统的微生物学和分子测试,成为传染病监测的有力武器,仍需要进一步的研究。科学家们可从以下两个方面推动该技术逐步进入临床实践:① 降低测序成本;② 丰富测序结果信息,包括实现多种微生物检测、预测病原体毒力或耐药性表型等。

2. 便携式测序技术在病原体诊断中的应用

在监测新发突发传染病时,为保证监测数据的时效性、准确性,实现对疫情暴发的快速响应,研究人员需开发能在非实验室环境下操作的且可在长途运输中保持稳定的便携式快速测序平台(图18-2)。2014年,牛津纳米孔科技有限公司 MinION 产品的发布,标志着"便携式实验室"测序技术的发展进入崭新阶段[4]。MinION 体积小,可以通过连接笔记本电脑 USB 进行控制和供电,有利于在野外环境中开展即时监测。在埃博拉疫情期间,MinION 已被用于帐篷诊断实验室和移动实验室[5,6]。也有研究者把 MinION 应用于更加极端的环境中,如北极[7]、南极[8]、深矿[8]、零重力减重力飞机[9]和国际空间站[10]等。

然而,便携式测序技术还需克服如下技术瓶颈:① 需要输入高含量 DNA 或 RNA(几百纳克数量级),因此往往需要借助 PCR 扩增技术;② 检测成本高;③ 错误率较高,需提高基因组测序覆盖率,以实现基于单核苷酸多态性的分析。

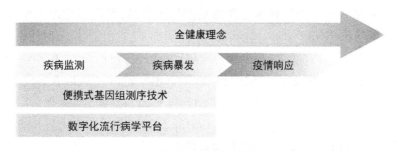

图18-2 基于全健康理念的基因组学监测和疫情相应模式

三、基于新型核酸分子检测技术在病原体诊断中的应用

核酸是所有生物的基本遗传质,已被广泛用于病原体(特别是病毒)的鉴定。针对病毒特异性基因组或信使核糖核酸(mRNA)序列,采用 PCR 变温扩增技术和等温扩增技术,可极大地提高检测灵敏度。目前,基于核酸的分子检测技术主要包括 PCR 技术、等温扩增技术和基于 CRISPR/Cas 系统技术等。

1. PCR 技术

PCR 以及逆转录-PCR(reverse transcription-PCR,RT-PCR)或实时荧光定量 PCR(quantitative real-time PCR,RT-qPCR)是检测环境样品中病原体最常用的技术。借助荧光染料或特定的荧光探针与核酸分子间的相互作用,RT-qPCR 技术能够收集每个扩增周期后荧光强度的变化,从而达到"实时"检测 DNA 扩增过程的目的。针对单一目标中不同区域或多个核酸目标,设计多组引物,可提高 RT-qPCR 技术检测的灵敏度和特异性。例如,

Yip 等在一步法 RT - PCR 测新型冠状病毒的检测体系中,设计了双重 TaqMan 探针,成功标记了两个等位基因,将检测灵敏度提高到 1 拷贝[11]。然而,PCR 技术仍需克服其局限性,包括易污染、相对定量和抑制剂导致的检测结果不准确等。例如,采用 RT - qPCR 方法相对定量检测目标物时,须先用已知浓度的目标物获得标准曲线;这些曲线的准确性易受 PCR 反应抑制剂和反应条件影响,导致检测数据变异性高和重复性低,甚至是假阴性结果[12]。

2. 等温扩增技术

基于 PCR 扩增的检测技术依赖于程序性升降温过程和精密的热循环仪器,难以用于资源有限的地区。因此,研究人员开发了等温扩增技术,即可在单一温度下实现指数扩增的检测方法。滚环循环扩增(rolling circle amplification,RCA)、基于核酸序列的扩增(nuclear acid sequence - based amplification,NASBA)、环介导等温扩增(loop - mediated isothermal amplification,LAMP)和重组酶聚合酶扩增(recombinase polymerase amplification,RPA)等典型技术,其变性、退火、衍生三个步骤是在一个恒定温度下进行的[13]。总的来说,等温扩增技术具有包括流程简单、成本低和无须热循环程序等优势,是一种极具前景的、适用于环境中病原体现场监测的新型技术。

3. 基于 CRISPR/Cas 系统技术

CRISPR/Cas 系统是一个具有革命性的基因编辑工具,可高精度地识别和修改目标基因[14]。在合成单导向 RNA(single - guide RNA,sgRNA)的引导下,CRISPR 相关蛋白,如 Cas9、Cas12 和 Cas13,能够高特异、高亲和力地与目标核酸(包括 DNA 和 RNA)结合,并展现出顺式和反式切割活性。SHERLOCK[15] 和 DETECTR[16] 是两种最为著名的基于 CRISPR/Cas 系统分子检测方法,它们分别依赖于 Cas13 和 Cas12a。例如,结合 RT - RPA 技术和 SHERLOCK 系统,研究人员开发了一种基于 Cas13a 反式切割活性来检测 SARS - CoV - 2 的方案,肉眼即可观察到 10~100 拷贝/毫升的病毒 RNA[17]。

CRISPR/Cas 系统是一种新兴的技术,由于其高度特异性和出色的灵敏度,可以在短时间内准确检测复杂背景干扰下的目标病毒,在环境监测方面具有很大的潜力。此外,通过设计不同 sgRNA,CRISPR/Cas 系统可同时靶向同一基因的多个位点或多种基因,有望在现场环境监测中实现病原体的多重检测。

4. 核酸杂交技术

探针和目标核酸之间的杂交过程基于碱基互补配对原则,具有特异性、稳定性和快速等特点。测量核酸杂交引起的某些物理或化学变化也可用于病原体的检测。早期的技术如点印法、DNA 印迹法、RNA 印迹法可以通过原位杂交直接检测特定的病毒 DNA 序列或 RNA,无须扩增。然而,这些方法主要依靠直接杂交和信号检测策略,其灵敏度不能满足临床检测需求。随着信号放大技术的发展,核酸杂交方法已被开发用于检测病原体。例如,Qiu 等开发了一种双质子生物传感器,通过将核酸杂交将质子光热(plasmonic photothermal,PPT)效应和局部表面质子共振(localized surface plasmon resonance,LSPR)传感相结来检测 SARS - CoV - 2。该方法在多基因混合物中的检测限低至 0.22 pM,为临床快速诊断病原体提供了新思路[18]。

四、用于环境监测的微流控技术

微流控技术是将反应体系中样品的制备、反应和检测等操作单元集成到表面积为平方厘米或更小的芯片中,在少至皮升或微升体积的反应体系中完成反应全过程的跨学科交叉技术[19]。运用不同学科的交叉特性,形成集成化、微通道、自动化以及高通量的检测效果,同时兼顾了经济性和便携性,因此微流控技术在分子检测领域有着广阔的发展前景[20]。微流控技术可以精确地操纵和控制通道或腔室中微小体积的液体移动(通常为 $10^{-15} \sim 10^{-6}$ 升)。将先进的生物标志物检测方法(如基于核酸或免疫学的技术)与微流控技术相结合,展现了在即时检测(point-of-care testing,POCT)和环境监测中实现病毒检测综合系统的巨大潜力。

例如,微流控技术可以将样品等分成小液滴,装进预装试剂的腔室中,并在各自的腔室中对不同的目标进行平行扩增或基于免疫学的分析,实现多重、自动和高通量筛选(图 18-3)。因此,微流控技术被认为是环境监测中传统方法的一种有前途的替代方法,其优点包括灵敏度高、快速、成本低、多路复用和便携等,已广泛用于环境监测领域,如水质检测[21]、微生物检测[22,23]、食品变质检测[24,25]、空气检测[26]等。例如,最近研究人员开发了一种高灵敏度、便携式微流控免疫分析系统(图 18-4),可快速(<15 分钟)、多次、现场同步地检测 SARS-CoV-2 的免疫球蛋白 G(IgG)/免疫球蛋白 M(IgM)/抗原[27]。

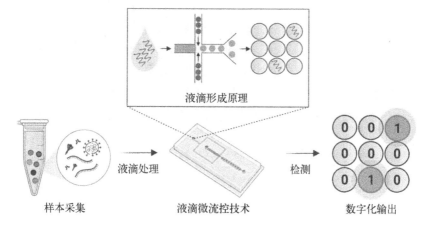

图 18-3　液滴微流控技术

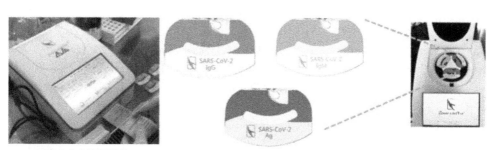

图 18-4　便携式微流控免疫分析系统

然而,一些微流控设备需要复杂的仪器或专门的消耗品,这限制了它们在分析大量样品或在资源有限地区的应用前景。微流控技术的最新进展是将多个组件实施和整合到一个单一的芯片上,为全自动分析提供芯片实验室(lab on chip,LOC)技术。LOC 技术在快速和现场筛选病原体方面拥有巨大优势。此外,LOC 技术是一个高度集成的平台,它将所有需要的试剂和检测工具集成在一个便携式系统里,用于分子检测的独立和移动部署,非常适合发展中国家或偏远地区的现场病原体诊断。基于微流控的 LOC 技术在现场环境病原体分析具有独特优势,如减少分析时间、提高检测限等。

五、小 结

环境监测与临床诊断相结合的综合方法可以及早捕捉到疫情的出现和演变,从而预测和揭示病原体的流行发展。与没有具体症状线索的被动临床诊断和筛查相比,在采样和检测策略指导下的主动监测环境中病原体,可以更加准确、及时地预防传染病的发生发展。然而,环境中出现病原体可能不足以估计某种传染病的流行,需要通过临床诊断和观察进一步确认。因此,作为一种补充手段,病原体的环境监测将为临床诊断争取时间,并提供针对临床症状的相应信息。环境监测和临床诊断相结合是一种可行的、能有效预防和控制由病原体引起流行性传染病的策略。用于环境病原体监测的理想技术应在灵敏度、准确性、实时数据可及性、便携性、简易性和成本效益之间取得平衡。总之,病原体检测技术的未来及其在环境监测中的应用依赖于跨学科、跨领域的科学家和工程师通力合作。

此外,环境中病毒量与感染人群之间的相关性可能是加强流行病学预测的一个方向。因此,应该基于"全健康"理念与方法,在环境监测和临床诊断两方面进行数据共享、分析和建模。例如,在不同病程的临床标本中检测病原体,同时在多个适当地点对环境基质中的病原体进行检测,并在临床样本和环境样本之间建立明确的时间关联。随后基于这些数据建立流行病学模型,从而对流行病的发展阶段、变化时间点、感染人群、扩散规模以及未来趋势进行可靠预测。

参 考 文 献

［1］WHO. WHO Coronavirus (COVID-19) Dashboard［EB/OL］.［2022－2－18］. https://covid19.who.int/.

［2］Chiu C Y. Viral pathogen discovery［J］. Current opinion in microbiology, 2013, 16(4): 468－478.

［3］Schlaberg R, Chiu C Y, Miller S, et al. Validation of metagenomic next-generation sequencing tests for universal pathogen detection［J］. Archives of Pathology and Laboratory Medicine, 2017, 141 (6): 776－786.

［4］Jain M, Olsen H E, Paten B, et al. The Oxford Nanopore MinION: delivery of nanopore sequencing to the genomics community［J］. Genome biology, 2016, 17(1): 1－11.

［5］Quick J, Loman N J, Duraffour S, et al. Real-time, portable genome sequencing for Ebola surveillance［J］. Nature, 2016, 530(7589): 228－232.

［6］ Hoenen T, Groseth A, Rosenke K, et al. Nanopore sequencing as a rapidly deployable Ebola outbreak tool ［J］. Emerging infectious diseases, 2016, 22(2)：331.

［7］ Edwards A, Debbonaire A R, Nicholls S M, et al. In-field metagenome and 16S rRNA gene amplicon nanopore sequencing robustly characterize glacier microbiota［M］. New York：Cold Spring Harbor Laboratory, 2016.

［8］ Johnson S S, Zaikova E, Goerlitz D S, et al. Real-time DNA sequencing in the Antarctic dry valleys using the Oxford Nanopore sequencer［J］. Journal of Biomolecular Techniques：JBT, 2017, 28(1)：2.

［9］ Mcintyre A B, Rizzardi L, Angela M Y, et al. Nanopore sequencing in microgravity［J］. npj Microgravity, 2016, 2(1)：1−9.

［10］ Castro-Wallace S L, Chiu C Y, John K K, et al. Nanopore DNA sequencing and genome assembly on the international space station［M］. New York：Cold Spring Harbor Laboratory, 2016.

［11］ Yip S P, To S S T, Leung P H M, et al. Use of dual TaqMan probes to increase the sensitivity of 1-step quantitative reverse transcription-PCR：application to the detection of SARS coronavirus ［J］. Clinical chemistry, 2005, 51(10)：1885−1888.

［12］ Bustin S A, Benes V, Garson J A, et al. The MIQE guidelines：minimum information for publication of quantitative real-time PCR experiments［J］. Clinical chemistry, 2009, 55(4)：611−622.

［13］ Zhao Y, Chen F, Li Q, et al. Isothermal amplification of nucleic acids［J］. Chemical Reviews, 2015, 115 (22)：12491−12545.

［14］ Hirakawa M P, Krishnakumar R, Timlin J A, et al. Gene editing and CRISPR in the clinic：Current and future perspectives［J］. Bioscience reports, 2020, 40(4)：BSR20200127.

［15］ Gootenberg J S, Abudayyeh O O, Lee J W, et al. Nucleic acid detection with CRISPR-Cas13a/C2c2［J］. Science, 2017, 356(6336)：438−442.

［16］ Li S Y, Cheng Q X, Wang J M, et al. CRISPR-Cas12a-assisted nucleic acid detection［J］. Cell Discovery, 2018, 4(1)：20.

［17］ Zhang F, Abudayyeh O O, Gootenberg J S. A protocol for detection of COVID-19 using CRISPR diagnostics ［Z］. 2020：v. 20200321. https：//go. idtdna. com/rs/400-UEU-432/images/Zhang% 20et% 20al.% 2C% 202020%20COVID-19%20detection%20(updated).pdf.

［18］ Qiu G, Gai Z, Tao Y, et al. Dual-functional plasmonic photothermal biosensors for highly accurate severe acute respiratory syndrome coronavirus 2 detection［J］. ACS nano, 2020, 14(5)：5268−5277.

［19］ Park J, Han D H, Park J K. Towards practical sample preparation in point-of-care testing：user-friendly microfluidic devices［J］. Lab on a Chip, 2020, 20(7)：1191−1203.

［20］ Pattanayak P, Singh S K, Gulati M, et al. Microfluidic chips：recent advances, critical strategies in design, applications and future perspectives［J］. Microfluidics and Nanofluidics, 2021, 25(12)：1−28.

［21］ Lee J C, Kim W, Choi S. Fabrication of a SERS-encoded microfluidic paper-based analytical chip for the point-of-assay of wastewater ［J］. International Journal of Precision Engineering and Manufacturing-Green Technology, 2017, 4(2)：221−226.

［22］ Xia Y, Liu Z, Yan S, et al. Identifying multiple bacterial pathogens by loop-mediated isothermal amplification on a rotate & react slipchip ［J］. Sensors and Actuators B：Chemical, 2016, 228：491−499.

［23］ 贾亦琛, 宋婷婷. 基于微流控技术的细菌快速检测技术研究［J］. 智慧健康, 2021, 6：36−38.

［24］ Xue L, Jin N, Guo R, et al. Microfluidic colorimetric biosensors based on MnO2 nanozymes and convergence-divergence spiral micromixers for rapid and sensitive detection of salmonella［J］. ACS sensors, 2021, 6(8)：2883−2892.

［25］ Qi W, Zheng L, Wang S, et al. A microfluidic biosensor for rapid and automatic detection of Salmonella using metal-organic framework and Raspberry Pi［J］. Biosensors and Bioelectronics, 2021, 178：113020.

[26] 张潇,徐远远,吴晨帆. 基于微流控芯片技术的室内空气甲醛检测方法[J]. 中国石油和化工标准与质量,2014,7: 14 – 15.

[27] Lin Q, Wen D, Wu J, et al. Microfluidic immunoassays for sensitive and simultaneous detection of IgG/IgM/antigen of SARS-CoV-2 within 15 min[J]. Analytical chemistry, 2020, 92(14): 9454 – 9458.

第十九章
全健康与环境微生物

解　艺[1,2]　张洪福[1,2]　修乐山[1,2]*

一、引　言

抗生素耐药作为多个生态系统共同面临的严峻问题，严重威胁着人类、动物和生态环境的健康，他们彼此之间互相关联，共存于"全健康"的体系中[1,2]。在这一"全健康"体系下，抗生素耐药的发生原因是复杂多样的。我们生活在同一个地球，因而传染病困扰着地球上的所有物种[3]，在某一地区产生的耐药菌可以通过直接接触、食物链、水源环境传播到其他地区[4-6]。只要某一地区的生物种群中在使用抗生素，该地区带有耐药基因的传染源就有传播耐药基因的可能，而这种可能就来自人类和生态系统之间基于"全健康"理念的复杂联系。

尽管抗生素的使用和耐药的发生有着相对很明确的联系，但其实还未被真正证实。例如，2014 年，在中国的猪中第一次发现 *MCR - 1* 基因[7]，随后该耐药基因传播到其他 50 个国家[8]。2008 年在印度首次发现新德里金属-β-内酰胺酶-1(New Delhimetallo -β- lactamase -1，NDM -1)，后来在英国的医疗旅游中被发现[9]，并于 2010 年传播到孟加拉国[10]，此后又通过候鸟的迁徙传播到挪威群岛的极地土壤中[11]。这些例子证明着环境中的微生物在耐药基因的传播中起着至关重要的作用，并提醒我们，应该用"全健康"的方法有效防控细菌抗生素耐药。

1. 上海交通大学医学院-国家热带病研究中心全球健康学院，上海(200025)
2. 上海交通大学-爱丁堡大学全健康研究中心，上海(200025)
＊ 通讯作者

二、环境耐药基因组

目前的研究证明,环境不仅是耐药基因的来源,也是耐药基因的聚集之处[12-14]。耐药基因组遗传和功能的多样性反映了数十亿年来细菌与有机和无机化合物共存和进化的结果[14]。环境中的细菌体内的耐药决定因素有着基因和机制上的多样性[14,15]。长期以来,这些决定因素被编码在细菌的基因组信息中,并随着细菌暴露于有机和无机有毒物质,得到进一步的进化。在这些有毒物质中,重金属和消毒剂[16,17]是破坏生态系统的主要因素。

耐药基因从环境转移到病原菌体内,再通过病原菌转移到人类和动物群体[14,16],就为耐药性的传播提供了重要契机[17]。耐药性的机制包括固有性耐药机制和获得性耐药机制。固有性耐药机制存在于细菌核心基因中,他们编码染色体,包括具有耐药性的灭活酶、外流泵、通透性障碍和基因组突变的上调[18,19]。固有耐药机制可能只与临床病例中的免疫缺陷患者相关,因为只有在这些病例中,正常条件下的共生菌群或环境菌才会有可能成为条件致病菌[20]。与之不同的是,获得性耐药机制来自其他物种和种属中耐药元件的基因水平转移[14],包括质粒编码的特定的外排泵、可变的靶标和药物的失活[20]。这些机制与临床诊断息息相关,并且被认为是威胁人类健康的重要因素,因为从染色体到基因水平转移的主力因素导致表达和散播的增加[15,21]。这已经成为全球最为关注的话题之一。然而,越来越多的证据证明,抗生素耐药性的起源和后续的演变存在于环境中的病原菌中,因此研究和了解相关的分子机制及遗传动员模式,可以为新药研发提供更好的引导作用[14](图 19-1)。

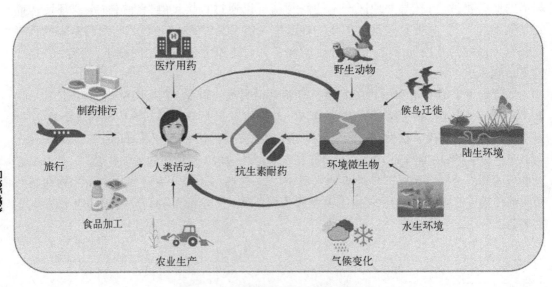

图 19-1 抗生素耐药的"全健康"体系

三、环境微生物的耐药驱动因素

1. 农业对环境中抗生素耐药的影响

抗生素应用是农业部门的一个组成部分,其目的是提高粮食生产,以满足人类消费日益增加的需要。抗生素被广泛用于补偿简陋的卫生条件、预防畜群疾病、治疗细菌感染和促进动物生长[22]。大量证据支持牲畜的抗生素耐药与环境中的细菌耐药之间有着紧密联系。由农场粪便污染的水径流(例如,排出的抗菌素或其代谢物、抗菌素在可食用组织中的残留浓度)造成环境污染,以及由于人类和动物粪便的污染,抗生素耐药性也在水生环境和鱼类的肠道中传播[23,24]。人类用抗生素治疗生病的鱼类,然后将这些处理后的废物直接倒入水中或通过鱼类的进食,是水生环境中细菌耐药性的主要原因之一。据估计,水产养殖中使用的抗生素有 80% 存在于水生和陆地环境中。这可能导致细菌的传播,并通过细菌突变和含有不同抗性决定因素的移动遗传元素的转移,改变水生环境的生物多样性。表 19 - 1 列出肥料中常见的抗生素及其耐药基因。

表 19 - 1 肥料中常见的抗生素及其耐药基因

抗生素名称	细菌类型	机制	治疗	常见耐药基因
四环素	G(+)ᵃ+ G(-)ᵇ	抑制蛋白质合成和/或中断核糖体结合;外排泵清除抗生素	促进生长;预防疾病	*tet(A - O)*
大环内酯-林可酰胺类药物和链霉素 B	G(+)+ G(-)	抑制蛋白质合成和/或中断核糖体结合;外排泵清除抗生素	常见细菌感染治疗	大环内酯类:*ermB*、*ermF*;林可酰胺类:*lnu*
磺胺类药物	G(+)+ G(-)	抑制二氢蝶酸合成酶,抑制核苷酸和氨基酸的前体	细菌和原虫感染治疗	*sul1*、*sul2*

注:a,G(+)指革兰氏阳性菌;b,G(-)指革兰氏阴性菌。

2. 气候对环境中抗生素耐药的影响

人类活动导致的自然生态系统的改变也会影响抗生素耐药性的传播。全球变暖可能会增加全球生物的生存空间,微生物、人类、动物和病媒物种(如苍蝇、跳蚤或鸟类)在其中相互作用[25, 26],而厄尔尼诺现象等极端天气可以改变洋流,从而改变细菌病原体的洲际分布[27]。例如,在经历了哈维飓风造成的洪水后,休斯敦地区的致病菌数量增加[28]。具体表现在,首先,休斯敦河口的粪便指标和人为抗生素耐药性标记物水平不断升高;其次,室内水样的病原相对丰度和耐药指标均高于街道水样和河口水样;再者,COD、氢氨化合物 NH3 - N 和磷总量(total phosphorus, TP)的升高同时发生,室内微生物污染更为严重,而这几个指标和大肠埃希菌密切相关。最后,研究还发现在水样本中,表层沉积物中的病原体基因比深层沉积物更为丰富,而这些沉积物是潜在的传染源,增加了微生物的暴露水平。总之,这些自然灾害所导致的对抗生素耐药传播的影响,以及这种传播对生态系统健康的影响需要进一步的研究。

3. 其他因素：重金属、污水、医疗废物

在环境中的一部分重要的耐药驱动因素包括重金属、污水、医疗废物，它们与环境中细菌的耐药性的共同选择和传播有关[29]。重金属存在于农业土壤和矿产土壤中，也存在于家畜饲养中使用的抗生素生长促进剂（antibiotic growth promoter，AGP）的微量元素中。在食品行业和农业生态中，生物性农药经常被用作动物食品防腐剂，在医疗机构中，生物杀菌剂也经常被用作消毒剂和净化剂。这与抗生素耐药性在环境细菌中的传播有关，因为细菌对土壤的敏感性降低[30]。杀菌剂和抗菌剂可以共享靶点[31]，并且可以在移动单元中紧密连接[32]。许多编码这些药物耐药性的基因与单一遗传因素中的抗生素耐药基因有关，导致耐药病原体的杂交和共选择[31]。废水是人类活动的直接结果[33]。环境中释放大量抗生素（即人类和动物源），导致抗生素耐药的出现和抗生素耐药基因（antibiotic resistant gene，ARG）的传播。制药公司和医院排放的未经处理的废水[34-36]、粪便径流、屠宰场市场的废弃物、农场港口和未经处理的牲畜废物、人工湿地沉积物、肉鸡饲养场和鱼塘是水生生态系统破坏的主要来源。这些作为抗生素耐药的发生和传播过程中的理想地点，通过基因水平传播，将临床中常见的病原菌汇聚和传播到整个生态系统。

四、抗生素环境微生物的污染

抗生素耐药不仅是感染治疗中存在的问题，杀菌剂、重金属等传播到环境中，也会导致整个生物圈的微生物群落的平衡失调，这种不平衡会导致自然生态系统遭到破坏，对整个环境造成严重后果[37]。

例如，蓝藻占浮游植物总量的 70%，并负责生产超过 25% 的氧自由基和同等比例的二氧化碳。通常来说，蓝藻对目前广泛使用的抗生素易感[38]，并且最近的研究发现，在蓝藻中含有 sul1 基因的 1 类整合子，证明他们和耐药菌共享 A 耐药基因获取平台[39]。在分析抗生素的使用对生态环境的影响时，公共卫生和环境保护战略的融合是必然的趋势，因为维持蓝藻的生物多样性，不仅有助于保护生态链的完整和地球上的生物循环的稳定，也会影响抗生素的生物降解[40]。

五、环境耐药的控制措施

1. 减少环境中的耐药菌的传播

对微生物或其宿主采取相应措施可以减少耐药菌的传播。例如，在动物的饲料中添加抑制质粒共轭的药物[41]。此外，一些水处理的过程也会减少质粒的结合[42]，因为在水体中也会涉及抗生素耐药的传播，特别是水中有低浓度抗生素存在的情况[43]。

2. 减少制药过程中的废弃物

另一项降低抗生素耐药的方法是处理制药过程中产生的具有抗生素活性的废水，阻止这些废弃物流入环境可以减少耐药的跨水库传播。根据 3 万~7 万吨的废物计算，干预废物进入环境的行动成本估计约为每年 1.8 亿美元,即生产每公斤药物活性成分(active pharmaceutical ingredient,API)0.5 美元。这一数量占全球每年 25 万吨抗生素消费量的 10%~20%[34,44]。例如,最近挪威的一家工厂因为向下水道系统中排放抗生素而被罚款,另外,这家工厂还因为向其中排放磷酸,杀死了接收污水的河流里的鱼类[36]。另一项研究提到,为了保护水质,中国关闭了 60 多家生产薯蓣皂苷元(类固醇前体)的工厂,尽管并未调查清楚污水中的有害排放物的具体信息[45]。

3. 发展中国家的耐药控制

中低收入国家面临的挑战是更加复杂多样的。其核心因素主要是发展中国家经济发展低迷所导致的贫困问题、教育水平低下以及耐药的管理体系不完善。"全健康"是作为一种全新的理念,有可能减轻抗生素耐药性的负面影响。虽然已经采取了全球范围的行动,并建立了资金援助、培训和监测系统的建立,但这一问题仍然普遍存在,因为许多国家并不将其作为公共卫生事业的首要问题去努力解决。这可能是由于衰败的经济、有限的资源、战争和区域冲突的频繁暴发、流行病的肆虐,以及某些敏感的政治问题(表 19-2)。然而,如果抗生素耐药性的有害影响已经从个人扩展到整个全球和生态系统,那么就应该将其作为一个威胁人类的整体因素进行解决。只有这些中低收入国家的政府和社会主流价值观意识到抗生素耐药性的严峻和复杂性,才会将其作为拯救全人类的重大课题努力解决。

表 19-2 中低收入国家耐药控制缺乏的社会经济以及社会生态行为

分 类	行 为
社会生态	假冒抗生素
	非处方抗生素易得性
	公众对抗生素和抗生素耐药性的认知有限
	坚信在动物饲料中加入抗生素有利于动物饲养
	缺乏食品安全措施和控制
	缺乏或不完善的食品安全管理
	缺乏监管的食品供应链
	在乳制品中添加抗生素以延长保质期
	使用不合适的抗生素用量喂养牲畜,家禽以及水生动物
	为满足人口加速增长的需要,加强食用动物和水产养殖的产量
	用于城市化和高蛋白饮食的肉类需求增长
	人兽共享的生存环境
	人和动物共享的地表水源
	较差的环境卫生和个人卫生
	农民无法获得兽用疫苗(由于贫困或者缺乏重视)
	饮食行为和偏好(如生食或未煮熟的肉制品)
	缺乏农场生物安全培训
	抗生素残留、重金属和生物杀菌剂对环境造成严重污染
	缺水和贫困导致使用未经处理的废水灌溉
	未经处理的动物粪便用作农作物肥料

续　表

分　类	行　　　为
社会生态	家畜粪便用于水产养殖中的饲料 来自制药工业,医院市场,粪便和污水的未经处理的废水 动物粪便随意丢弃于土地上被家养和野生动物食用 市场上的液体废物,包括血液、粪便和废水,通过直接冲洗进入城市排水沟
社会经济	少有抗生素耐药性的研究和文献产出 用于耐药研究的实验室缺乏 用于耐药监测体系的财政资金紧张

六、小　　结

环境因素对于抗生素耐药有着非常重要的影响,事实上,抗生素耐药取决于"全健康"三要素(人类、动物和生态环境),人类受益于一个多样化的、平衡的、健康的环境,如果危险因素有所减少,生态系统的平衡也就得到了维持。

参 考 文 献

［1］ White A, Hughes J M. Critical importance of a one health approach to antimicrobial resistance［J］. EcoHealth, 2019, 16(3): 404－409.

［2］ Berthe F C J, Bouley T, Karesh W B, et al. Operational framework for strengthening human, animal and environmental public health systems at their interface (English)［Z］. Washington, D. C. : World Bank Group, 2018. http://documents. worldbank. org/curated/en/703711517234402168/Operational-framework-for-strengthening-human-animal-and-environmental-public-health-systems-at-their-interface.

［3］ Zinsstag J. Convergence of ecohealth and one health［M］. Berlin Springer, 2012: 371－373.

［4］ Richardson J, Lockhart C, Pongolini S, et al. Drivers for emerging issues in animal and plant health［J］. EFSA Journal, 2016, 14: e00512.

［5］ Mcewen S A, Collignon P J. Antimicrobial resistance: A One Health perspective［J］. Microbiology spectrum, 2018, 6(2).

［6］ Holmes A H, Moore L S, Sundsfjord A, et al. Understanding the mechanisms and drivers of antimicrobial resistance［J］. The Lancet, 2016, 387(10014): 176－187.

［7］ Liu Y-Y, Wang Y, Walsh T R, et al. Emergence of plasmid-mediated colistin resistance mechanism MCR-1 in animals and human beings in China: a microbiological and molecular biological study［J］. The Lancet infectious diseases, 2016, 16(2): 161－168.

［8］ Wang R, van Dorp L, Shaw L P, et al. The global distribution and spread of the mobilized colistin resistance gene mcr-1［J］. Nature communications, 2018, 9(1): 1－9.

［9］ Khan A U, Maryam L, Zarrilli R. Structure, genetics and worldwide spread of New Delhi metallo-β-lactamase (NDM): a threat to public health［J］. BMC Microbiologyogy, 2017, 17(1): 1－12.

［10］Islam M A, Islam M, Hasan R, et al. Environmental spread of New Delhi metallo-β-lactamase-1-producing multidrug-resistant bacteria in Dhaka, Bangladesh［J］. Applied and environmental microbiology, 2017, 83 (15): e00793-17.

［11］Mccann C M, Christgen B, Roberts J A, et al. Understanding drivers of antibiotic resistance genes in High Arctic soil ecosystems［J］. Environment international, 2019, 125: 497-504.

［12］Robinson T P, Bu D, Carrique-Mas J, et al. Antibiotic resistance is the quintessential One Health issue［J］. Transactions of the Royal Society of Tropical Medicine and Hygiene, 2016, 110(7): 377-380.

［13］Harbarth S, Balkhy H H, Goossens H, et al. Antimicrobial resistance: One world, one fight! ［M］. Birlin: Springer, 2015.

［14］Surette M D, Wright G D. Lessons from the environmental antibiotic resistome［J］. Annual review of microbiology, 2017, 71: 309-329.

［15］Martinez J L. Ecology and evolution of chromosomal gene transfer between environmental microorganisms and pathogens［J］. Microbiol Spectr, 2018, 6(1).

［16］Levy S B. The challenge of antibiotic resistance［J］. Scientific American, 1998, 278(3): 46-53.

［17］Bengtsson-Palme J, Kristiansson E, Larsson D J. Environmental factors influencing the development and spread of antibiotic resistance［J］. FEMS microbiology reviews, 2018, 42(1): fux053.

［18］Fajardo A, Martinez-Martin N, Mercadillo M, et al. The neglected intrinsic resistome of bacterial pathogens ［J］. PloS one, 2008, 3(2): e1619.

［19］Cox G, Wright G D. Intrinsic antibiotic resistance: mechanisms, origins, challenges and solutions［J］. International Journal of Medical Microbiology, 2013, 303(6-7): 287-292.

［20］Wright G D. The antibiotic resistome: the nexus of chemical and genetic diversity［J］. Nature Reviews Micro biology, 2007, 5(3): 175-186.

［21］Dantas G, Sommer M O. Context matters—the complex interplay between resistome genotypes and resistance phenotypes［J］. Current opinion in microbiology, 2012, 15(5): 577-582.

［22］Page S, Gautier P. Use of antimicrobial agents in livestock［J］. Revue Scientifique et Technique-OIE, 2012, 31(1): 145.

［23］Wall B, Mateus A, Marshall L, et al. Drivers, dynamics and epidemiology of antimicrobial resistance in animal production［M/OL］. Food and Agriculture Organization of the United Nations, 2016. https://www.fao.org/publications/card/zh/c/d5f6d40d-ef08-4fcc-866b-5e5a92a12dbf/.

［24］WHO. Antimicrobial use in aquaculture and antimicrobial resistance［R］. Report of a Joint FAO/OIE/WHO Expert Consultation on Antimicrobial Use in Aquaculture and Antimicrobial Resistance Seoul, Republic of Korea, 2006: 5-17.

［25］Fuller T, Bensch S, Müller I, et al. The ecology of emerging infectious diseases in migratory birds: an assessment of the role of climate change and priorities for future research［J］. EcoHealth, 2012, 9(1): 80-88.

［26］Beugnet F, Chalvet-Monfray K. Impact of climate change in the epidemiology of vector-borne diseases in domestic carnivores［J］. Comparative immunology, microbiology and infectious diseases, 2013, 36(6): 559-566.

［27］Martinez-Urtaza J, Trinanes J, Gonzalez-Escalona N, et al. Is El Niño a long-distance corridor for waterborne disease? ［J］. Nature microbiology, 2016, 1(3): 1-3.

［28］Yu P, Zaleski A, Li Q, et al. Elevated levels of pathogenic indicator bacteria and antibiotic resistance genes after Hurricane Harvey's flooding in Houston［J］. Environmental science & technology letters, 2018, 5(8): 481-486.

［29］You Y, Silbergeld E K. Learning from agriculture: Understanding low-dose antimicrobials as drivers of resistome expansion［J］. Frontiers in microbiology, 2014, 5: 284.

[30] Aminov R I, Mackie R I. Evolution and ecology of antibiotic resistance genes[J]. FEMS microbiology letters, 2007, 271(2): 147-161.

[31] Scenihr member. Scientific committee on emerging and newly identified health risks. Health effects of exposure to EMF[M]. Belgium: European Commission Brussels, 2009.

[32] Levy S B, Marshall B. Antibacterial resistance worldwide: causes, challenges and responses[J]. Nature medicine, 2004, 10(12): S122-S129.

[33] Barancheshme F, Munir M. Strategies to combat antibiotic resistance in the wastewater treatment plants[J]. Frontiers in Microbiology, 2018, 8: 2603.

[34] O'neill J. Review on antimicrobial resistance: Tackling drug-resistant infections globally: final report and recommendations[M]. London: Wellcome Trust and UK Government, 2016.

[35] Pruden A, Larsson D J, Amézquita A, et al. Management options for reducing the release of antibiotics and antibiotic resistance genes to the environment[J]. Environmental health perspectives, 2013, 121(8): 878-885.

[36] Larsson D J. Pollution from drug manufacturing: Review and perspectives[J]. Philosophical Transactions of the Royal Society B: Biological Sciences, 2014, 369(1656): 20130571.

[37] Martínez J L. Antibiotics and antibiotic resistance genes in natural environments[J]. Science, 2008, 321 (5887): 365-367.

[38] van der Grinten E, Pikkemaat M G, van den Brandhof E J, et al. Comparing the sensitivity of algal, cyanobacterial and bacterial bioassays to different groups of antibiotics[J]. Chemosphere, 2010, 80(1): 1-6.

[39] Dias E, Oliveira M, Manageiro V, et al. Deciphering the role of cyanobacteria in Water Researchistome: Hypothesis justifying the antibiotic resistance (phenotype and genotype) in Planktothrix genus[J]. Science of The Total Environment, 2019, 652: 447-454.

[40] Yu Y, Zhou Y, Wang Z, et al. Investigation of the removal mechanism of antibiotic ceftazidime by green algae and subsequent microbic impact assessment[J]. Scientific reports, 2017, 7(1): 1-11.

[41] Kudo H, Usui M, Nagafuji W, et al. Inhibition effect of flavophospholipol on conjugative transfer of the extended-spectrum β-lactamase and vanA genes[J]. The Journal of antibiotics, 2019, 72(2): 79-85.

[42] Lin W, Li S, Zhang S, et al. Reduction in horizontal transfer of conjugative plasmid by UV irradiation and low-level chlorination[J]. Water Researchearch, 2016, 91: 331-338.

[43] Cairns J, Ruokolainen L, Hultman J, et al. Ecology determines how low antibiotic concentration impacts community composition and horizontal transfer of resistance genes[J]. Communications biology, 2018, 1 (1): 1-8.

[44] Sarmah A K, Meyer M T, Boxall A B. A global perspective on the use, sales, exposure pathways, occurrence, fate and effects of veterinary antibiotics (VAs) in the environment[J]. Chemosphere, 2006, 65 (5): 725-759.

[45] Wang F Q, Zhang C G, Li B, et al. New microbiological transformations of steroids by Streptomyces virginiae IBL-14[J]. Environmental science & technology, 2009, 43(15): 5967-5974.

第二十章
全健康理念下的气候变化与生态安全

蒋天哥[1,2]　方　圆[1,2*]

一、引　言

全球变暖，导致大气、海洋平均温度升高，冰雪量减少，海平面上升，极端天气频发。气候变化是 21 世纪人类面临的最大威胁之一，也是全人类的共同挑战。我国高度重视应对气候变化，积极贯彻新发展理念，将应对气候变化摆在国家治理更加突出的位置，积极推动共建公平合理、合作共赢的全球气候治理体系。

气候变化引发的后果除了引起海平面上升、极地冰层融化外，还包括极端干旱、缺水、重大火灾、洪水、灾难性风暴，以及生物多样性减少，对生态安全产生一定的威胁。作为一个全球性健康问题，气候变化所带来的后果会进一步影响生态环境、动物以及人类健康。

近期的研究发现气候的负面变化及其对社会与环境因素的影响已经严重危害着人类的健康，如空气清洁度、食品安全、水质安全，以及更多诸如此类的影响，都可能导致传染病与人畜共患病的增加。而且气候变化通常与人口、社会、经济和环境变化混杂在一起[1]，通常并不能对这些变化中的每一方面进行单独清晰的描述[2]。而目前对于预防或减少气候变化所造成的负面影响的研究或方法大多只集中于人类。"全健康"方法作为实现最佳健康和福祉结果的最佳解决方案之一，全健康的理念认为，人类、动物、植物及所共处的生态环境是进行气候变化干预及疾病预防的主要手段。所以，为了解决气候变化所造成的一些健康负面影响，需运用全健康理念，跨部门以及不同部门协调一致地制定方法与预防措施，通过综合

1. 上海交通大学医学院-国家热带病研究中心全球健康学院，上海（200025）
2. 上海交通大学-爱丁堡大学全健康研究中心，上海（200025）
＊ 通讯作者

方法和跨部门合作应对这些挑战。

二、气候变化对人体健康的影响

气候变化及其所带来的环境和生态方面的改变正从多角度以多种方式影响着人体的健康。诸多研究表明气候变化在一定程度会增加患心肺疾病的风险。热应激会导致心肺疾病的死亡率[3]、急诊就诊率[4]和住院率[5]的增加。极端天气条件所导致的野火[6]、飓风和洪水的产生会进一步增加哮喘病情恶化、呼吸道感染、胃肠道疾病、粮食不安全和霉菌暴露的风险[7]。沙尘暴[8]和空气污染[9]会增加因心肺疾病(哮喘、慢性阻塞性肺疾病、呼吸道感染和心肌梗死等)的患病风险、死亡率和急诊室就诊次数,还会增加过敏性气道疾病[10](如哮喘、鼻炎)的患病率和恶化率。

除了心肺疾病外,气候变化将加剧目前在提供充足营养和获得清洁水方面的挑战,以及增加高降雨量事件、洪水和干旱等极端天气事件发生频率,这些都可能增加肠道感染和肝炎的发生。同时气候变化所造成生物栖息地的变化也可能会改变胃肠道致病菌(如霍乱弧菌)的分布[11]。

此外,气候变化还会增加水源性疾病和虫媒传染病的发生。气候变化可能会延长重要病媒传播疾病的传播季节并改变其地理分布。例如,气候变化预计将使中国发生钉螺传播的血吸虫病的地区显著扩大[12]。气候变化导致洪水的频率和严重程度也在上升,极端降水的频率和强度预计在 21 世纪将持续增加。洪水污染淡水供应,使水源性疾病的风险加大,并为蚊虫等携带疾病的昆虫形成繁殖场所。洪水还会造成溺水和身体伤害,破坏家园并造成医疗和卫生服务供应中断。

三、基于全健康理念的气候变化治理

Jakob Zinsstag 等[13]在 2018 年就针对气候变化提出了一种"全健康"方法,旨在同时保护人类、动物和生态环境免受气候变化影响或是适应气候变化。他们认为适应气候变化的全健康方法可能会显著促进粮食安全,重点是动物源性食品、广泛的畜牧系统,尤其是反刍动物、环境卫生,以及建立区域和全球综合症状监测和应对系统等。他提出如果在媒介或牲畜中早期发现而不是在人类后期发现,新出现的媒介传播的人畜共患病病原体暴发的成本可能会低得多。因此,基于社区的人畜共患病综合监测是减少气候变化对健康影响的契机。

始于 2019 年的新冠肺炎大流行,凸显了从整体上采取预防、发现和应对健康威胁的重要性。从"全健康"的角度来看,气候变化可能对疾病传播产生重大影响,例如,病媒的空间分布,对动物栖息地的侵占,动物迁徙途径的破坏以及动物、作物及其环境的行为和管理的改变。在气候变化的大背景下,极端天气和气候事件的增加也会加剧对环境系统的干扰并恶化情况。加之,全球化也增加了病原体跨境和种间传播的可能性,因此流行病病原体的治理就必然需要加强国家和地区之间的合作和信息共享。

FAO、OIE、UNEP 和 WHO 四大国际组织于 2020 年 11 月在巴黎和平论坛上举行会议，在法国和德国政府的支持下，成立了一个跨学科的 OHHLEP，以收集、颁布和宣传有关人类、动物和生态环境卫生之间相互关联的可靠科学信息。

开放科学和国际合作可以有效促进人们对气候变化影响的认知，加强卫生健康治理。开放科学可以加快缩小国家之间和国家内部跨学科、交叉技术和跨区域创新的差距，推动科学为社会服务。张人禾院士联合多个国际组织及研究机构的专家[14]提出了一个以气候变化和"全健康"为重点的国际网络，该网络可以促进国际合作，通过数据采集、关系数据库、分析/诊断工具、预测/预警技术和基于科学的应对系统，基于"3Co"（共同设计、共同制作和共同交付）的原则，更好地共享数据和知识。在提高人们对气候和其他环境变化威胁的认识的同时，进一步提出科学的治理方案，参与建设一个具有气候适应力、低碳排放，从而达到可持续发展的健康社会。

全健康的方法与传统方法不同，它将以系统的方式更好地识别和理解级联和复杂的危害和风险，以应对气候变化驱动的危害因素。气候变化、生物多样性、环境污染、野生生物栖息地和人类健康之间相互联系，使将这些问题作为一个整体加以解决成为了必然要求。保护和恢复生态系统，以及充分利用其有限的资源，是人类繁荣和福祉的关键基础。国际社会必须更好地了解气候变化与"全健康"之间的联系。在气候变化的情况下，一体化的"全健康"方法通过让非学术利益相关者和不同学科在地方、国家和全球范围内共同行动以解决和解决健康问题，提供具有社会意义的协作，以协调科学学科、政策制定和地方知识与气候变化有关。

四、小　结

气候变化带给人类的挑战是现实的、严峻的、长远的，其对生态环境、动物以及我们人类健康都有着极大的影响。根据以往研究与治理经验来看，将气候变化所带来的问题作为一个整体加以解决，即用"全健康"的理念加以治理成为必然要求。因此，对于气候变化对健康影响的进一步研究应将"全健康"方法与开发多模式环境感知测量和相应的综合监测技术和设备相结合，制定一项卫生环境指标，以便对气候和环境变化对综合健康的协同作用进行早期监测及早期预警。张人禾院士[14]建议成立国家级气候变化和"全健康"网络国家，以促进以科学为基础的治理、跨部门合作和多方利益伙伴行动；建立区域合作联盟，合作监测和调查潜在病原体（人类、动物和植物）的野生动物宿主、生存环境及其与人类的关系，以及可能出现的新疾病和健康风险；在国家、区域网络和联盟的支持下，建立气候变化和"全健康"政府间指导委员会，以解决综合和系统性问题；通过全因素评估，建立综合开放的大数据中心，收集所有相关数据和基线，以便进行早期预警和有效应对。总之明确了解气候变化和"全健康"的复杂相互联系，将"全健康"方法应用于气候变化治理，有望进一步减轻气候变化所带来的负面影响。

参 考 文 献

[1] Hwang J, Lee K, Walsh D, et al. Semi-quantitative assessment of disease risks at the human, livestock, wildlife interface for the Republic of Korea using a nationwide survey of experts: A model for other countries [J]. Transboundary and Emerging Diseases, 2018, 65(1): e155 - e64.

[2] de Anda J H. ISVEE 14 Yucatan 2015 14th symposium of the international society for veterinary epidemiology and economics[J]. Preventive Veterinary Medicine, 2017, 137(Pt B): 109 - 111.

[3] D'ippoliti D, Michelozzi P, Marino C, et al. The impact of heat waves on mortality in 9 European cities: results from the EuroHEAT project[J]. Environmental Health, 2010, 9: 37.

[4] Lavigne E, Gasparrini A, Wang X, et al. Extreme ambient temperatures and cardiorespiratory emergency room visits: assessing risk by comorbid health conditions in a time series study[J]. Environmental Health, 2014, 13(1): 5.

[5] Knowlton K, Rotkin-Ellman M, King G, et al. The 2006 California heat wave: impacts on hospitalizations and emergency department visits[J]. Environmental Health Perspectives, 2009, 117(1): 61 - 67.

[6] Kunzli N, Avol E, Wu J, et al. Health effects of the 2003 Southern California wildfires on children[J]. American Journal of Respiratory and Critical Care Medicine, 2006, 174(11): 1221 - 1228.

[7] Bayram H, Bauer A K, Abdalati W, et al. Environment, global climate change, and cardiopulmonary health [J]. American Journal of Respiratory and Critical Care Medicine, 2017, 195(6): 718 - 724.

[8] Matsukawa R, Michikawa T, Ueda K, et al. Desert dust is a risk factor for the incidence of acute myocardial infarction in Western Japan[J]. Circulation-Cardiovascular Quality and Outcomes, 2014, 7(5): 743 - 748.

[9] Thurston G D, Burnett R T, Turner M C, et al. Ischemic heart disease mortality and long-term exposure to source-related components of U. S. fine particle air pollution[J]. Environmental Health Perspectives, 2016, 124(6): 785 - 794.

[10] Bielory L, Lyons K, Goldberg R. Climate change and allergic disease[J]. Current Allergy and Asthma Reports, 2012, 12(6): 485 - 494.

[11] Leddin D, Macrae F. Climate change: Implications for gastrointestinal health and disease[J]. Journal of Clinical Gastroenterology, 2020, 54(5): 393 - 397.

[12] Zhou X N, Yang G J, Yang K, et al. Potential impact of climate change on schistosomiasis transmission in China[J]. American Journal of Tropical and Medicine, 2008, 78(2): 188 - 194.

[13] Zinsstag J, Crump L, Schelling E, et al. Climate change and One Health[J]. FEMS Microbiology Letters, 2018, 365(11): fny085.

[14] Zhang R, Tang X, Liu J, et al. From concept to action: a united, holistic and One Health approach to respond to the climate change crisis[J]. Infectious Diseases of Poverty, 2022, 11(1): 17.

第二十一章
全健康理念下的环境健康与粮食安全

李慧敏[1,2]　王昭颖[1,2]　胡沁沁[1,2]*

一、引　言

粮食安全问题是全世界面临的一项挑战。在我国，粮食安全这一议题已上升至国家战略高度。粮食或食品是保证人类健康的物质基础，也是疾病传播的潜在载体。除了传统的食源性风险因素，如病原体（埃希氏菌、沙门菌、大肠弯曲杆菌和李斯特菌等）、化学污染物、寄生虫、真菌类毒素等，一些经食物传播的、新的潜在病原体正在出现并蔓延[1]。

全球性的环境危害，如气候变化、平流层臭氧消耗、生物多样性衰减、水文系统变化和淡水的供应与耗减、土地退化和粮食生产系统压力等，都持续不断地给人类健康带来诸多生态风险和疾病危害[2]，易造成世界范围内的饥荒和营养不良等问题。其中，气候变化是影响作物产量和水供应的主要因素之一。不利的气候变化会造成多种环境危害，例如，土壤酸化会降低农业和森林生产力[3]；空气、水和土壤污染以及持续性有机污染物导致大面积的生态毒性。这些环境危害将进一步损害粮食生产系统，威胁食品安全，如图 21-1。此外，抗生素滥用、食品造假和生产链中违规行为也不利于维护食品安全。

目前，国际上已有应用全健康理念处理和解决环境生态因素对人、动物产生的不利健康影响的案例[4]。因此，为保证充足、丰富、营养的粮食供应，有效预防食源性疾病的发生，需跨机构、跨部门通力合作，运用全健康理念来积极处理与环境生态因素相关的食品安全问题，促进人类、动物和生态环境的全面健康[1]。

1. 上海交通大学医学院-国家热带病研究中心全球健康学院，上海（200025）
2. 上海交通大学-爱丁堡大学全健康研究中心，上海（200025）
* 通讯作者

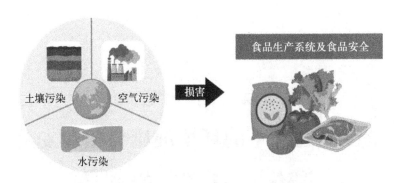

图 21-1 环境污染对食品生产及食品安全造成损害

二、环境对食品安全的影响

人类、动物的健康,以及我们共同生活的环境,三者密切相关,这一理念已经成为全球共识[5]。随着全球化的加速和环境恶化,公共卫生挑战逐渐复杂化。最近的各类 EID,如中东呼吸综合征、埃博拉,以及 H7N9 型禽流感,都被证明与食品和环境相关[6]。越来越多的证据表明,目前的气候变化已经带来了空前的威胁,它通过多种方式影响人类健康,如干旱、暴风、食物和水的不安全、传染病、过敏原分布改变,温室气体排放急剧增加和海平面上升等[7-10],进而损害生态系统健康、水供应和粮食生产与安全[9]。

Weller 等研究显示,全球水稻农业将面临缺水的挑战[11]。大气中二氧化碳浓度增加和农业系统中重金属污染,可能会降低重要粮食作物中锌和其他营养素的含量,造成因缺锌导致的疾病负担,极大增加当地人群缺锌的风险[12-14]。此外,重金属等环境污染也会使粮食生产系统暴露在具有复杂污染源的潜在污染物中,从而危及并降低周围水和农业土地资源的生态价值[13]。

环境卫生对于食品安全有重要意义,环境健康从业者在食品领域做出的贡献不可或缺,这也是全健康策略的具体体现。在乌干达,肉类检查的主要责任是由兽医官员承担的,但环境健康从业者也拥有完成肉类检查的知识和技能。实际上,在没有兽医或兽医人员不足的社区,环境健康从业者已成为肉类的主要检查者,他们参与了屠宰前(死亡前)和屠宰场中(死亡后)的动物检查。死前检查有助于检出可能不适合屠宰的动物,而死后检查则是为了检出不适合人类食用的肉类。这两项活动对于预防人畜共患疾病、保护公众健康至关重要[15]。环境健康从业者在肉类安全方面的另一个关键作用是,检查肉类屠宰过程、屠宰后的运输及其许可情况。肉类运输须使用符合当地政府卫生规定的车辆来运输。屠宰场在满足水、清洁设施和卫生方面的所有卫生要求后,环境健康从业者才能向其颁发许可证。

环境健康从业者在生产、处理、储存、加工和分销过程中参与促进食品安全和卫生,以确保人类获得健康、符合质量和安全要求的食品。此外,环境健康从业者还建立了强有力的食品安全管理系统和充分的加工过程控制,如危害分析的关键控制点(Hazard Analysis Critical Control Point,HACCP 体系)。这些措施对于提高食品质量、预防疾病暴发、维护食品安全、实现全健康至关重要。

三、基于全健康理念的食品安全

从疯牛病、大肠埃希菌暴发到三聚氰胺污染事件可以得出结论,许多重要的人畜共患病与食品生产链中的动物有关,食品是这些人畜共患病病原体的重要载体[16]。Lake 等[17]也进一步阐明,食品生产条件的改变可能导致新的农作物和牲畜物种中出现病原体;农药和兽药的使用也会影响污染物从环境进入食品的主要转移机制。

由于多种因素相互作用、相互联系,食品和环境对我们人类健康的影响始终是一个复杂的问题。这些因素包括空气污染、水污染、滥用抗生素和生长激素、过度捕捞、滥用化学品、食品造假和忽视食品动物和家禽的健康,以及其他环境污染物的决定因素、气候变化和粮食生产系统等。因此,需要用基于全健康的理念来维护粮食安全,加强跨部门合作,尤其注重包括空气、水、土壤在内的环境因素。

1. 食源性寄生虫病监测

泡型棘球蚴病是一种致死性寄生虫病,被称为"虫癌"[18],主要影响被多房棘球绦虫所感染的人和动物[19]。当这些宿主不小心食入绦虫卵时就会被感染,这些卵由宿主的粪便中排出,随后脱落到环境中,污染土壤、植物和水。根据 WHO 的报告,多房棘球绦虫每年新感染 11 400 至 29 600 人,导致约 17 000 人死亡,并造成 40.9 万~110 万 DALYs 的全球负担[20]。

目前有大量的形态学、分子学、免疫学和影像学测试,用于检测人类、犬类和环境中的多房棘球绦虫。这些测试在诊断准确性、成本和资源要求方面各不相同,有的需要熟练的技术人员、实验室或诊断设备[21,22]。通过调查,人们逐渐认识到需要建立协调兽医和医学界的诊断策略,以改善流行病学数据,并确定可能出现的地域性特征[23]。这项包含跨学科、跨部门的全健康研究,主要是为系统地描述目前流行地区及国家在人类、犬类和环境层面检测多房棘球绦虫的方法,并报告新兴技术的诊断测试特点和相关资源需求,将其与金标准进行对比评估。

研究者认为[19],开发监测和报告框架应考虑基于全健康理论的优化系统,使之协同监测人类、动物和环境来源的病原体,这对寄生虫病流行严重的地区尤为重要。改善监测与报告系统有利于确定寄生虫病全球健康负担,掌握多房棘球绦虫的地理分布,并及时监测其在新地区和新宿主类型中的出现。优化的监测与报告系统中应包括流行国家的人类病例和动物病例信息,在此框架下,推动从事人类、动物和环境监测的政府机构之间共享数据,同时也需加强资源匮乏国家和资源丰富国家之间的合作,这些策略都有助于促进健康公平。

2. 抗菌素耐药性控制

在农业、水产养殖和园艺等领域大量使用抗生素,意味着这些药物也会出现在环境中,特别是在水道和土壤中[16]。实际上,在动物身上使用抗生素的做法已持续多年,这加深了微生物抗药性的负担。由于人类、动物和生态环境直接或间接地相互关联,抗生素污染物可以通过饮食、饮水和空气进入体内,对人类健康产生影响[16]。例如,由于缺乏相关的微生物抗药性监测系统,大多数中东国家仍在完善制定针对微生物抗药性的行动计划。这些国家在同行评审的期刊和政府工作报告中所发表文献较少,实验室条件不足、诊断工具缺乏和标准微生物学技术落后,均限制了微生物抗药性行动计划的实施[24]。此外,在新冠肺炎疫情导致医疗系统严重崩溃的情况下,不规范地使用抗菌素是将成为中东地区微生物抗药性问题突出的可能原因之一[25]。

食品中多重耐药菌的出现不断升级使食品安全问题逐渐严峻。食品安全和公共卫生部门的主要职责之一是制定和实施干预措施,以明确微生物抗药性的现状,并填补微生物抗药性问题的知识缺口。一项研究[26]分析了中东地区的微生物耐药性相关食源性疾病流行情况的发表文献,试图通过准确算出文献报告中病原体对于最常使用的抗菌素的总耐药率,以扩充微生物抗药性相关信息和实验证据,并总结现有的中东地区食源性疾病病原体耐药性情况。这是首篇针对中东地区食源性病原体微生物抗药性的系统综述,该文章强调了中东地区微生物抗药性关联数据目前存在巨大缺口,其中一半以上的国家缺乏与食源性病原体中的微生物抗药性相关的最新数据。对于剩下的一部分国家,在过去的十年中很少发现有证据表明食源性病原体中的抗药性上升。此外,在许多中东国家使用的微生物鉴定和抗菌素敏感性测试明显缺乏标准化方法和质量控制措施。研究者认为,相关部门应强烈建议在畜牧业生产中减少不必要的抗菌素使用,若使用抗菌素,则必须严格遵守规定使用剂量。此外,研究者还提出,为了更好地评估新出现病原体的风险,公共卫生、食品安全、兽医领域和可持续的政府体系之间需要保持良好沟通。

3. 食源性传染病疫情监测

欧洲在过去十年里与食品相关的疫情包括:发芽种子暴露于一种新出现的大肠杆菌菌株,其具有前所未有的致病性;致病性单核细胞增生李斯特菌和冷冻蔬菜的意外结合在欧洲首次引起了严重的疾病[27]。通过分析这些食品安全事件,研究者得出结论:在突发食品事件的早期检测、调查和管理过程中,及时共享测序和溯源数据的举措十分重要。这些突发事件也启示,发生疫情的各国需协调病人访谈,协同合作,以检索食物暴露信息,并迅速将流行病学调查的方向引向可能的感染源。总而言之,需要在全健康基础上建立一个更安全的食品系统。

沙门菌是一种无处不在的细菌,常见于健康鸟类、爬行动物和哺乳动物的肠道,可引起人类常见的食源性疾病[28]。根据欧洲食品安全局公开的数据,该属的主要菌种——肠道沙门菌,是导致欧洲食源性疾病暴发的首要病原体之一。然而由于感染可能没有症状或没有严重到需要检测的程度,该病原体导致的疾病负担可能被严重低估[29]。

由于监测目的的不同,对猪、肉和人中的沙门菌的监测本身并不具有可比性。对于猪和肉制品中,监测目的是对沙门菌感染的负担进行常规监测,以减少因食源性污染或与受感染的猪接触而导致的人类疾病风险[30]。减少猪和肉的风险的措施也是不同的,因为肉的污染也可能是屠宰或加工过程中不良卫生习惯的结果。图21-2显示了"从农场到餐桌"的猪肉制品沙门菌监测系统概要。而对人类进行监测,则是为了尽快从临床疑似病例中发现沙门菌感染者,以便通过实施卫生干预手段,治疗疑似传染源的措施,防止新病例的出现乃至更严重的疾病暴发[30]。图21-3显示了西班牙对沙门菌可疑感染者的监测系统。

从结构上看,所有与猪有关的沙门菌监测系统都包括类似的信息,如采样策略、样本类型、采样频率、实验室测试、结果和传播。然而,以具有协作性特点的"全健康"监测系统作为蓝本进行比照,上述系统仍有很大的改进空间。Bordier 等提出了跨部门监测系统在规划、数据收集(抽样和实验室测试)、数据共享、结果共享、数据分析/解释、向决策者传播和向监测

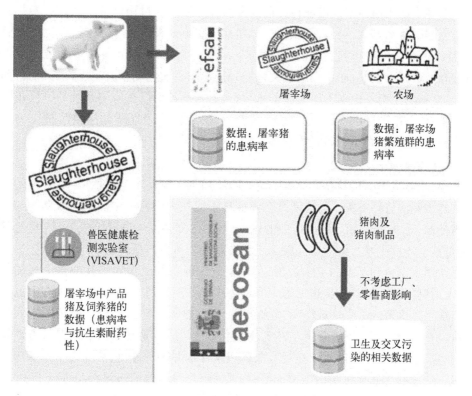

图 21-2 "从农场到餐桌"的猪肉制品沙门菌监测系统

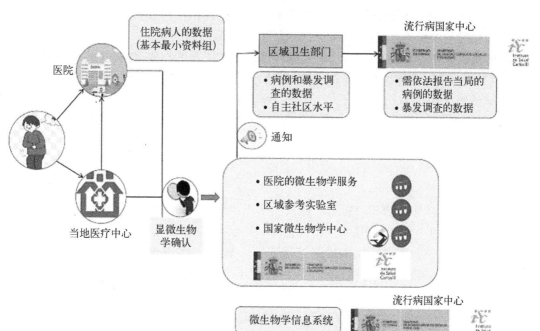

图 21-3 西班牙对沙门菌可疑感染者的监测系统

参与者和最终用户沟通等方面可能存在的 6 种合作程度。通过更好地了解这些数据库来支持综合的全健康监测方法,可以帮助防控管理部门更好地集中精力控制沙门菌的感染,例如,对于沙门菌血清的分布和趋势,在时间和空间上进行联合分析,从而更精准地确定每个沙门菌血清型负荷。例如,加拿大的相关部门每周对来自农场动物、肉类和人类的沙门菌进行计数,建立基线模型并识别不同部门的重要群组[31]。各部门在监测系统的不同步骤中进行良好合作,可以帮助更准确地估计感染的影响,确定风险因素或检测血清种类的时空变化,以达到帮助减少人类接触风险的总体目标。

4. 水资源管理

据估计,全球近 10% 的疾病负担与缺乏足够的卫生设施、安全的饮用水、合适的卫生条件和有效的水资源管理有关[32],特别是在包括乌干达在内的发展中国家。在动物与人类共享水源的社区,水成为人畜共患病传播的媒介[33]。在公共卫生发展阶段中,19 世纪的瘴气理论,也是基于环境中经污染的水和缺乏正确废物处理可以传播传染病这一观点[34]。

保证饮用水安全和基本的卫生设施,可以有效中断胃肠道疾病和其他传染病的传播途径,改善人类健康。这样的措施也增加了人们养成良好卫生习惯的可能性,如在家庭和社区内用肥皂洗手。水资源管理的改善对减少疟疾、登革热和血吸虫病等病媒传播的疾病也有重要作用。在乌干达[35],环境健康工作者在确保改善水、环境卫生和个人卫生方面发挥了若干作用。关于水质,环境健康从业者收集饮用水样本并进行分析,从而在水监测方面发挥重要作用。这有助于确保机构按当地标准进行供水。此外,他们还对水源进行卫生检查,以确定已有的和潜在的、可能影响水质、影响公共健康的水污染源。之后,他们会与社区合作,消除已确定的污染风险,并向所有相关群体(如水用户委员会、乡镇领导、供水机构和公众)提供建议。同时,他们还确保了一条从源头到使用都安全的水供应链,保障水不受污染,以保护公众免受与水相关的疾病,如霍乱、伤寒、腹泻、甲肝和戊肝等。

这些疾病与环境的联系,包括动物在其传播过程中所起的作用,使得这些疾病具有"全健康"意义。对水资源进行有效管理,可以通过对环境层面的各项干预,来综合促进环境、动物和人类的健康,从而助力全健康。

四、小　结

当今,食物系统中作物和动物的工业化生产正偏离可持续发展道路。工业化生产一方面依赖于大量使用不可再生和难以再生的资源,如土壤、淡水和化石燃料;另一方面又产生了过量的废物和污染、造成抗生素耐药等问题[36]。加之,全球化和工业化的发展造成资源日益紧张,导致了人口、经济发展和环境压力的汇合[37]。

人类逐渐认识到生态友好型食品和可持续饮食应该成为生态公共健康模式下概念的一个不可或缺的组成部分。健康和疾病是一个动态的统一体,影响着每个人,因此建议扩充公共健康的概念,以满足 21 世纪的需求。

可持续饮食的概念为可持续发展的保证提供了基础,以改善我们食品系统的质量和环境可持续性,特别是考虑到生物多样性衰减和生态系统退化的惊人速度[37]。地中海饮食是主要以植物为基础的饮食模式,其较低的温室气体排放和较低的水足迹、较少的能源消耗和对生态系统较小的整体影响,使得地中海饮食已经成为越来越多关于其环境可持续性研究的研究对象[38]。在一系列主题为"可持续饮食:健康的人和健康的地球的食物"的研讨会中,专家说明了不同的饮食如何对环境产生影响,该研讨会还描述了不同的饮食对环境的影响,包括温室气体排放以及空气、水和其他自然资源的使用和污染[39]。

饮食会对环境产生影响,相对地,环境污染和生态因素是食物系统的重要影响因素之一,许多食物相关危害往往是通过动物和环境最终影响消费者健康。食品与环境二者相互联系、相互影响,都对人类健康产生巨大影响,不能片面看待食品或环境仅一方存在的问题。全健康理念重视人类、动物以及生态环境的共同健康,无论是对食源性寄生虫病、食源性微生物抗菌素耐药性监测报告系统的开发和体系构建,还是在食源性传染病疫情监测方面,全健康理念倡导的跨学科、跨部门协作,对于控制疫情、维护食品安全和人类健康都有重要作用。另外,水资源是人畜共患病传播的媒介,水资源破坏与污染将严重威胁食品安全与人类健康。基于全健康的理念解决食品安全问题,要求重视环境水资源管理,综合促进生态环境、动物和人类的健康。

因此,要实现可持续饮食理念,诠释公共健康新概念,考虑到多因素的复杂性,必须用全健康的理念维护食品安全,在人类-动物-生态环境界面开展疾病监测、实施预防措施,通过各个部门的通力合作改善食品安全和公共卫生,保证人类健康、动物健康和生态环境协调发展。

参 考 文 献

[1] Choffnes E R, Relman D A, Olsen L A, et al. Improving food safety through a one health approach. Workshop summary[M]. Washington D. C.: National Academies Press, 2012.

[2] Mcmichael A J. Insights from past millennia into climatic impacts on human health and survival[J]. Proceedings of the National Academy of Sciences of the United States of America, 2012, 109(13): 4730 - 4737.

[3] Driscoll C T, Lawrence G B, Bulger A J, et al. Acidic deposition in the northeastern United States: Sources and inputs, ecosystem effects, and management strategies[J]. Bioscience, 2001, 51(3): 180 - 198.

[4] Buttke D E. Toxicology, environmental health, and the "One Health" concept[J]. Journal of Medical Toxicology, 2011, 7(4): 329 - 332.

[5] Amuasi J H, Lucas T, Horton R, et al. Reconnecting for our future: The Lancet One Health Commission[J]. Lancet, 2020, 395(10235): 1469 - 1471.

[6] 吴永宁. 全面实施食品安全战略——以 One Health 策略完善我国食品安全治理体系[J]. 中国食品卫生杂志,2021,33(4):397 - 400.

[7] Barrett B, Charles J W, Temte J L. Climate change, human health, and epidemiological transition[J]. Preventive Medicine, 2015, 70: 69 - 75.

[8] Franchini M, Mannucci P M. Impact on human health of climate changes[J]. European Journal of Internal Medicine, 2015, 26(1): 1 - 5.

[9] Yeh S-W, Park R J, Kim M J, et al. Effect of anthropogenic sulphate aerosol in China on the drought in the western-to-central US[J]. Scientific Reports, 2015, 5: 14305.

［10］ Yusa A, Berry P, Cheng J J, et al. Climate change, drought and human health in Canada[J]. International Journal of Environmental Research and Public Health, 2015, 12(7): 8359 − 8412.

［11］ WEller S, Janz B, Joerg L, et al. Greenhouse gas emissions and global warming potential of traditional and diversified tropical rice rotation systems[J]. Global Change Biology, 2016, 22(1): 432 − 448.

［12］ Myers S S, Wessells K R, Kloog I, et al. Effect of increased concentrations of atmospheric carbon dioxide on the global threat of zinc deficiency: A modelling study[J]. Lancet Global Health, 2015, 3(10): E639 − E645.

［13］ Savic R, Ondrasek G, Josimov-Dundjerski J. Heavy metals in agricultural landscapes as hazards to human and ecosystem health: A case study on zinc and cadmium in drainage channel sediments[J]. Journal of the Science of Food and Agriculture, 2015, 95(3): 466 − 470.

［14］ Myers S S, Zanobetti A, Kloog I, et al. Increasing CO2 threatens human nutrition[J]. Nature, 2014, 510 (7503): 139 − 142.

［15］ Edwards D S, Johnston A M, Mead G C. Meat inspection: An overview of present practices and future trends [J]. Veterinary Medicine, 1997, 154(2): 135 − 147.

［16］ Mackenzie J, Jeggo M, Daszak P, et al. One Health: The human-animal-environment interfaces in emerging infectious diseases: The concept and examples of a One Health approach[M]. Berlin: Springer, 2013.

［17］ Lake I R, Hooper L, Abdelhamid A, et al. Climate change and food security: health impacts in developed countries[J]. Environmental Health Perspectives, 2012, 120(11): 1520 − 1526.

［18］ 郭宝平. 多房棘球绦虫致病差异与线粒体遗传标志相关性的研究[D]. 石河子: 石河子大学, 2019.

［19］ Schurer J M, Nishimwe A, Hakizimana D, et al. A One Health systematic review of diagnostic tools for Echinococcus multilocularis surveillance: Towards equity in global detection[J]. Food and Waterborne Parasitology, 2019, 15: e00048.

［20］ Torgerson P R, Devleesschauwer B, Praet N, et al. World Health Organization estimates of the global and regional disease burden of 11 foodborne parasitic diseases, 2010: A data synthesis[J]. Plos Medicine, 2015, 12(12): e1001920.

［21］ Conraths F J, Deplazes P. Echinococcus multilocularis: Epidemiology, surveillance and state-of-the-art diagnostics from a veterinary public health perspective[J]. Veterinary Parasitology, 2015, 213(3 − 4): 149 − 161.

［22］ Siles-Lucas M, Casulli A, Conraths F J, et al. Chapter three-laboratory diagnosis of Echinococcus spp. in human patients and infected animals[M]//Thompson R C A, Deplazes P, Lymbery A J. Advances in Parasitology. New York: Academic Press, 2017: 159 − 257.

［23］ Conraths F J, Deplazes P. Echinococcus multilocularis: Epidemiology, surveillance and state-of-the-art diagnostics from a veterinary public health perspective[J]. Veterinary Parasitology, 2015, 213(3): 149 − 161.

［24］ Liu Y Y, Wang Y, Walsh T R, et al. Emergence of plasmid-mediated colistin resistance mechanism MCR-1 in animals and human beings in China: A microbiological and molecular biological study[J]. Lancet Infectious Diseases, 2016, 16(2): 161 − 168.

［25］ Mokdad A H, Forouzanfar M H, Daoud F, et al. Health in times of uncertainty in the eastern Mediterranean region, 1990 − 2013: A systematic analysis for the Global Burden of Disease Study 2013[J]. Lancet Global Health, 2016, 4(10): E704 − E713.

［26］ Alsayeqh A F, Baz A H A, Darwish W S. Antimicrobial-resistant foodborne pathogens in the Middle East: a systematic review[J]. Environmental Science and Pollution Research, 2021, 28(48): 68111 − 68133.

［27］ Sarno E, Pezzutto D, ROSSI M, et al. A review of significant european foodborne outbreaks in the last decade [J]. Journal of Food Protection, 2021, 84(12): 2059 − 2070.

［28］ Heredia N, Garcia S. Animals as sources of food-borne pathogens: A review[J]. Animal Nutrition, 2018, 4 (3): 250 − 255.

[29] de Jong B, Ekdahl K. The comparative burden of salmonellosis in the European Union member states, associated and candidate countries[J]. BMC Public Health, 2006, 6: 4.

[30] Martinez-Aviles M, Garrido-Estepa M, Alvarez J, et al. Salmonella surveillance systems in swine and humans in Spain: A review[J]. Veterinary Sciences, 2019, 6(1): 20.

[31] Vrbova L, Patrick D M, Stephen C, et al. Utility of algorithms for the analysis of integrated Salmonella surveillance data[J]. Epidemiology and Infection, 2016, 144(10): 2165 - 2175.

[32] Prüss-Üstün A, Bos R, Gore F, et al. Safer water, better health: costs, benefits and sustainability of interventions to protect and promote health[M]. Genève: World Health Organization, 2008.

[33] Kankya C, Muwonge A, Djønne B, et al. Isolation of non-tuberculous mycobacteria from pastoral ecosystems of Uganda: Public Health significance[J]. BMC Public Health, 2011, 11: 320.

[34] Li A M. Ecological determinants of health: food and environment on human health[J]. Environmental Science and Pollution Research, 2017, 24(10): 9002 - 9015.

[35] Musoke D, Ndejjo R, Atusingwize E, et al. The role of environmental health in One Health: A Uganda perspective[J]. One Health, 2016, 2: 157 - 160.

[36] Wallinga D. Today's food system: How healthy is it? [J]. Journal of hunger & environmental nutrition, 2009, 4(3 - 4): 251 - 281.

[37] Johnston J L, Fanzo J C, Cogill B. Understanding sustainable diets: A descriptive analysis of the determinants and processes that influence diets and their impact on health, food security, and environmental sustainability [J]. Advances in Nutrition, 2014, 5(4): 418 - 429.

[38] Dernini S, Berry E M. Mediterranean diet: From a healthy diet to a sustainable dietary pattern[J]. Front Nutr, 2015, 2: 15.

[39] Institute of Medicine. Sustainable diets. Food for healthy people and a healthy planet: Workshop summary [M]. Washington D. C.: The National Academies Press, 2014.

附录：

附录 1
中国临床医学专业本科生全球健康核心素养

王舒珣[1,2]　周晓农[1,2]　郭晓奎[1,2]　刘　畅[3*]

一、引　言

受全球化、城市化、老龄化和全球变暖的影响,疾病谱和疾病传播途径变得更加多元化。EID、多重耐药细菌、粮食安全问题和全球变暖引发的问题不断威胁着人类健康和生态平衡,加剧了健康问题的复杂性。任何一个单一的学科已经无法有效解决如此复杂的健康问题,且没有一个国家或地区可以独善其身。在这一背景下,"全球健康"的概念被提出并得以发展,也对政府就健康问题的综合治理能力提出了新要求。

全球健康(global health)是致力于改善全人类的健康水平,实现全球人人公平享有健康的一个跨学科、兼具研究和实践的新兴领域,是跨学科的跨部门、跨国家、跨地区的全球行动。全球健康的核心特征是要重视跨越国界和跨越部门的共同行动,一是强调预防为主并整合生物医学领域以外学科的方法,来共同应对全球性健康决定因素的影响,以及全球化相关的多个领域对人类健康的影响及其挑战。二是全球健康的目标是改善全球健康的公平性,核心是采取全球性共同行动应对跨越国界的健康问题及其决定因素。

解决全球健康问题是全球治理的重要组成,中国作为负责任的大国也在积极参与,并发挥着重要作用。这对我国医学生的培养目标提出了新的要求。在中国本科医学教育标准(临床医学专业,2016 版)中规定,医学院校应当在宗旨中包括全球健康(卫生)观念,当代医

1. 上海交通大学医学院-国家热带病研究中心全球健康学院,上海(200025)
2. 上海交通大学-爱丁堡大学全健康研究中心,上海(200025)
3. 上海交通大学医学院免疫学与微生物学系,上海(200025)
* 通讯作者

学生需要了解全球健康与全健康的核心问题和理念,提升国际视野,增强多元文化适应,强化为全球健康公平而努力的使命。

　　然而对于临床医学专业本科生而言,开展全球健康教育虽然势在必行,但对培养目标、跨学科的具体能力要求和素养要求仍不清晰。本文综述了全球健康教育在国内外的发展现状,并对全球健康教育在全球高等教育中的开展进行了多维度的对比,以期得出适用于中国临床医学本科生的全球健康教育核心素养。

二、全球健康教育在国外发展近况

　　在欧美等国家,对全球健康教育和培训超越了生物统计学或流行病学等核心公共卫生教育的投入[1]。社会公平正义和强调生命健康被纳入全球健康教育中,这对于确保下一代全球健康专业人员应对全球健康的紧迫问题至关重要。

　　高校对于全球健康教育的支持至关重要,在整个 21 世纪初期,全球健康概念在美国、英国、意大利、德国等发达国家的大学中迅速普及并建立相关专业。

　　1. 美国全球健康教育

　　自 1999 年加州大学旧金山分校首次使用"全球健康"一词以来,全球健康课程、项目、中心、部门和研究所蓬勃发展。成立于 2008 年的全球健康大学联盟(Consortium of Universities for Global Health,CUGH)目前包括近 100 所北美大学和学院。据 CUGH 估计,大学中"综合性"全球健康项目(来自不止一所学校的教师和学生,同时从事研究和教育的项目,并至少与南半球的一个机构合作)的数量从 2001 年的 6 个增加到 2011 年的 78 个以上[2,3]。

　　2009 年时任美国总统奥巴马提出"全球健康行动倡议(Global Health Initiative)"以及全球健康安全计划(Global Health Security Agenda)的推行,这在很大程度上是由学生对该领域的需求和兴趣推动的[2,4]。

　　目前,全球健康在美国四百多所大学设立了本科专业或辅修课程,各院校每年招收数千名全球健康相关专业本科生[4]。这些项目通常对有兴趣研究医疗保健、政治、社会学等交叉领域的本科生很有吸引力。同时,值得注意的是,在新冠肺炎大流行之后,这种兴趣的吸引力可能会增加。

　　许多大学正在开发新的全球健康教育模式。杜克大学正在使用垂直整合的课程——允许本科生、研究生和职业教育学生共同学习,分享专业知识和经验,提高他们的实践技能,并将他们的课堂学习、所在领域的经验和教师的工作联系起来[5]。许多全球健康课程为来自世界各地的学生提供了实地考察、学术研究和服务实习的机会,使学习者能够创造性地、全面地思考全球健康挑战,同时交流互惠文化。近年来,随着远程教育学习技术的发展,进一步促进了课堂和现场之间的这种交流[6]。

　　2. 英国全球健康教育

　　英国全球健康教育的开展情况与北美类似,已成为欧洲本科生和研究生课程和项目的区域中心。与美国的经验相似,全球健康教育在本科水平主要是通过在医学生课程体系中设置相应课程来实现。2012 年,在苏格兰和英格兰地区已经有 15 所高校开展共计 6 个针对本科生的全球健康学位课程,两所大学正在开发一门持续三年的全球卫生本科学位课程。在英国高校中,全球健康教育最常开设的五类系统性课程是:卫生系统(包括卫生系统管理)、全球健康研究方法(包括定量研究与定性研究)、公共卫生(包括预防、治疗和护理专业)以及流行病学和卫生经济学[7]。

在国际各个高校中开展的全球健康课程虽多,但各国基于培养目标的、对于全球健康的核心能力要求仍不明确,缺乏统一标准。英国确定了医学和非医学学生群体的 16 项核心能力[7]。其中,只有 3 种"核心能力"[即热带疾病流行病学、卫生系统(包括卫生系统管理)和卫生保健服务]与英国 50%的大学提供的核心和选修课直接对应。

三、全球健康教育在中国高校发展近况

相比于欧美国家,由于认识不足、培养结构固化等原因,中国的全球健康教育起步较晚[8]。近年来,北京大学、复旦大学、武汉大学、昆山杜克大学、南京医科大学等高校先后开展全球健康或公共卫生的专业教育课程,但课程建设仍处于起步阶段。武汉大学于 2012 年开始招收全球健康专业本科生;北京大学全球健康与发展研究院教学对象为国内外硕士、博士研究生[9]。然而,在临床医学专业本科生中开设相关课程仍在探索中,上海交通大学医学院成为国内医学院校中首家针对临床医学专业本科生开设《全球健康学》通识必修课程的高校。对接临床医学专业教育标准,制定跨学科、多维度的核心素养要求,是在医学生中开展全球健康教育必要的思考与行动。

四、关于临床医学专业全球健康核心素养的思考

"素养"可以看作是知识、能力与态度的有机整合,是一种包括认知、技能、情感与态度的复合概念,是学习者可以通过教育后天养成的,是可教、可学的。它不仅包括知识与能力,同时也更多地考虑人的综合素养,特别是品德上的要求。而其中最关键、最必要、居核心地位的素养即"核心素养"(key competences)。

"核心素养"这一概念在不同的文献中有不同的表达方式,有的称之为"关键技能",有的称之为"21 世纪技能",但其所传递的内涵与本质是一致的。核心素养框架的建立需要将前期的相关研究以及专家的意见相结合,并充分考虑当今社会对未来人才的需求,在广泛调研的基础上寻求教育领域与其他社会各领域关于核心素养的共识[10]。2016 年 9 月,中国学生发展核心素养总体框架正式发布,这个框架以科学性、时代性和民族性为基本原则,以培养"全面发展的人"为核心,分为文化基础、自主发展和社会参与三个方面,综合表现为人文底蕴、科学精神、学会学习、健康生活、责任担当和实践创新六大素养,具体细化为国家认同等十八个基本要点[3]。

临床医学专业学生全球健康核心素养应在中国学生发展核心素养总体框架的基础上,涵盖临床医学专业本科生全球健康课程内容以及相应的培养标准,致力于描述学生在学习过程结束时具备的全球健康相关的胜任力[11]。这一举措具有前瞻性和先进性,核心素养应

包含：① 如何在引导学习者达成学业要求的同时促进其学科核心素养发展；② 全球健康学科知识如何在重要的社会性主题背景下通过探究进行学习，并通过实践进行创新；③ 如何将学科核心素养的发展置于全球健康的课程建设的中心，如何将学生置于学习的中心，如何在教学中实现知识学习与素养发展的平衡。这些思考为我国当前的临床医学教育改革提供了新的思路和方向[11]。

五、建立适用中国临床医学本科生的全球健康核心素养

对于中国临床医学专业的学生，全球健康的核心素养要求体现在个人发展、社会适应与参与能力以及实践创新三个层级。

1. 个人发展

个人发展是临床医学本科生接受全球健康教育的基础性素养根基，不仅要求学生掌握关于全球健康的基本专业知识，同时还需要学生具备全球健康角度看问题的意识。

（1）全球健康疾病负担：临床医学本科生需要了解不同疾病在全球范围造成的影响与负担，在学习过程中主动学习了解不同国家地区针对同一疾病的应对措施、临床治疗方法等。重点关注中国疾病负担的影响因素及其与其他国家的异同点。

（2）健康与医疗保健的全球化：临床医学生应理解全球化如何影响健康、卫生系统和医疗保健的供给。描述全球化对于健康与医疗保健的影响。比较中国和其他国家医疗保健体系的架构的异同。

（3）社会和环境对健康的影响因素：临床医学生应理解社会、经济和环境因素都是健康的重要决定因素。列举健康的主要社会、经济和环境决定因素。

（4）健康伦理：临床医学生应关注全球健康问题中涉及的伦理问题，能够描述与工作环境有关的国家和地方的伦理规范，并在各种文化背景下保护人类受试者。

2. 社会适应与参与能力

社会适应与参与能力是临床医学本科生在社会中开展全球健康医学行为的关键。

（1）交流合作能力：临床医学本科生需要具备一定的跨文化交流合作能力，提高国际社会参与程度，具备与合作伙伴互动学习并在团队内部进行开放性对话的能力。

（2）社会文化和政治意识：临床医学本科生能够理解社会文化和政治意识是在不同文化环境及跨地方、区域、国家和国际的政治环境中有效开展工作的基础。具有国家认同感及国际责任感。提升主动参与社会工作、公益活动等社会实践的意愿，提高社会适应能力。

（3）健康平等和社会公正：临床医学本科生能够理解健康平等和社会公正是用来解决社会、人口或群体健康差异的有效策略。能够在解决全球健康问题的过程中运用社会公正和人权原则。以弱势群体和边缘化群体的健康和福祉为政策制定的重要考量依据。

3. 实践创新

实践创新要求临床医学本科生在掌握全球健康知识和社会适应力的基础上具有专业实践、管理、分析的创新能力。

（1）专业实践：临床医学本科生能够以专业精神参与全球健康的实践，在实践中表现

出对他人的诚信和尊重,在实践中结合临床医学知识并有所创新。明确临床医学领域中影响全球健康公平的因素并致力于实现全球健康公平。

(2)项目管理能力:临床医学本科生能够运用一定的管理学知识实施和评估全球健康相关项目,并从临床医学角度进行项目管理创新。

(3)战略分析能力:临床医学本科生具备运用系统思维分析地方、国家和国际项目的能力。实施社区健康需求评估。在各种文化、经济和健康背景下实施情境分析和健康干预。

六、小 结

"没有全民健康,就没有全面小康",中国高度重视健康促进事业。习近平总书记强调,健康是促进人的全面发展的必然要求,是经济社会发展的基础条件,是民族昌盛和国家富强的重要标志,也是广大人民群众的共同追求。中国卫生与健康事业的成就与经验,提高了全球的健康水平,提供了健康促进的"中国方案",有利于丰富全球健康促进的理论和实践。在全球健康的发展中,中国临床医学本科生应以"通史懂法、专博相济、求真求善"作为未来的培育方向,而全球健康的理念,就体现在这"史"与"法","专"与"博"以及"真"与"善"之间。临床医学本科生全球健康核心素养的构建,对于推动临床医学专业的建设与发展,对接全球化背景下临床医学专业人才培养目标具有重要意义。

参 考 文 献

[1] Mendes I A C, Ventura C A A, Queiroz A, et al. Global health education programs in the Americas: A scoping review[J]. Annals of Global Health, 2020, 86(1): 42.

[2] Withers M, Press D, Wipfli H, et al. Training the next generation of global health experts: experiences and recommendations from Pacific Rim universities[J]. Global Health, 2016, 12(1): 34.

[3] Waggett C E, Jacobsen K H. Global health and public health majors and minors at 411 universities, 2019 - 2020[J]. Annals of Global Health, 2020, 86(1): 65.

[4] Lencucha R, Mohindra K. A snapshot of global health education at North American universities[J]. Global Health Promotion, 2014, 21(1): 63 - 67.

[5] Merson M H. University engagement in global health[J]. The New England Journal of Medicine, 2014, 370 (18): 1676 - 1678.

[6] Richards-Kortum R, Gray L V, Oden M. Engaging undergraduates in global health technology innovation[J]. Science, 2012, 336(6080): 430 - 431.

[7] Harmer A, Lee K, Petty N. Global health education in the United Kingdom: A review of university undergraduate and postgraduate programmes and courses[J]. Public Health, 2015, 129(6): 797 - 809.

[8] 罗秀. 全球健康语境下的医学教育[J]. 医学与哲学 (A),2017,38(11): 76 - 78,97.

[9] Sun L, Zhao D, Xiong S, et al. Disciplinary development of global health academic degree programs in China [J]. Global Health Journal, 2021, 5: 102 - 111.

[10] 蔡清田. 课程发展与设计的关键DNA:核心素养[M]. 台北:五南图书出版公司,2012:23.

[11] 核心素养研究课题组. 中国学生发展核心素养[J]. 中国教育学刊,2016(10): 1 - 3.

附录 2
全健康核心素养建设

尹静娴[1,2]　王希涵[1,2]　赵翰卿[1,2]　王舒珣[1,2]　杨雪辰[1,2]
张　乐[1,2]　郭晓奎[1,2]　周晓农[1,2、3]*

一、引　　言

在全球化的背景下,健康问题趋于复杂,疯牛病、流感、非典、人畜共患病、气候变化造成的食品安全等问题频发,给公共卫生带来巨大威胁[1],人类、动物与生态环境健康紧密联系,如何应对健康问题给人们带来巨大挑战。在此背景下,全健康的理念应运而生,人们逐渐从单一角度向人类-动物-生态环境交互维度转变以解决健康问题。

全健康是通过跨学科、跨部门的协作努力,基于整体的视角,即人类-动物-生态环境系统角度,在地方、国家和全球开展工作,以实现人类、动物和环境的最佳健康[2]。全健康强调思考并应对人类-动物-生态环境界面的复杂问题,需要运用跨学科的知识包括物质科学、信息科学、生命科学、医学科学、社会科学、人文科学六大类,所需掌握的知识如流行病学、分子生物学、生态学、兽医学等[3]。

尽管人们认识到全健康方法应对健康问题的重要性,并且在全球多所高校开设全健康专业或是开展全健康研修课程,目前对于全健康人才的能力及素养建设仍不明确。由于全健康本身的跨学科性质,要求全健康专业人员精通相关知识和技能,因此确定培养全健康专业人才需要的核心素养能力将帮助创建出能够更好地应对全健康挑战的人才队伍,以更好

1. 上海交通大学医学院-国家热带病研究中心全球健康学院,上海(200025)
2. 上海交通大学-爱丁堡大学全健康研究中心,上海(200025)
3. 中国疾病预防控制中心寄生虫病预防控制所,国家热带病研究中心,国家卫生健康委员会寄生虫病原与媒介生物学重点实验室,世界卫生组织热带病合作中心,国家级热带病国际联合研究中心,上海(200025)
＊ 通讯作者

地解决当今时代复杂的健康问题。

本文综述了全健康教育在国内外的发展现状,并通过对培养全健康专业队伍所需建设的课程和核心素养开展思考,以期为培养全健康专业人才提出较完善的框架和模式。

二、国外全健康教育开展情况

在国外,有多所高校开设全健康课程,成立全健康专业,培养全健康领域的人才,目前的高校主要针对人畜共患病的防治开展教学。同时,也会有针对临床等人员的全健康教育项目,以提升相关领域人才队伍的全健康素养。高校对于全健康教育的支持至关重要,在 21世纪,全健康概念在欧美、非洲、东南亚国家的大学中迅速普及。

1. 欧美全健康教育

英国有多所高校开设全健康的硕士项目,包括伦敦卫生与热带医学院、爱丁堡大学等。在伦敦卫生与热带医学院,所有全健康学生都必须修读的课程包括全健康经济学、全健康技能发展、医学人类学和公共卫生,注重学生对人类、动物和生态环境界面中传染病的起源、背景和驱动因素了解,评估多宿主感染对人类、动物和生态系统健康和经济的影响等。爱丁堡大学同样开设了全健康的硕士项目,旨在培养为健康做出贡献的复合型人才,必修课程包括全健康概论、生态系统健康、全健康政策及应用兽医流行病学或应用流行病学与公共卫生。

美国杜克大学开展全健康的硕士项目,主要方向为人畜共患病的流行病学和控制。强调可能导致大流行的呼吸道病毒威胁并培养学生使用全健康方法予以应对。美国佛罗里达大学开设了环境健康与全球健康专业,其中涉及的方向强调全健康领域,着力培养运用全健康方法解决公共卫生问题的人才。

荷兰的乌特勒支大学及瑞士的巴塞尔大学也开设了全健康专业,着重学习生态系统、人类、动物层面的交叉问题。

此外,也有大学开展了全健康相关课程,服务于兽医、公共卫生等传统专业。美国明尼苏达大学兽医学院、公共卫生学院等学院创建了“应对全球重大挑战的领导力”课程,该课程围绕“全健康”能力建设,对兽医、公共卫生、农业、文科、教育等专业的研究生开展全健康教育,强调技能建设和小组活动。

2. 非洲全健康教育

中非和东非全健康组织(One Health Central and Eastern Africa,OHCEA)是中非、西非和东非大学的一个网络,成员包括 24 所非洲学校及 2 所美国合作机构——明尼苏达大学和塔夫斯大学。OHCEA 尝试构建了全健康核心能力框架,包括沟通、协作、政策、系统思维等,生态系统健康、传染病流行病学、全健康概念与疫情调查和应对等能力。主要目的是使得非洲学生和相关机构人员能够将人类和动物卫生科学与生态学和环境卫生原理结合起来,以便有效应对任何新出现的公共卫生威胁[4]。

在乌干达的马凯雷雷大学全健康研究所的培训项目中,全健康领导、传染病管理、疾病暴发调查和响应是其学生必备课程,强调跨学科跨领域,以培养全健康所需的专业人才。同时,非洲的坦桑尼亚、卢旺达、肯尼亚、刚果(金)等国家的多所大学机构也开展对医学、兽医学、农业、公共卫生等领域的人才的培训项目以提升其全健康能力,应对全球健康挑战。

3. 东南亚全健康教育

2008年9月,明尼苏达大学在意大利贝拉吉奥确定了全球粮食系统领导的核心竞争力,全球粮食问题正是全健康领域所关注解决的一部分,也需要用全健康的方法予以应对,因此这些能力在全健康领域的适用性也得到认可,其确定的核心框架可简述为贝拉吉奥模式。该模式已被用于非洲、亚洲和美洲全健康领导力培训。2010年,泰国清迈大学在贝拉吉奥模式的基础上试行了"全健康领导"继续专业教育课程,以培养其全健康领导力[1]。

东南亚全健康大学网络(Southeast Asia One Health University Network, SEAOHUN)成立于2011年底,是一个领先的区域性大学网络,通过合作加强全健康的能力,培养全健康专业人员,使其具备正确的技能和思维方式,以预防、检测和应对传染病威胁,考虑到人类-动物-生态系统界面的所有方面。目前主要由8个东南亚国家即柬埔寨、印度尼西亚、老挝、马来西亚、缅甸、菲律宾、泰国和越南的95所大学组成。SEAOHUN项目涵盖了对在校学生及其老师以及医疗保健专业人员的全健康教育。在教学之余,SEAOHUN也开展了东南亚全健康大学学生区域竞赛,巩固学生的知识技能。

三、国内全健康教育开展情况

近年来,我国多所高校开展全健康教育,开展全健康专业建设。

2014年1月,南京农业大学与美国加州大学戴维斯分校签署协议共建全球健康联合研究中心,即南京农业大学-加州戴维斯万物健康联合中心(NUA－UCDavis One Health Joint Center);2014年11月,中山大学公共卫生学院全健康研究中心成立[3],主要研究方向包括全健康与人畜共患病,全健康与食品安全及全健康与环境科学;2020年上海交通大学与爱丁堡大学成立了全健康研究中心,依托我国第二大岛海南岛和第三大岛崇明岛建立全健康实践与培训基地,并且开设研究生项目,培养全健康专业硕博人才,同时为医学类专业本科生开设《全球健康与全健康》课程,提升医学专业学生全健康知识技能;2021年6月,海南医学院全健康研究中心揭牌,强调构建在本科和研究生层次均融入全健康教育的新型人才培养模式,融合交叉人类健康、生态环境、动物健康等学科开展科技创新和国际合作交流。

尽管近年来全健康教育在国内兴起,但由于其本身的学科交叉性及复杂性,全健康专业的建设及开设的相关课程目前仍缺乏明确的政策、框架指导。对接全球全健康人才需要及要求,必须制定跨学科、多维度的核心素养方案,培养更多满足全球卫生形势变化的全健康人才,促进人类、动物、生态环境的整体健康。

四、关于全健康课程核心素养的思考

职业素养是为关注学生全面发展、强调适应现代社会所需能力而提出来的。职业素养本身是指职业内在的规范和要求,是个体从业过程中表现出来的综合品质,其核心素养包含职业道德、职业思想(意识)、职业行为习惯、职业技能等方面,是需要在长期的专业教育和岗位实践中培养出来的职业人员的内在品质。全健康课程核心素养是以职业素养为基础和参考,结合学科实际情况和特点提出的,用于培育相关复合型人才,适应社会需求。

1. 培育全健康核心素养教育的重要性

职业核心素养教育是"立德树人""以人为本"教育观的具体体现,是提高人才培养质量的重要抓手。全健康领域是今年来逐渐走入人们事业的一个新兴领域,对于这个领域的相关知识和体系建设仍处于探索阶段,相关的经验教训仍很缺乏。

学生综合素质的发展会影响毕业生的就业及职业发展。职业道德、职业态度和职业核心能力等构成了职业核心素质,在教学中应有针对性地培养学生的爱岗敬业、诚实、严谨的职业道德意识,从而提高学生职业核心素质,提高学生对未来岗位的适应性。

2. 加强核心素养教育是当今社会对高等教育提出的现实要求

2016 年 8 月,《"健康中国 2030"规划纲要》明确指出以发展健康产业为重点,加快健康人力资源建设,推动健康科技创新等,这对健康相关专业的人才培养提出了更高的要求。我国健康卫生事业的发展,更多地需要职业的奉献与责任担当,需要组织与沟通能力、应急事件处理能力较强的新型复合型人才。与此同时,全健康的研究范围也在日益扩展,新型的设计、研究方法与统计分析技术不断涌现,现代科学技术被广泛应用;全健康旨在通过跨学科、跨部门的协作努力,基于整体的视角,即人类-动物-生态环境系统角度,在地方、国家和全球开展工作,以实现人类、动物和生态环境的最佳健康。全健康强调思考并应对人类-动物-生态环境界面的复杂问题。这些都要求学校教育对学生进行综合与全面的培养与训练。目前,对全健康学生课程核心素质的教育并未形成完整的体系,课程内容、教学过程中有针对性的教育与训练也很少有可供直接参考的经验,这就需要对教学内容和能力培养进行更进一步的探索,这样才能与社会岗位要求对接。应根据社会和专业发展的需求,确定全健康相关人才培养目标。

五、建立适用全健康课程核心素养

1. 相关课程学习

(1)统计学:统计学包括生物统计学、医学统计学、卫生统计学等。应用统计学的统计推理方法处理、分析和解决公共卫生问题,促进卫生保健、生物医学、临床医学等方面的发展,提高人群健康水平。

(2)环境卫生学:环境卫生学研究自然环境和生活环境与人群健康的关系,以人类及其周围的环境为研究对象,阐明人类赖以生存的环境对人体健康的影响及人体对环境的作用所产生的反应,即环境与机体间的相互作用,揭示环境因素对人群健康影响的发生、发展规律,为充分利用环境有益因素和控制有害环境因素提出卫生要求和预防对策,增进人体健康,提高整体人群健康水平。

(3)流行病学:流行病学是研究特定人群中疾病、健康状况的分布及其决定因素,并研究防治疾病及促进健康的策略和措施的科学,是预防医学的基础。流行病学研究人口疾病和伤害的模式,该研究应用于控制卫生问题。

(4)卫生政策和管理:卫生政策和管理是一个跨学科的调查和实践领域,涉及个人和人口卫生保健的提供、质量和费用。该定义假定对卫生服务的结构、过程和产出(包括费用、融资、组织、成果和护理的可及性)有管理和政策。

(5)社会和行为科学:公共卫生领域的社会和行为科学可以用来研究与人口健康以及生命过程中的健康差异相关的行为、社会和文化因素。该领域的研究和实践有助于公共卫生和卫生服务项目和政策的制定、管理和评估,以促进和维持人们的健康生活方式和健康生活环境。

(6)信息学和计算机学:收集、处理数据进行相关信息分析,通过信息技术或媒体渠道向不同的受众提供信息;战略性地设计信息和知识交流的过程,从而实现特定的信息传播目标。

2. 相关能力培养

(1)实验室操作和现场工作能力:包括病原学检测和微生物检测等,利用实验仪器进行样本内容检测,监测人类、动物、生态环境中潜在致病风险因素,为相关病原体精准防控和预防抗生素滥用提供实验室依据。

(2)领导能力和凝聚团队能力:带领号召团队为不断变化的未来创造共同愿景;提高团队内部核心凝聚力,为组织和社区的挑战提供解决方案;激励团队实现对目标的承诺。

(3)学科交叉和跨学科融合能力:将公共卫生生物学(公共卫生的生物学和分子背景)纳入公共卫生实践,形成人群、动物、生态环境学科群建设。

(4)工程管理和协调能力:规划设计、开发、实施和评估策略以改善个人和社区卫生。

(5)系统思维和协调合作能力:识别人与社会系统之间动态交互产生的系统和属性,以及它们如何影响个人、团体、组织、社区和环境之间的关系。与团队协作解决问题的能力,调控资源实现最优分配,以便最高效地完成事务。计划、设计、实施、组织、监测和评估"全健康"计划的过程,以最大限度地提高全健康行动的有效性,达到预期的健康结果。同时具有良好的沟通能力,能够跨部门、学科和利益相关方获取、综合和交流信息,以增进和促进大家对全健康行动的共同理解。

(6)风险识别分析和应对能力:识别出危险和潜在的危险事件,在问题或事件发生前预测它们,并从是什么、何时、何地、如何发生、为什么发生等多方面进行描述,并将数据转化为与风险相关的决策支持信息。这些数据可能是危险事件的概率,或者事件发生造成的后果的严重程度。常态应急管理是指突发事件发生前按照正常程序开展组织建设、队伍建设、机制建设和制度建设等工作,可以在常规组织框架下协调解决绝大多数矛盾,尽可能体现公平、合理。非常态应急管理是指突发事件发生后,如判定其必然发生时,直接关系公众生命财产安全的紧迫形势需要快速搭建指挥组织架构、集结处置力量和物资资源,有效缓解应急处置时的工作量,避免决策信息不足、经验有限、时间紧迫等约束条件造成不必要的失误的能力。

3. 专业精神

(1)全球思维和全球视野:把握全球形势、政策,抓住当今世界局势带来的机遇,应对随之而来的挑战,推动全健康的实施进展,促进健康卫生事业发展。展示公共卫生决策中隐含的道德选择、价值观和专业实践;考虑选择对社区管理、公平、社会正义和问责制有影响,并致力于个人和机构的发展。

(2)吃苦耐劳和奉献精神:发扬吃苦耐劳精神,勇于承担责任,树立信心,来之能战,战之能胜,实现既定目标;发扬无私奉献精神,一心为公,全心全意为人民服务,为祖国卫生健康事业添砖加瓦。

(3)实事求是和精益求精精神:以需求为导向,实事求是地为解决现场实践问题而积极投身于全健康科学研究;以系统思维为基础,以精益求精的工作态度开展全健康的全链条式研究,将跨学科理论交叉应用于实践中。

参 考 文 献

[1] Frankson R, Hueston W, Christian K, et al. One Health core competency domains[J]. Front Public Health, 2016, 4: 192.

[2] American Veterinary Medical Association. One Health-OHITF final report (2008)[R]. One health: A new professional imperative. American Veterinary Medical Association, 2008. https://www.avma.org/sites/default/files/resources/onehealth_final.pdf.

[3] 刘婧姝,张晓溪,郭晓奎. 全健康的起源、内涵及展望[J]. 中国寄生虫学与寄生虫病杂志,2022,1: 1 – 11.

[4] Amuguni H, Bikaako W, Naigaga I, et al. Building a framework for the design and implementation of One Health curricula in East and Central Africa: OHCEAs One Health Training Modules Development Process [J]. One Health, 2019, 7: 2.